Dr. Legal

Zurück zur gesunden Umwelt!

– Der Mensch ist in Gefahr –

Zurück zur gesunden Umwelt!

– Der Mensch ist in Gefahr –

bearbeitet von

Dr. Legal

Frauenarzt, Medizin-Journalist, Chefredakteur

WALHALLA U. PRAETORIA VERLAG

Printed in the Federal Republic of Germany

Gesamtherstellung:
Walhalla u. Praetoria Verlag
Dolomitenstraße 1, 8400 Regensburg
Telefon (0941) 62021/62022

ISBN 3-8029-9082-X

Vorwort

Die Natur ist ein dem Menschen anvertrautes, nicht ein zur schrankenlosen Ausbeutung freigegebenes Gut. Aus Verantwortung auch vor künftigen Generationen sind die natürlichen Lebensgrundlagen des Menschen – die Luft, das Wasser, die Wälder, die Tier- und Pflanzenwelt – in ihrer Vielfalt zu schützen und zu erhalten.

Die Notwendigkeit eines konsequenten Umweltschutzes wird dort am deutlichsten, wo Umweltschäden die Gesundheit des Menschen bedrohen oder beeinträchtigen. Wenn es um die Gesundheit – vor allem um die der Kinder – geht, sind die Sorge und die Betroffenheit zu Recht am größten. Meldungen über Luftverschmutzung, über verunreinigtes Trinkwasser, über Schadstoffe im Boden erzeugen Unsicherheit und Angst.

Es wäre verantwortungslos, diese Ängste, für welche Zwecke auch immer, mißbrauchen zu wollen; es kommt vielmehr darauf an, gerade in Fragen der Gesundheit und des Umweltschutzes mit besonderer Sorgfalt und Verantwortung und nur mit wissenschaftlich abgesicherten Erkenntnissen vorzugehen.

Mit seinem Buch „Zurück zur gesunden Umwelt!" hat Herr Dr. Legal ein sehr umfangreiches Werk vorgelegt. Die Darstellung dieser Thematik in einem Buch erfordert zwangsweise die Vereinfachung komplexer Zusammenhänge. Es kann damit sicher dem Leser die große Bedeutung des Umweltschutzes als vorbeugender Gesundheitsschutz nahebringen. Für eine umfassende Meinungsbildung ist natürlich eine Vertiefung einzelner Themen durch weitere fachliche Informationen zweckmäßig. In diesem Sinne wünsche ich dem Buch viele fachkundige Leser.

Alfred Dick

Bayerischer Staatsminister für Landesentwicklung und Umweltfragen

Inhaltsübersicht

Seite

Seite

Teil 2:

Seite

Seite

Einleitung

Erst stirbt der Baum, dann der Mensch

Warum beschäftigt sich ein Arzt mit unserer Umweltmisere? – Diese Frage ist eigentlich nicht richtig gestellt. Sie sollte eher heißen: Warum beschäftigt sich ein Arzt erst jetzt mit einer von der Umwelt geprägten Medizin? Die Antwort ist für mich einfach. Der Schaden, den unsere Umwelt erleidet, ist kein Schaden, der sie nur alleine betrifft. Auch wir haben Krankheiten, zeigen Symptome, die auf eine Veränderung in unserer Umwelt zurückzuführen sind.

Dies ist in der Presse bereits mit dem Satz „erst stirbt der Baum, dann der Mensch" ganz drastisch ausgedrückt worden. Ich habe ihn bewußt als Titel des Vorwortes gewählt. Wir sind in unsere Umwelt eingebunden. Die allerbesten Medikamente können uns auf Dauer nicht helfen, wenn wir damit versuchen, die schädlichen Einwirkungen unserer Umgebung auszugleichen. Als Arzt bin ich es gewohnt, nicht nur eine Krankheit zu heilen. Ich weiß, daß es notwendig ist, das Übel bereits an der Wurzel zu bekämpfen. Die Wurzel, das sind im übertragenen Sinn die schädlichen Stoffe in unserer Luft. Das Schwefeldioxid, asbesthaltige Stäube, unvollständig verbrannte Kohlenwasserstoffe und nicht zuletzt die Giftstoffe, die zu schrecklichen Katastrophen wie Seveso geführt haben. Doch das ist noch nicht alles. Auch das Wasser ist nicht mehr eine klare und saubere Angelegenheit. Es ist bereits in vielen Fällen so verschmutzt, daß es im wahrsten Sinne des Wortes zum Himmel stinkt. In unserer Nahrung finden wir ein beinahe kriminell zu nennendes Giftarsenal. 80 Prozent aller Schadstoffe, die in unseren Organismus gelangen, tun dies auf dem Weg der Nahrungsaufnahme. Selbst der Lärm, der uns stört und oft genug nicht schlafen läßt, ist nicht allein eine störende Begleiterscheinung der zunehmenden Technisierung.

Er macht uns krank.

In den letzten Jahrzehnten wurden immer häufiger die Zusammenhänge zwischen Umwelteinflüssen und Krankheiten der Menschen aufgedeckt. Wir tappen oft nicht mehr im Dunkeln, wenn wir uns nach dem Woher und Warum von Erkrankungen fragen. Trotz dieser Erkenntnisse war und ist zum Teil heute noch die Medizin dazu verdammt, allein die Symptome zu heilen. Ich bin aber der Meinung, daß man diese Probleme nicht nur gesamtheitlich erkennen, sondern auch so bekämpfen muß. Jeder von uns sollte wissen, warum er krank wird, warum der Krebs eine neue Volksseuche ist, daß der Raucher mit dem Paffen von Zigaretten seinen Mitmenschen gefährdet. Einem Problem, das man erkannt hat, kann man mit geeigneten Maßnahmen entgegentreten.

Mit diesen Problemen haben sich anfangs nur einige Berufsgruppen beschäftigt. Es waren vor allem Naturwissenschaftler, wie z. B. Physiker, deren Arbeit hinsichtlich der Atomkraftwerke und unserer Strahlenbelastung ins Blickfeld gerückt ist. Es waren Chemiker, die unsere Umweltgifte erkannt haben und jetzt deren schreckliche Auswirkungen zu verhindern oder wenigstens zu verringern versuchen. Besonders die Lebensmittelchemiker warten beinahe täglich mit neuen alarmierenden Meldungen über Schadstoffe in unserer Nahrung auf.

In den letzten Monaten, so kann man es beinahe sagen, hat sich aber die Misere unserer Umwelt drastisch zugespitzt. Es gibt niemanden mehr, der nichts davon gehört hätte. Wir stehen an einem Punkt, an dem es uns kaum mehr möglich ist zu sagen, „das betrifft mich aber nicht“! Die zahlreichen Pseudokrupp-Erkrankungen von Kleinkindern und der noch nicht vollständig aufgeklärte „plötzliche Kindstod“ sagen es deutlich: Jetzt geht es auch uns Menschen an den Kragen.

Gesundheit ist nicht alles, aber alles ist nichts ohne Gesundheit

Dieser Ausspruch von Schopenhauer wird gerne und viel zitiert, wenn es um das Thema Gesundheit geht. Schopenhauer hat recht.

Gesundheit wird heute technisch formuliert. Die Definition der Weltgesundheitsorganisation (WHO) lautet:

> „Die Gesundheit ist der Zustand des vollständigen körperlichen, geistigen und sozialen Wohlbefindes und nicht nur das Freisein von Krankheit und Gebrechen.“

Es ist eine anspruchsvolle Definition, und oft wird diesen Ansprüchen nicht Genüge geleistet. Das Erscheinungsbild der Krankheiten hat sich verändert, und oft sind wir noch nicht darauf eingestellt.

Die großen Seuchen von einst gehören der Vergangenheit an: Pest und Cholera haben wir fest im Griff. Doch an ihrer Stelle folgen neue nach. Es ist der Krebs in allen seinen verschiedenen Formen und das ganze Spektrum der Allergien. Gegen die neuen Seuchen haben wir bislang nur unzureichende Gegenmittel gefunden. Diese epidemischen Krankheiten wie degenerative Herz-, Kreislauf-, Nerven-, Arterien-, Krebs- und andere Leiden haben oft schwer feststellbare Ursachen. Soviel scheint jedoch festzustehen: Streß (z.B. Lärm), falsche Lebens- und Ernährungsgewohnheiten und Umweltgifte gehören zu den Mitverursachern und Förderer dieser Erkrankungen. Von führenden Epidemiologen wird heute die Ansicht vertreten, daß Umwelteinflüsse und Lebensgewohnheiten vor allem bei den Krebserkrankungen eine sehr maßgebliche Rolle spielen.

Es ist einleuchtend, wenn man daran denkt, daß plötzlich unser seit Jahrtausenden an eine naturverbundene Nahrung gewöhnte Organismus gezwungen wird, diese durch hohe Dosen verfeinerter Stärken, Zucker und eine Unzahl neuer chemischer Schadstoffe zu ersetzen. Es muß mit einem Zusammenbruch wichtiger Zellvorgänge gerechnet werden.

Richtig leben – kann man das überhaupt noch?

Die Krankheit als bekannter Typ mit einer akuten Lebensbedrohung weicht der schleichenden Bedrohung, die uns durch eine langsame, chronische Schädigung schrittweise unserem Tode näher bringt. Die Krankheit hat zwei neue Dimensionen erhalten. Die Dimension der Zeit und die Verursachung durch uns selbst. Mit wenigen Ausnahmen ist die Krankheit im modernen Sinn von Menschen gemacht. Wir selbst haben also die Mechanismen in der Hand, von denen unser Überleben abhängt. Sie sollte also auch von uns zu beheben sein. Die Mehrzahl der heute tödlich verlaufenden Krankheiten ist die Folge einer falschen Lebensführung. Die „Diaita" nannten die Griechen die Lehre von der rechten Lebensführung. Damals war der Begriff nicht allein auf die Ernährung beschränkt.

Die Zahlen sprechen für sich:

- 1930 starben noch 50 Prozent aller Patienten an akuten Krankheiten.
- 1980, nur 50 Jahre später, ist es nur einer von 100, der an solchen Infektionen stirbt. Mindestens 80% der Menschen werden an chronischen Leiden sterben: an Krebs, an einem sich langsam und gesetzmäßig entwickelnden Herzinfarkt, an langjährigen Bronchialleiden, an der Leberzirrhose (Schrumpfleber) und an der Blutzuckerkrankheit, der Diabetes.

Die Ursachen für eine falsche Lebensführung sind oft, daß wir mit unserem Dasein unzufrieden sind. Unsere Ersatzbefriedigungen gönnen wir uns in Form von Luxuskonsum und Suchtverhalten. Die Lebensqualität verschlechtert sich zusätzlich durch Luftverschmutzung, Lebensmittelverfälschung, Hektik in der Arbeit, Lärm, Psychostreß, Alkoholsucht. Wenn wir versuchen, durch Wohlleben und Genuß glücklich zu werden, sind wir auf dem falschen Pfad:

- Keine Geborgenheit: Ersatzbefriedigung ist das Essen.
  Die Folge, der „Kummerspeck", Übergewicht.
- Vergessen wollen: Trinken.
  Die Folge: Alkoholsucht.
- Nervosität: Rauchen.
  Die Folge: Lungenkrebs und Anfälligkeit für zahlreiche andere Krebserkrankungen.

Die Frage ist nun, in welchen Bereichen können wir ansetzen, wenn wir unser Leben, unsere Lebensumstände und damit auch die Umwelt in ihrer Qualität verbessern wollen.

- Punkt 1:
  Wir haben einen lebenslänglichen Kontakt mit unserer äußeren Umwelt. Es ist eine naturnotwendige Berührung mit Licht und Luft, mit Wasser und Wärme erforderlich.
- Punkt 2:
  Die Nahrungsaufnahme.
- Punkt 3:
  Der Umgang mit Bewegung und Ruhe, Arbeit und Muße, Streß und Feierabend.
- Punkt 4:
  Der Wechsel zwischen Schlafen und Wachen, also der Tag- und Nachtrhythmus.
- Punkt 5:
  Ausscheidungen und Absonderungen und unser Geschlechtsleben.
- Punkt 6:
  Unsere sozialen Bindungen, unsere Familie. Wir müssen uns mit psychischen Emotionen und seelischen Affekten auseinandersetzen.

In diesem Buch werden wir vor allem etwas über unsere Kontakte mit unserer physikalisch-chemischen Umwelt erfahren. Sie ist es, für die der Begriff Umweltverschmutzung geprägt wurde. Dies soll auch die Frage anreißen, ob wir wieder in einem harmonischen Verhältnis mit unserer Umwelt leben können, ob wir uns mit ihr wiederversöhnen können.

„. . . und macht euch die Erde untertan"

Und was haben wir der Erde angetan? Wir sollten, nein wir müssen uns darüber im klaren sein, was wir seit Jahrhunderten und in verstärktem Ausmaß in den letzten Jahrzehnten der zunehmenden Industrialisierung, des gesteigerten Wohlstandes mit unserer Erde angefangen haben, was wir ihr alles zugefügt haben. Diese Frage dringt erst langsam in unser Bewußtsein ein. Zu lange haben wir uns als die absoluten

Herrscher der Erde gefühlt. Sie mußte tun, was wir verlangten. Aber ihre Geduld scheint langsam zu Ende zu gehen.

Viele Naturvölker, die ein ganz anderes, viel verbundeneres Verhältnis zu ihrer Umwelt haben, haben ihre Erde schon immer etwas anders als wir gesehen. Das soll die Rede des Indianerhäuptlings Seattle vom Stamme der Duwamish aus dem Jahre 1855 (!) verdeutlichen:

> „Wie kann man den Himmel kaufen oder verkaufen – oder die Wärme der Erde? Diese Vorstellung ist uns fremd. Wenn wir die Frische der Luft und das Glitzern des Wassers nicht besitzen – wie könnt ihr sie von uns kaufen?
>
> Der weiße Mann behandelt seine Mutter, die Erde, und seinen Bruder, den Himmel, wie Dinge zum Kaufen und Plündern, zum Verkaufen wie Schafe und glänzende Perlen. Sein Hunger wird die Erde verschlingen und nichts zurücklassen als eine Wüste . . .
>
> Die Luft ist kostbar für den roten Mann – denn alle Dinge teilen denselben Atem – das Tier, der Baum, der Mensch. Was immer den Tieren geschieht – geschieht bald auch den Menschen. Was die Erde befällt, befällt auch die Söhne der Erde. Wenn Menschen auf die Erde spucken, bespeien sie sich selbst. Denn das wissen wir – die Erde gehört nicht den Menschen – der Mensch gehört der Erde. Der Mensch schuf nicht das Gewebe des Lebens, er ist darin nur eine Faser. Was immer ihr dem Gewebe antut, das tut ihr euch selber an . . ."

Über diese Worte sollten wir einmal in Ruhe nachdenken.

Dieses Denken scheint uns vollkommen fremd zu sein. Unser Wald stirbt. Die Seen sind sauer, und die Fische schwimmen nicht selten nur noch bäuchlings darin. Der Rhein ist nicht mehr rein. Unsere Kinder sind oft schon vor der Geburt für ein „krankes" Leben vorprogrammiert. Katastrophen wie in Seveso sind keine Ausnahme. Wir kennen die Itai-Itai-Krankheit, die Minamata-Krankheit und Pseudo-Krupp. Unsere Umwelt schlägt zurück.

Eine traurige Geschichte

Es ist eine traurige Geschichte, weil wir uns im Grunde genommen nie wirklich fair zu unserer Umwelt verhalten haben, auch wenn man bedenkt, daß man natürlich immer in Wechselwirkung mit seiner Umgebung steht. Das bedeutet, wir können nicht leben, nicht atmen, nicht essen ohne irgendwie Einfluß zu nehmen auf das, was um uns ist. Sehr genau nehmen es da zum Beispiel die buddhistischen Mönche, die den Weg, den sie beschreiten wollen erst kehren, um nicht zufällig ein Tier zu zertreten. Dies ist eine in unseren Augen übertriebene Maßnahme. Aber mehr Rücksichtnahme täte oft gut.

Die erste Kunde einer Luftverschmutzung wird von einem Griechen überliefert. Er schreibt, daß man in Spanien Erzröstereien auf Bergrücken anlegte, um die Rauchschäden am Wald in Grenzen zu halten. Das war etwa zu Beginn der Zeitrechnung. Achtzig Jahre später gab es in dieser Gegend keinen Wald mehr. Die Folge einer sehr intensiven Erzverhüttung können wir noch heute in zahlreichen Karstregionen in der Toskana sehen. Der Wald wurde abgeschlagen, da man Brennholz benötigte. Nicht viel anders sieht es auf der italienischen Insel Elba aus. Ihr Name ist bedeutsam. Er bedeutet die „Rauchende“. Die Etrusker gewannen auch hier ihr Eisenerz. In anderen Mittelmeerregionen brauchte man Holz für den Schiffsbau. Ganze Landstriche sind heute deshalb verödet.

An eine sinnvolle Aufforstung hatte niemand gedacht.

Der Smog ist nicht erst eine Erfindung unseres Jahrhunderts. Bereits die englische Königin Elisabeth I. schränkte den Verbrauch von Steinkohle in den Wintermonaten stark ein. Der Schaden an der Vegetation war groß, und groß war die Luftverschmutzung. In England wurde 1872 erstmals der Begriff des sauren Regens geprägt. In der gleichen Zeit begann man in den Vereinigten Staaten durch riesige Monokulturen im Ackerbau ganze Landstriche zu ruinieren. Die großen Felder ohne Baum und Strauch dazwischen waren der Erosion durch Regen und Wind schutzlos preisgegeben. Schädlinge taten oft das ihrige dazu, die Ernte zu vernichten.

In Deutschland wurden vor 100 Jahren die ersten Schädigungen des Waldes beobachtet. Sie wurden auf den Schwefeldioxid-Gehalt des Regens zurückgeführt. Maßnahmen wurden gefordert. Etwa zum gleichen Zeitpunkt fanden sich die „ersten" umweltbewußten Deutschen zu einer Art Bürgerinitiative zusammen.

Katastrophen, wie sie sich in Seveso, und in allerjüngster Zeit in Bophal in Indien ereignet haben, sind bislang die schrecklichsten Auswirkungen einer lässigen Umwelterhaltung und einer lässigen Handhabung bei der Herstellung hochgiftiger Chemikalien.

Wir haben erfahren, daß diese Unglücksfälle keine Ausnahmen sind. Seveso kann uns überall begegnen. Erinnern wir uns nur an das „Ratespiel", wohin die Abfälle aus Seveso schließlich gelangt sind. Wir gestalten uns unsere Umwelt feindlich. Oft ist es gerade im Beruf, daß wir mit zahlreichen schädlichen Stoffen in Berührung kommen. Die Geschichte der Berufskrankheiten ist alt und wird auch heute noch weitergeschrieben. Vor allem die Krebserkrankungen und die Bronchitis stehen hier an erster Stelle.

Leider ist unser Heim nicht von einer Umweltverunreinigung verschont geblieben. Denken wir nur an das Unbehagen, das uns neueste Untersuchungen in bezug auf das Formaldehyd beschert haben . . .

Der Stand der Dinge

Es gibt in Deutschland eine ganze Reihe von Menschen, die sich Gedanken über die Zukunft unserer Umwelt machen. Sie sind nicht die ersten. Bereits im 19. Jahrhundert war man über die Entwicklung der Natur unter dem Einfluß der Industrialisierung besorgt. Karl Marx, der Begründer des Kommunismus, formulierte:

> „Jeder Fortschritt der kapitalistischen Agrikultur ist nicht nur ein Fortschritt in der Kunst den Arbeiter zu berauben, sondern zugleich die Kunst, den Boden zu berauben. Je mehr ein Land von der großen Industrie als dem Hinter-

grund seiner Entwicklung ausgeht, desto rascher ist dieser Zerstörungsprozeß. Die kapitalistische Produktion entwickelt daher nur die Technik und Kombination des gesellschaftlichen Produktionsprozesses, indem sie zugleich die Springquellen allen Reichtums untergräbt: die Erde und den Arbeiter."

Die Folgen der Umweltverschmutzung treffen uns nicht unvorbereitet, sie sind prognostiziert worden. In der gleichen Zeit fanden sich bereits erstmals einige Gleichgesinnte zu einer Gruppe zusammen, deren Ziel die Erhaltung der Umwelt war. Es waren einige Wissenschaftler und Leute aus der Praxis. Sie gründeten 1878 in Köln sozusagen die erste Bürgerinitiative für Umweltschutz. Damals nannte man das allerdings nicht eine Bürgerinitiative. Alles hatte seine Ordnung, man trug sich als Verein ein. Es war der „Internationale Verein gegen Verunreinigung der Flüsse, des Bodens und der Luft". Bald darauf folgten einige Gesetze.

- 1887:
  In den Bundesstaaten des Deutschen Reiches werden die ersten Gesetze zur Reinhaltung des Wassers verabschiedet.
- 1895:
  Eine Immissionsschutzpolitik wurde ebenfalls bereits im vergangenen Jahrhundert betrieben. Der § 907 des Bürgerlichen Gesetzbuches und die Gewerbeordnung mit einer Technischen Anweisung boten geschädigten Personen und den verschiedenen Verwaltungen die Möglichkeit, gegen Schadstoff-Emittenten vorzugehen. Die schädlichen Substanzen waren bereits „anno dazumal" der Ruß und das Schwefeldioxid in der Luft.
- 1906:
  Der Naturschutz wird zu einer staatlichen Institution. In Preußen wird das erste staatliche Naturschutzamt eingerichtet.
- 1920 bis 1933:
  In beinahe allen Ländern des Deutschen Reiches gibt es nun Gesetze zum Schutz der Natur und der Heimat.

– 1935:
  Das Reichsnaturschutzgesetz ist die letzte Maßnahme zum Schutz unserer Umwelt vor dem Zweiten Weltkrieg.

Nachdem man die unmittelbaren Nachkriegsprobleme in Deutschland gelöst hatte, kam der Aufschwung. Mit dem Aufschwung, dem industriellen und wirtschaftlichen, kamen aber in einem verstärkten Ausmaß wieder die Umweltprobleme. Die Versuche einer Lösung waren allerdings zaghaft, und auch ein Wahlslogan von 1961 „Blauer Himmel über der Ruhr“ brachte noch nicht die Wende. Als die UNO aber 1968 auf Anregung Schwedens hin beschloß, 1972 eine Umweltkonferenz durchzuführen, war dies für viele Staaten erstmals ein Grund, sich mit ihrer Umweltsituation zu beschäftigen. Die Misere war größer als erwartet. Aber man erkannte auch, daß alle Industrienationen ein gemeinsames Problem haben, die Aufgabe, die Welt für den Menschen lebensfähig zu erhalten.

In Deutschland schritt man langsam zu Taten. 1970 wurde der Kabinettsausschuß für Umweltfragen gegründet. Im gleichen Jahr erhielt eine Projektgruppe, bestehend aus Experten von Verwaltung, Wirtschaft und Wissenschaft, ihren Arbeitsauftrag, die Bestandsaufnahme der aktuellen Umweltsituation:

– Naturschutz- und Landespflege.
  Die Siedlungs- und Verkehrsflächen hatten sich stark ausgedehnt. Der Naturschutz behauptete nur 1,1 % der Gesamtfläche der Bundesrepublik. Einige Pflanzen- und Tierarten waren ausgestorben oder stark bedroht.

– Abfall.
  Die jährliche Müllmenge von 260 Millionen t wurde auf 50000 Mülldeponien abgelagert. Der Müllberg war im Wachsen begriffen.

– Umweltchemikalien und Biozide.
  Der Verbrauch der meisten Chemikalien hatte sich in den vergangenen zehn Jahren ungefähr verdoppelt. Die chemische Industrie hatte die stärksten Zuwachsraten.

Der Stickstoffeinsatz in der Landwirtschaft hatte sich innerhalb einer Dekade verdoppelt.
Die Verwendung von Schädlingsbekämpfungsmitteln war im gleichen Zeitraum um das Zwei- bis Vierfache angewachsen.
Der Verbrauch von Produkten, deren Ausgangssubstanz das Erdöl ist, hatte sich verdreifacht.

– Binnengewässer.
  In viele Flüsse und Seen wurden oft ungereinigte Abwässer eingelassen. Das Grundwasser war und ist durch einsikkernde Gifte gefährdet. Der Bodensee drohte in größeren Bereichen biologisch umzukippen. Unser Wasserbedarf war weiterhin im Steigen begriffen.
– Küstengewässer, Nord- und Ostsee.
  Sie ähneln einer großen Mülldeponie. Die Strände sind ölverschmutzt. Jährlich sterben 10000 Seevögel, weil ihr Gefieder vom Öl verklebt ist.
– Luft.
  Die Luftbelastung wurde als erheblich eingestuft. Für die Emissionen von Kohlenmonoxid, Schwefeldioxid, Stickoxiden, Kohlenwasserstoffen und Stäuben wurden positive Steigerungen erwartet.
– Lärm.
  In vielen Bereichen leben wir zu laut. Jeder fünfte Arbeitnehmer arbeitet bei einem durchschnittlichen Lärmpegel von 90 oder mehr Dezibel. Die Gefahr von Gehörschäden droht.

In den folgenden Jahren versuchte man, mit unterschiedlichen Erfolgen unsere Umwelt zu entlasten.

Zu spät?

Ist es schon zu spät, die Notbremse zu ziehen? Können wir überhaupt etwas tun, noch etwas tun? Was kann der einzelne von uns bewirken? Fragen, Fragen, Fragen. Wo sind die Antworten?

Niemand kann heute mit Gewißheit behaupten, daß wir uns noch am eigenen Schopf aus der selbstverschuldeten Misere herausziehen können. Aber auch das Gegenteil nicht. Vieles deutet daraufhin, daß wir vielleicht eine Chance haben. Wir haben uns an der Natur versündigt, aber sie scheint in manchem nicht so nachtragend zu sein, wie wir es befürchten.

In den siebziger Jahren wurde für den amerikanischen Präsidenten eine berühmt gewordene Studie erstellt: Global 2000. Niemals zuvor hat man sich so intensiv mit der Umwelt beschäftigt. Die Prognosen waren ziemlich düster. Jetzt, zehn Jahre später, können wir aber schon sehen, daß sich nicht alle finsteren Voraussagen in vollem Umfang verwirklicht haben. Die Natur scheint regenerierungsfähiger und anpassungsfähiger zu sein, als wir glaubten.

Also, ist alles in Ordnung? Nein. Wir werden sehen, daß vieles im argen liegt. Wir haben wirklich viel zerstört. Aber wir haben die Möglichkeiten und das Wissen, einiges wieder gut zu machen.

Wenn wir aber nichts unternehmen werden, dann können wir allen Prognosen glauben, die uns eine Welt schildern, in der wir nicht mehr leben können oder nur von Krebs und anderen Krankheiten zerfressen vegetieren werden.

Wir haben es in der Hand.

Teil 1: LUFT

Unser Lebensmittel Nr. 1: die Luft

Luft zum Atmen brauchen alle Menschen. Sie gehört allen und niemandem, sie ist immer für uns dagewesen und niemand mußte dafür bezahlen. Industriebetriebe und Autofahrer entlassen beispielsweise ihre Abgase gedankenlos in die Luft. Die Großzügigkeit der Natur, die uns die Luft quasi gratis zur Verfügung gestellt hat, hat in uns die Vorstellung geweckt, daß der Luftraum über uns wohl unendlich ist. Aber der Luftvorrat ist nicht unerschöpflich groß – im Gegenteil. Stellt man sich die Erde als Modell mit einem Durchmesser von 120 cm vor, so ist die dazugehörige Luftschicht nur etwa 3 mm hoch. Bis zu einer Höhe von 30 km also existiert die Atmosphäre, die sich aus gasförmigen Elementen und Elementverbindungen zusammensetzt und zwar so, daß sie bislang in den letzten vierhunderttausend Jahren für uns Menschen ideale Lebensvoraussetzungen geboten hat. In den letzten Jahren häufen sich jedoch die Warnungen, daß sich die Zusammensetzung der Luft drastisch ändert. Sie kann für uns gesundheitsschädigend sein und manchmal sogar lebensgefährlich werden. Diese Situation ist allerdings auf der Erde nicht ganz neu.

Geht uns die Luft aus?

Ein Blick in die Geschichte der Erdatmosphäre zeigt, daß deren Zusammensetzung im Laufe der Zeit oft größeren Schwankungen unterworfen war. Die erste Atmosphäre, die Uratmosphäre, war für das heutige Leben auf dem Lande ungeeignet. Sie enthielt Methan, Ammonium, Wasserstoff und Wasserdampf. Durch ultraviolette Strahlung entstanden organische Moleküle, die sich zu Aminosäuren, Nukleinsäuren zusammenschlossen. Diese Uratmosphäre wäre für uns Menschen absolut tödlich gewesen, für die ersten Lebewesen auf dieser Erde aber war sie haargenau das Richtige, sie hatten sich vollkommen an ihre Umwelt angepaßt. Diese bestimmten Arten von Bakterien und Viren veratmeten keinen Sauerstoff wie wir, sondern Stickstoff, der damals in ausreichender Menge vorhanden war. Damit begannen, sie das ökologische Gleichgewicht in ihrer Umgebung zu stören. Das Abfallprodukt, das bei den Stoffwechselprozessen dieser speziellen Bakterien anfiel, war Sauerstoff. Sauerstoff war für die damalige organische Welt hochgiftig.

Die ersten Erdbewohner starben an Sauerstoffvergiftung

Heute nimmt man an, daß die Bakterien damals ihren Untergang durch eine Überproduktion an Sauerstoff selbst herbeiführten. Gleichzeitig aber hatten sie damit die Grundlage für anderes, an neue Umstände angepaßtes Leben geschaffen. Es entwickelten sich andere Arten von Lebensformen, die im Wasser und auf dem Lande heimisch wurden.

Wir Menschen stehen im Augenblick am Ende einer langen Entwicklung und an einem Wendepunkt, das Aussterben oder Überleben bedeuten kann, denn die Luftverschmutzung nimmt immer größere Ausmaße an. Im Gegensatz zu den Bakterien ist es uns durchaus bewußt, daß wir uns schneller und schneller zugrunde richten. Wir hätten allerdings auch die Möglichkeit, das Wissen und die Technik, die wir beherrschen, zu unserem Vorteil einzusetzen.

Umweltschutz ist keine Umweltkosmetik

Mehr als auf anderen Gebieten des Umweltschutzes ist jeder einzelne von uns auf Schutz durch den Staat angewiesen. Man kann das Atmen nicht einfach einstellen oder sich vor den Schadstoffen schützen, wie man das durch Schälen beim Obst versucht. Umweltschutz ist also die erste Voraussetzung für die Erhaltung der Gesundheit und eine Ergänzung des Gesundheitsschutzes. Man sollte nicht den Fehler machen, alle Ursachen der Luftverunreinigung allein der Industrie anzulasten und die Verantwortung alleine dem Staat zu übertragen. Immerhin stammt die Hälfte aller Abgase in der

Bundesrepublik Deutschland aus dem Auspuff unserer Autos. Mit weiteren 16 Prozent ist der Qualm aus unseren Schornsteinen beteiligt. Die erschreckenden Meldungen über den Zustand unserer Atmosphäre und ein wachsendes Umweltbewußtsein haben bewirkt, daß eine ständig wachsende Anzahl von mündigen Bürgern aktiv an der Erhaltung und Rettung unserer Umwelt mithilft.

Luft, was ist das eigentlich?

Wir sprechen von der Luft, wie von einem Gegenstand; dabei kann man diese Luft nicht anfassen, eigentlich nicht sehen, das heißt wir können sie nicht im landläufigen Sinne „begreifen".

Rein chemisch gesehen stellt die sogenannte „reine Luft" ein Gemisch verschiedener Elemente dar. Nach Trocknung und Filtration enthält sie:

Stickstoff (N_2):	78,08%
Sauerstoff (O_2):	20,94%
Argon (Ar):	0,93%
Kohlendioxid (CO_2):	0,03%

Das heißt, die Luft besteht zu 99 Prozent aus Stickstoff und Sauerstoff. Außerhalb der zivilisierten und industrialisierten Regionen enthält sie zusätzlich kleinste Mengen von Ammoniak, Stickoxiden, Ozon, Radon und wenig Aerosole. Aerosole sind dabei Feststoffe, die an Flüssigkeitströpfchen gebunden sind. Der Wasserdampfgehalt ist schwankend, da er von der Temperatur abhängig ist.

Aus dem Supermarkt „Luft", mit allen chemischen Elementen, die darin angeboten werden, ist für uns Menschen der Sauerstoff das wichtigste Produkt. Nur den Sauerstoff benötigt der Organismus, um alle seine Stoffwechselprozesse in Gang halten zu können. Die anderen Gase, die eingeatmet werden, werden wieder ausgeatmet. Kleinste Feststoffe, wie die Aerosole, können dabei in geringen Mengen ausgefiltert werden, etwa durch die Härchen im Inneren der Nase.

Pflanzen, unsere Sauerstoffproduzenten

Die Atmosphäre enthält insgesamt 10^{15} t Sauerstoff. Davon nehmen jährlich nur 0,01% am Sauerstoffkreislauf teil. Der allergrößte Teil des Sauerstoffes in der Atmosphäre stammt vom Stoffwechsel (Assimilation) der Pflanzen. Zusammen mit Wasser, Kohlendioxid und Sonnenenergie produzieren sie die für sie nötigen Kohlehydrate, vor allem Zucker und Stärke, und der Sauerstoff bleibt als Abfallprodukt übrig.

Davon profitieren wir. Ein erwachsener Mensch braucht je nach Arbeitsleistung 15 bis 60 Kubikmeter Luft. Der tatsächliche Sauerstoffverbrauch liegt bei 0,5 Kubikmeter, denn von den insgesamt bis zu 12 Kubikmetern eingeatmetem Sauerstoff wird ein Teil wieder unverbraucht abgegeben. Die ausgeatmete Luft enthält noch 16% Sauerstoff.

Die eingeatmete Luft muß mindestens 11% Sauerstoff enthalten. Bei weniger kommt es zu Atembeschwerden und unterhalb von 7% zu Bewußtlosigkeit mit akuter Lebensgefahr.

Das Kohlendioxid spielt nicht die zweite Geige in der Atmosphäre

Mit weniger als ein Prozent gehört das Kohlendioxid zu den mengenmäßig gering auftretenden Bestandteilen der Atmosphäre. Aber ohne Kohlendioxid gäbe es auch nicht ausreichend Sauerstoff, denn erst damit wird ja den Pflanzen die Möglichkeit gegeben, zu leben und uns Sauerstoff als Restprodukt abzugeben. Es entsteht vor allem bei der Verbrennung, beispielsweise von fossilen Energieträgern wie Erdöl, bei Atmungsvorgängen von Mensch und Tier, durch Fäulnis und Verwesung und bei Vulkanausbrüchen. Trotzdem, allzuviel davon können wir nicht vertragen. Es kann nicht nur gesundheitsschädigend, sondern lebensgefährlich sein, wenn das CO_2 örtlich zu hohe Konzentrationen erreicht. Aus der Presse wird häufig von Unglücksfällen berichtet. Wegen seines hohen spezifischen Gewichtes, das höher ist als das von Luft insgesamt, sinkt es ab und kann sich in tiefen Schächten, in

Gärkellern und am Boden von Futtersilos anreichern. Übersteigt der Gehalt von Kohlendioxid in der Luft den Wert von 4,4 %, den man höchstens ausatmen kann, führt dies zu Vergiftungserscheinungen. Es fängt mit Schwindelgefühlen an, dann Schläfrigkeit, Bewußtlosigkeit und Tod.

Regelmäßige Untersuchungen der Atmosphäre haben alarmierende Werte ergeben. Seit Beginn der Industrialisierung vor etwa 120 Jahren ist der CO_2-Gehalt um 25 Prozent angestiegen, das heißt er wächst pro Jahr um rund 3,4 Prozent. Hauptursache dafür sind die Verbrennung von Kohle, Erdgas, Erdöl und die Abholzung großer Waldgebiete. Es verbleibt mehr CO_2 in der Atmosphäre und absorbiert nun mehr an Wärmestrahlung („Treibhaus-Effekt").

Wieviel Kohlendioxid halten wir aus?

CO_2-Konzentration in der eingeatmeten Luft (in Volumenprozent angegeben):	Wirkung auf den Menschen
0,5	Wir fangen an, etwas angestrengter zu atmen.
2,0	Die Atmungstätigkeit ist um 50 % gesteigert.
3,0	Jetzt müssen wir schon doppelt so häufig einatmen.
5,0	Es fällt uns schwer, Luft zu holen; die Atmungstätigkeit ist um 300 % gesteigert.
10,0	Dieser hohe Wert ist nur sehr kurze Zeit zu ertragen; die Lage ist sehr kritisch.
12,0–15,0	Achtung: die CO_2-Konzentration ist zu hoch, wir werden bewußtlos. Wenn nicht gleich Gegenmaßnahmen ergriffen werden, kann es zum Tod kommen.

Dieser kurze Überblick zeigt, daß es für uns zu Schädigungen in abgedichteten Räumen ohne Luftwechsel nicht durch Sauerstoffmangel kommt, sondern durch zu hohen Kohlendioxid-Konzentrationen. Die staatlich festgelegten Werte sind am

Arbeitsplatz (MAK-Wert = Maximale-Arbeitsplatz-Konzentration) 0,5 % oder 9000 mg/m³ und in Wohn- und Arbeitsräumen 0,1 % (= 1000 ppm).

Was die Luft sonst noch ausmacht – welchen Einfluß haben die physikalischen Eigenschaften auf uns?

Wenn wir uns so richtig wohl fühlen wollen, dann muß alles um uns herum stimmen: die Temperatur, die Luftfeuchtigkeit, der Luftdruck und die Luftbewegung.

Hoch- und Tiefdruck können auch ein Hoch oder Tief für unsere Gesundheit bedeuten

Der Begriff der Höhenkrankheit ist heutzutage überall bekannt und daß das schöne Wetter meist von einer Hochdrucklage abhängig ist ebenfalls. Doch was sagt das aus?

Der „normale" Luftdruck wird bei 0° Celsius in Meereshöhe und unter 45 Grad Breite gemessen. Veraltete Einheiten für den Normaldruck sind 766 Torr, 1013 Millibar (mb) oder 1 atm (physikalische Atmosphäre). Man hat sich aber in den letzten Jahren auf eine neue internationale Einheit festgelegt, auf das Pascal (Pa). Der Normaldruck wird mit 1013 Hecto-Pascal (hPa) angegeben. Die Größe des Druckes gibt an, wie stark die Atmosphäre über uns auf einem bestimmten Ort lastet. Je höher dieser Ort liegt, umso niedriger ist der Druck.

Der Druck ist allerdings an einem Ort nicht immer gleichbleibend. Während des normalen Wettergeschehens kann er oft schwanken, und man spricht von Hoch- und Tiefdruckgebieten. Diese Veränderungen können sich auf uns auswirken. Ein spezieller Fall, wie wir auf Druckabnahmen reagieren, ist die Höhenkrankheit. Bis zu einer Höhe von 3000 m tritt sie kaum auf, daß das Hämoglobin (roter Blutfarbstoff) mit Sauerstoff ausreichend gesättigt ist. Bei 3000 m hat das Blut eine nur 90 %ige Sauerstoffsättigung, und die Höhenkrankheit kann bereits auftreten, besonders wenn man bei einer Bergwanderung zu schnell auf diese Höhe gegangen ist. Auf diesen plötzlichen Druckabfall kann man ganz unterschiedlich stark reagieren. Es gibt dabei drei unterschiedlich schwere Krankheitsbilder.

Vorsicht bei Bergwanderungen!

- Bei der akuten Bergkrankheit treten Kopfschmerzen, Übelkeit, Erbrechen und bereits Atemstörungen auf.
- Mit einer zeitlichen Verzögerung von 24 bis 60 Stunden nach Ankunft in der Höhe kann es durch Ansammlung von Flüssigkeit in der Lunge zu einem Ödem kommen, das von Kopfschmerzen, Fieber, Herzklopfen, Kurzatmigkeit und Aushusten von Blut begleitet wird.
- In der gefährlichsten Ausprägung führt ein Ödem im Gehirn zu schwersten Kopfschmerzen, Halluzinationen, Koma und zum Tod des Erkrankten.

Die Höhenkrankheit und ihre Folgen kann man aber vermeiden. Wichtig ist es, den Organismus langsam an die veränderten Druckverhältnisse zu gewöhnen, denn bei einem länger andauernden Aufenthalt in größerer Höhe paßt er sich durch Vermehrung des Hämoglobins an.

Zuviel Sauerstoff im Blut ist Gift – Achtung beim Sporttauchen

Andere Auswirkungen dagegen hat ein Druckanstieg. Bis zum fünffachen Wert des Normaldruckes können wir aushalten. Erst bei einem weiteren Anstieg droht durch eine zu hohe Sauerstoffkonzentration eine Vergiftung im zentralen Nervensystem und in der Lunge. Situationen dieser Art treten fast ausschließlich bei Sporttauchern und bei Unterwasserarbeiten auf. In größeren Tiefen gibt es noch ein zweites gefährliches Phänomen. Stickstoff kann im fetthaltigen Nervengewebe gelöst werden und den Stickstoffrausch hervorrufen. Deshalb verwendet man zum Tauchen meist ein Sauerstoff-Helium-Gasgemisch.

Nach einem besonderen Senkkasten, der für Unterwasserarbeiten beim Brückenbau benutzt wird, wurde die Caisson-

Krankheit benannt. Es ist eine Druckluft-Entlastungs-Krankheit. Sie entsteht, wenn man nach mehrstündigem Arbeiten – bereits in geringen Wassertiefen – auftaucht und der Druck nachläßt. Nachdem unter dem erhöhten Druck im Blut entsprechend mehr Sauerstoff und Stickstoff gelöst waren, kann es bei einer zu plötzlichen Druckentlastung zur Bildung von Gasbläschen kommen, die für Embolien oder lokale Gewebeschädigungen verantwortlich sind.

Man kennt in der Medizin die Überdruckbeatmung mit Sauerstoff als Therapie beispielsweise bei Gasödeminfektionen, Kohlenmonoxid-Vergiftungen und Verbrennungen. Da es bei derartigen Behandlungen auch in der Bundesrepublik zu Todesfällen kam, ist sie nur bei ganz bestimmten, wenigen Indikationen vertretbar. Vor allem, da mit druckloser Sauerstoff-Beatmung der gleiche Effekt in kürzerer Zeit ohne Risiko erzielt werden kann.

Warm ist nicht gleich warm

Die relative Luftfeuchtigkeit, die im täglichen Sprachgebrauch als Luftfeuchtigkeit angegeben wird, beeinflußt unser Wohlbefinden erheblich. Zwar können wir ein ziemlich breites Feuchtigkeitsspektrum ertragen. Aber durch trockene Kälte, bei Temperaturen unter 0° Celsius, werden die Schleimhäute gereizt und vermehren ihre Feuchtigkeitsabgabe, deshalb können wir kalte und trockene Luft gut vertragen. Außerdem ziehen sich die Blutgefäße unterhalb der Hautoberfläche zusammen, und in der Folge werden die inneren Organe und auch die Atemwege stärker durchblutet. Heiße und trockene Luft dagegen empfinden wir als sehr unangenehm. Kritischer ist aber warme Luft, wenn sie stark wasserdampfgesättigt ist. Wie lästig die Tropenschwüle ist, können wir in jedem Abenteuerfilm erleben. Für den Fall aber, daß die Temperatur der Luft höher als die des Körpers ist, kommt es zu einer Wärmestauung, da der Körper wegen der hohen Luftfeuchtigkeit auch nicht die Möglichkeit hat, mit Schwitzen Wärme an die Umgebung abzugeben. Der untere Grenzwert an gut verträglicher Luftfeuchtigkeit beträgt 30 Prozent.

Smog und was uns sonst noch Kopfschmerzen bereitet

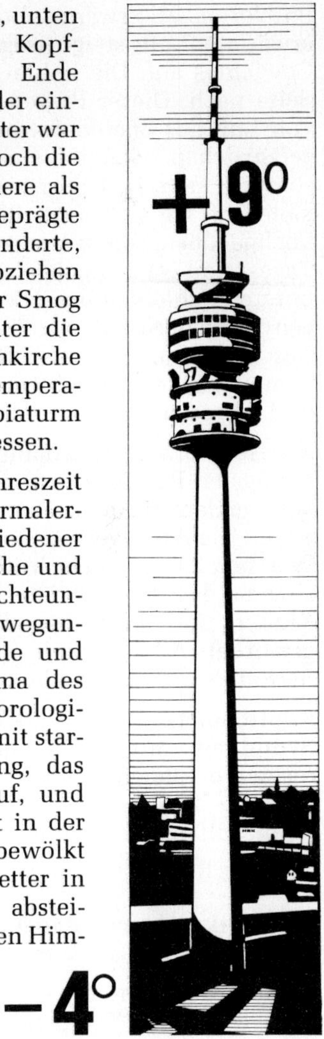

Mit den Schlagzeilen „Oben warm, unten kalt – Smog macht Münchnern Kopfweh“ charakterisierte sich Ende November 1984 in München wieder einmal das Phänomen Smog. Das Wetter war herrlich, mit viel Sonnenschein, doch die Münchner fühlten sich alles andere als wohl. Grund dafür war eine ausgeprägte Inversionswetterlage, die verhinderte, daß die Schadstoffe in der Luft abziehen konnten. Über der Stadt hing der Smog als eine gewaltige Giftglocke, unter die gerade noch die Türme der Frauenkirche paßten. Ganze dreizehn Grad Temperaturunterschied wurden am Olympiaturm von der Basis bis zur Spitze gemessen.

Dies war allerdings für diese Jahreszeit kein unbekanntes Phänomen. Normalerweise kommt es aufgrund verschiedener Temperaturen auf der Erdoberfläche und innerhalb der Atmosphäre zu Dichteunterschieden und damit zu Luftbewegungen, die diese Dichteunterschiede und damit auch Minima und Maxima des Druckes ausgleichen. Das meteorologische Tief findet man in Gebieten mit starker Erwärmung und Verdunstung, das heißt, die Luftmassen steigen auf, und der Druck ist gering. Dabei rückt in der Folge seitlich kühle Luft nach, es bewölkt sich und regnet. Das schöne Wetter in Hochdruckgebieten wird durch absteigende Luftmassen und durch klaren Himmel charakterisiert.

Die Luft steht Kopf: Inversionslage

Im Normalfall erwärmt die Sonne die Erdoberfläche und die erwärmte Luft steigt wegen ihres geringeren spezifischen Gewichtes auf. Die kühle Luft fließt an ihrer Stelle von der Seite nach. Dieser Prozeß gewährleistet die Durchmischung von Luft aus oberen Schichten und aus Bodennähe. Bei der gefährlichen Inversion sind die Verhältnisse umgekehrt. Die schwere kalte Luft liegt unter der erwärmten, leichteren. Die kalte Luft hat sich unter die warme geschoben und sie etwas hochgehoben. Dieser Vorgang ist typisch für größere Höhen im Tages- und Nachtwechsel. In der Nacht kühlt die Erde in den unteren Schichten durch Wärmeabgabe ab und wird am Morgen normalerweise durch die Sonne ausreichend erwärmt. Geschieht dies nicht, so stagniert der Luftaustausch und es kommt zu der gefürchteten Ansammlung von Rauch, Staub und Abgasen.

Kopfschmerzen, Kreislaufschwäche und Atemnot sind die häufigsten Beschwerden, über die während einer Inversionslage geklagt werden. Die erhöhten Schadstoffe in der Luft reizen die Atemwege und vermindern die Leistungsfähigkeit. Wer bereits an Herzschwäche, chronischer Bronchitis oder Asthma leidet, muß jetzt besonders vorsichtig sein. Auch Kinder, die unter „Pseudo-Krupp“ leiden, sind besonders gefährdet. Alle Anstrengungen sind in dieser Zeit von den Betroffenen zu vermeiden.

Kopfschmerzen, Reizbarkeit und Schlaflosigkeit sind die Symptome, mit denen viele Menschen auf den Föhnwind reagieren. Die Symptome sind gesichert, was allerdings die Ursache dafür ist, ist bis heute unklar. Fallwinde, wie der Föhn, rufen nämlich in anderen Gebieten solche „Krankheiten“, wie in Bayern, nicht hervor.

Risikofaktoren Rauchen, Übergewicht und Alkohol bei Sonnenstich

Da unsere Körpertemperatur immer konstant gehalten werden muß, gehört die Temperatur zu einem wichtigen Bestandteil der Physik unserer Umgebung. Nach der Außentemperatur reguliert der Körper seine Wärmeabgabe durch Strahlung, Leitung, Konvektion und Verdunstung.

Hitzeschäden entstehen nicht ausschließlich bei zu hohen Temperaturen, meist kommt eine große Luftfeuchtigkeit, geringe Luftbewegung, die die Wärme wegführen könnte und eine verringerte Abstrahlmöglichkeit hinzu. Gefährdet sind vor allem Kranke, Übergewichtige, Raucher und Alkoholiker. Einen Sonnenstich bekommen oder einen Hitzschlag sind die volkstümlichen Ausdrücke für akut auftretende Krankheitsfälle, an deren Ursprung immer ein starker Wasserverlust steht. Beim Sport kann es infolge von starkem Schwitzen zu Hitzekrämpfen kommen. Sie führen wegen des hohen Kochsalzverlustes zu Krämpfen in den Muskeln. Aber die Körpertemperatur bleibt noch konstant. Besonders gefährdet sind untrainierte Personen, die über keine ausreichende Kondition verfügen.

Ein Kreislaufversagen ist die Folge eines Hitzekollaps. Die ersten Anzeichen sind Kopfschmerzen, Schwindelanfälle, Herzklopfen und Sehstörungen. Wenn sie unbeachtet bleiben und die Belastung des Körpers nicht verringert wird, stellen sich Übelkeit, starke Atembeschwerden und Bewußtlosigkeit ein, wobei die Körpertemperatur erhöht ist. Der Kranke muß sich schnell in einer kühleren Umgebung hinlegen, frische Luft einatmen und eventuell ein Kreislaufmittel einnehmen.

Bei einem Hitzschlag droht Lebensgefahr, wenn wir den Betroffenen nicht rechtzeitig und richtig behandeln. Die Symptome sind zunächst ähnlich wie bei einem Hitzekollaps. Die Körperwärme kann nicht mehr durch Schwitzen abgegeben werden. Das Fieber steigt bis über 41 Grad und bewirkt eine Beschleunigung von Puls und Atmung. Der Blutdruck steigt, dann folgen Krampfanfälle, Koma und Tod durch Atemstillstand. Der Erkrankte muß sofort in eine kühlere Umgebung gebracht werden, kalte Kompressen bekommen und vor allem müssen so schnell als möglich der Flüssigkeits- und Kochsalzhaushalt ausgeglichen werden.

Verwechslung von Ursache und Wirkung, die sogenannte Erkältung

Nicht nur ein Zuviel, auch ein Zuwenig an Wärme wirkt sich schädlich aus. Bei den Schädigungen durch Kälte lassen sich zwei Arten unterscheiden. Eine betrifft den gesamten Organismus, für die andere sind örtliche Unterkühlungen an Körperteilen, die Kälte, Nässe und Wind besonders ausgesetzt sind, typisch. Betroffen sind vor allem Nase, Ohren, Hände und Füße. Allgemeine Unterkühlungen von 37° C auf etwa 27° C können wir einen begrenzten Zeitraum ertragen. (Eine Tatsache, die für einige Operationen ausgenutzt wird.)

Nicht nur das medizinische Interesse beansprucht die sogenannte Erkältung, gegen die es kein Gegenmittel zu geben scheint. Der Mediziner versteht darunter Teilabkühlungen des Körpers, oft aber auch nur das Empfinden von Zugluft. Die Bedeutung der Erkältung „im Volke" erscheint vielen Ärzten übertrieben, denn selten hat man sich wirklich unterkühlt. Eher ist es der Fall, daß man sich zunächst ansteckt und dann durch Zugluft oder ähnliches endgültig erkrankt. Ohne bereits sich schon angesteckt zu haben, hätte man diese äußeren Bedingungen kaum wahrgenommen, geschweige denn wäre man erkrankt.

Dieses Phänomen interessiert natürlich auch die Medizin. Man hat zum Beispiel festgestellt, daß bei Schiffsreisen auf vollklimatisierten Dampfern doppelt soviele Erkältungskrankheiten auftraten, als auf nicht klimatisierten Schiffen. Man vermutet, daß der ständige Wechsel vom kühlen Innen- und feuchtheißen Außenklima, unterstützt und verstärkt durch die Verdunstung des Schweißes auf der Haut beim Betreten der kühlen Räume die Ursache für die Häufung der Erkältungskrankheiten ist.

Unsere „strahlende" Umwelt

Seit den zwanziger Jahren ist die Doppelnatur, der Dualismus des Lichtes bekannt. Daraus geht hervor, daß sich die Strahlung, dazu gehört auch das sichtbare Licht, sowohl aus elektromagnetischen Wellen besteht, als auch sich aus materiellen Teilchen zusammensetzt. Für die Medizin ist bislang nur die Wellennatur der Strahlung interessant. Die Wirkung, die die Strahlung auf unseren Organismus ausüben kann, beruht auf ihrer Energie und auf die Eindringtiefe der elektromagnetischen Wellen. Je kurzwelliger eine Strahlung ist, desto energiereicher. Das bedeutet, daß die kosmische Strahlung viel energiereicher ist als die Röntgenstrahlen. Die Röntgenstrahlen dagegen sind aber stärker als das ultraviolette und das sichtbare Licht. Eine noch geringere Energie haben die Infrarot-Strahlen, die Radar- und Radiowellen und die Hochfrequenzstrahlung mit mittleren Wellenlängen zwischen 6 und 100 Kilometern.

Strahlung ist immer ein Bestandteil unserer Umwelt gewesen. Die biologische Wirksamkeit ist je nach Strahlenart verschieden und wieder von deren Energie abhängig. Deshalb hat man zur Beurteilung der Einflüsse und der Schädigung des Körpers durch radioaktive Strahlen eine besondere, an die Schädigung angepaßte, Maßeinheit eingeführt: das „rem“ (= röntgen equivelnt man). Zur Berechnung der absorbierten Dosis in „rem“ werden die Energiedosen der verschiedenen Strahlungsarten jeweils mit einem Faktor der biologischen Wirksamkeit (= RBE) multipliziert und danach addiert. Die Faktoren der biologischen Wirksamkeit einzelner Strahlungsarten sind nach den Erfahrungen der Strahlungsbiologen und der Strahlenmediziner durch eine internationale Übereinkunft festgelegt.

Gefahr für das Ungeborene

Die Strahlendosis kann in den verschiedenen Körperteilen unterschiedlich hoch sein. Man spricht von Organdosis, wenn nur einzelne Organe und von Ganzkörperdosis, wenn der gesamte Körper betroffen ist. Außerdem bestehen Unterschiede in der Empfindlichkeit gegen radioaktive Strahlen. Eine besonders hohe Empfindlichkeit zeigt sich beispielsweise bei einem Embryo und bei allen inneren Organen, die in hohem Maße neue Zellen produzieren, wie die Leber. Die Strahlung kann uns auf zwei Wegen Schaden zufügen. Einmal als äußere Bestrahlung, die von außen in den Körper eindringt und als innere Bestrahlung. Sie stammt von radioaktiven Stoffen, die durch Nahrung und Atmung in den Körper gelangen.

Wie weit kann Strahlung in uns eindringen?

Kurzwelliges UV-Licht:
: wird bereits in der obersten Hautschicht (= Epidermis) zurückgehalten.

Das kürzeste von der Sonne auf der Erdoberfläche auftreffende UV-Licht:
: dringt tiefer als 0,1 mm in die Haut ein.

Sichtbares Licht:
: passiert die Haut fast ungehindert (1 bis 10 mm).

Kurzwellige Infrarot-Strahlung:
: ist für die Erwärmung tieferer Gewebeschichten verantwortlich.

Die häufig verwendeten Mikrowellen-Herde oder auch die Infrarot-Strahler, die vom Friseur zum Haartrocknen verwendet werden, arbeiten mit Wellenlängen im Bereich von 1 mm bis 1 m. Ihr Einfluß führt nur eine thermische Erwärmung herbei, Schädigungen konnten bislang nicht beobachtet werden.

An die Strahlung, die zu unserer „inneren Bestrahlung" beiträgt, denken wir meistens nicht. Dabei sind die Auswirkungen genauso schädlich, als wie es die von außen kommenden Einflüsse sein können. Radioaktive Stoffe aber können wir eben genauso einatmen oder mit der Nahrung aufnehmen. Wie stark wir diese Stoffe in uns anreichern, hängt ausschließlich von deren chemischen Eigenschaften ab. Zu diesem Thema hat sich sogar ein neuer Wissenschaftszweig gebildet. Die Radioökologie befaßt sich mit den Anreicherungswegen radioaktiver Stoffe in der Umwelt und der Nahrungskette.

Ein Anwachsen der Strahlung, die künstlich von Menschenhand produziert wird, hat die Gesetzgebung auf den Plan gerufen. Es werden maximale Werte angegeben, denen wir ausgesetzt werden können, ohne daß Schädigungen befürchtet werden müssen. Für Berufsgruppen, die stärker einer Strahlung ausgesetzt sind, gelten zusätzlich bestimmte Sicherheitsmaßnahmen. Im Augenblick beträgt die jährliche Belastung durch natürliche Strahlung im Durchschnitt:

Kosmische Strahlung	30 mrem (= tausendstel 1 rem)
Terrestrische Strahlung von außen	60 mrem
Strahlung durch im Körper aufgenommene radioaktive Stoffe (hauptsächlich Radium)	20 mrem
Gesamtbelastung	110 mrem

Dazu kommen noch etwa 55 mrem künstliche Bestrahlung, wovon 50 mrem auf die medizinische Diagnostik entfallen.

Durch Gesetz ist festgelegt, mit welchen Strahlungsdosen Menschen maximal belastet werden dürfen. Für durch ihren Beruf besonders einer Strahlung ausgesetzte Personen gelten fünf rem pro Jahr. Dieser Wert ist so bemessen, daß das Berufsrisiko durch Strahlung geringer ist als andere Berufsrisiken. Als Grenzwerte für die Anlieger der Umgebung kerntechnischer Anlagen gelten 20 mrem Ganzkörperdosis und 90 mrem Organdosis. Dabei sind die ungünstigsten Anreicherungswege für radioaktive Stoffe zu berücksichtigen. Die tatsächlichen Belastungen sollen daher unter ein mrem liegen.

Die englische Königin Elisabeth I. schränkt Steinkohleverbrauch durch strengen Erlaß ein

Zumindest noch vor einigen Jahrzehnten erschien den meisten von uns die Luft, die wir täglich einatmeten, als rein. Sicherlich, es war bekannt, daß einige Berufsgruppen wie Bergarbeiter, an vor ihrer Tätigkeit verursachten Krankheiten litten. Die Kumpels unter Tage wurden oft nicht älter als 40, 45 Jahre, da sie eine Staublunge (Silikose) hatten. Aber man dachte, daß sich diese Schädigungen allein auf spezielle Bevölkerungsgruppen beschränken würden. Niemals fühlten sich alle betroffen. Jetzt werden wir nahezu jeden Tag mit neuen Schreckensnachrichten konfrontiert und wir fragen uns, wie es so rasant bergab gehen konnte? Warum hat man sich nicht bereits in den fünfziger Jahren ernsthafte Gedanken gemacht, wohin unsere fortschreitende Industrialisierung und die zunehmende Zahl von Automobilen führen kann und wird.

Als letzte Warnung können wir das Waldsterben ansehen. Es ist fast unglaublich, daß gebietsweise bereits mehr als 50 Prozent aller Bäume vermutlich unrettbar erkrankt sind. Die restliche Hälfte unserer grünen Lunge soll nach Meinung einiger Wissenschaftler in ihren düsteren Prognosen in zehn bis fünfzehn Jahren ebenfalls krank sein. Dabei trifft uns diese Katastrophe längst nicht so unvermutet, als wir gerne glauben wollen.

Ein griechischer Geschichtsschreiber, der etwa zur Zeit Christi lebte, schildert, wie man in Spanien Erzröstereien auf Bergrücken anlegte, um die Rauchschäden am Wald der Umgebung in Grenzen zu halten. Nur 80 Jahre später berichtet der Römer Plinius der Ältere, daß in dem fraglichen Gebiet über weite Strecken jegliche Vegetation verschwunden ist, eine Tatsache, die er nicht auf das Abholzen alleine zurückführte. Im 17. Jahrhundert schränkt die englische Königin Elisabeth I. wegen der Luftverschmutzung und der Rauchschäden an der Vegetation den Steinkohleverbrauch durch einen strengen Erlaß ein.

Die ersten systematischen Forschungsergebnisse auf diesem Gebiet wurden Mitte des letzten Jahrhunderts veröffentlicht. Darin beschäftigte man sich mit „durch Rauch krank gewordenen Bäumen“ und Robert Anton Smith prägt 1872 in seinem Buch „Air and Rain“ (Luft und Regen) den Begriff des „sauren Regens“ . . . In Deutschland wurden ebenfalls Schädigungen des Waldes beobachtet. 1883 erschien ein Buch von dem Forscher Schröder und Reuß, einem Agrarchemiker und Förster, in dem sie zum ersten Male akute Rauchschäden und eine chronische Erkrankung des Waldes unterschieden ... 1918 stellte der Hofrat Professor Julius Stocklaß fest: „... aus allem geht hervor, daß der Schwefeldioxid-Gehalt der Rauchgase ungeheure Schäden in der Land- und Forstwirtschaft verursacht, weshalb es schon in vielen Gegenden höchste Zeit ist, entsprechende Maßnahmen zu ihrer Beseitigung zu treffen.“

Wer nicht hören kann, muß fühlen

Sollte dieses alte Sprichwort wahr werden? Haben wir wirklich nichts dazugelernt? Einige Katastrophen in den vergangenen Jahrzehnten scheinen das zu belegen. Was dem Baum schadet, das verkraften eben auch wir nicht, denn bei den Fällen akuter Luftverschmutzung kamen Menschen nicht zur zu Schaden, sondern auch um ihr Leben. Vier bekannte Unglücke haben sich in London, Los Angeles, in Belgien und in Donora (USA) ereignet.

Der Dezember 1930 brachte Belgien trübes Wetter, das ganze Land lag unter einer dichten Wolkendecke. Zusätzlich konzentrierten sich im Maastal die Industrieabgase bei einer Inversionslage. Da das Maastal sehr tief eingeschnitten ist und hier ein Schwerpunkt für Kokereien, Stahlwerke, Dampfkraftwerke und Metallfabriken war, verschlimmerte sich der Grad der Luftverschmutzung stündlich. Am dritten Tag nach Beginn der Inversion klagten zahlreiche Einwohner über Übelkeit mit starken Atembeschwerden. Sechzig Menschen starben. Auch der Viehbestand wurde stark dezimiert. Die Zahl der Todesfälle war damit fast elfmal so hoch als unter normalen Umständen zu gleicher Jahreszeit. Schuld an den Krankheiten war eine Reizung der Schleimhäute, besonders die der Atemwege. Die Patienten hatten Husten, Atemnot, Halsschmerzen und die Augen tränten. Einige hatten ein Druckgefühl auf der Brust und erbrachen sich. Wie es sich auch in anderen Fällen zeigen wird, starben vor allem ältere und gebrechliche Menschen, die bereits an Erkrankungen von Herz und Lunge litten. Diese Katastrophe verunsicherte die belgische Bevölkerung.

Es wurden Autopsien angeordnet. Sie ergaben keinerlei Hinweis auf Gifteinwirkungen außerhalb der Atemwege. Untersuchungen der Luftzusammensetzung zeigte eine starke Anreicherung von Schwefeldioxid (SO_2) und vermutlich auch von Fluor.

Ein weiterer Fall ereignete sich in Donora Ende Oktober 1948. Wieder war eine Inversionslage daran schuld, daß die Industrieabgase nicht verteilt und weggeführt werden konnten. Ein großes Gebiet im Nordosten der USA war von dieser Wetterlage betroffen, deren äußeres Erscheinungsbild sich durch trüben Nebel charakterisieren ließ. Vor allem die industrialisierten Gebiete waren besonders stark von Schadstoffkonzentrationen in Mitleidenschaft gezogen. Die kleine Stadt Donora liegt in einem schmalen Tal in der Nähe von Pittsburgh. Nach vier Tagen Inversion erkrankten zahlreiche Einwohner und klagten über ähnliche Beschwerden, wie dies die Betroffenen im Maastal 18 Jahre vorher getan hatten. Wieder lag die Sterblichkeitsrate erheblich höher als normal, diesmal um den Faktor 8,5. Statistische Auswertungen ergaben, daß knapp die Hälfte der Einwohner erkrankt war. Es konnte jeden treffen, egal welches Geschlecht, welchen Beruf man hatte oder wie lange man bereits in Donora lebte. Die Verursacher der Luftverschmutzung konnten nicht genau ermittelt werden. In der Hauptsache war das Schwefeldioxid der schädliche Stoff.

Halsschmerzen, Atembeschwerden, Erbrechen und 4000 Tote

Der dritte Tatort für eine gefährliche Luftverschmutzung war London im Jahr 1952. Es war nicht das erste Mal, daß in der Hauptstadt Englands Menschen an einer akuten Luftverschmutzung starben, aber man hatte es bislang nicht in dieser Richtung interpretiert. Seit langem wußte man, daß sich die Todesfälle in den Wintermonaten stark häufen. Aber meist waren davon ältere und bereits kranke Menschen betroffen. So kam man nicht auf den Gedanken, daß es anderweitige Ursachen für eine erhöhte Morbiditätsrate geben könnte. Damals herrschte in vielen Teilen Englands eine Inversionslage.

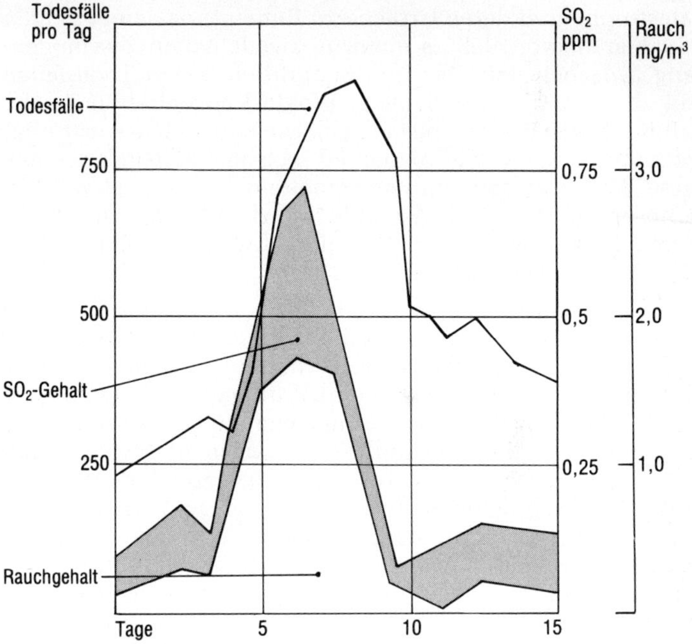

Die Todesrate der Bevölkerung in Abhängigkeit vom Rauch- und SO_2-Gehalt der Luft von London während der „Smogkatastrophe" im Dezember 1952
(modifiziert nach Bättig)

Besonders stark betroffen war London. Bereits einen halben Tag, nachdem sich starker Nebel über die Stadt gelegt hatte, klagten eine große Zahl der Londoner über Halsschmerzen, Atembeschwerden und Erbrechen. Besonders schlimm traf es wieder die bereits Kranken. Patienten mit Bronchitis und Asthma litten gesteigert an den Folgen der ungünstigen Wetterlage. Diesmal zeigten sich Unterschiede nicht nur beim

Alter, sondern es waren auch Männer stärker betroffen als Frauen. Die Sterblichkeitsrate erhöhte sich. In diesen und den darauffolgenden Wochen starben 4000 Menschen mehr als sonst. Erstmals ermittelte in London eine Kommission, um die Katastrophe und deren Ursache zu finden. Aus den Berichten geht klar hervor, daß es einen unzweifelhaften Zusammenhang zwischen den überdurchschnittlich hohen Todesfällen und der Rauch- und Schwefeldioxid-Konzentration in der Luft der britischen Hauptstadt gab. Die Rauchmenge war fünfmal und der Schwefeldioxidanteil sechsmal höher als normal. Diese Werte können von uns gerade noch verkraftet werden, wenn wir gesund sind. Wer aber an Erkrankungen der Atemwege oder an Herz- und Kreislaufbeschwerden leidet, für den können sie tödlich sein.

Nach diesem Zwischenfall in London wurden nachträglich mehrere solcher Katastrophen mit Hilfe von Statistiken aufgedeckt. Ähnliche Ursachen hatten erhöhte Sterbeziffern in New York im November 1953 und eine Asthma-Welle, die in New Orleans 1955 auftrat. Eine weltumspannende Luftverschmutzung mit ernsthaften Gesundheitsstörungen erlebten wir erstmals vom 27. November bis zum 10. Dezember 1962. Es begann in Washington, dann wurden aus New York, Philadelphia, Cincinnati, Rotterdam, Hamburg und im Ruhrgebiet erhöhte Schwefeldioxid-Gehalte und erhöhte Sterblichkeitsraten bei besonders gefährdeten Personengruppen gemeldet. Ebenfalls sehr hoch war die Luftverunreinigung in Frankfurt, Paris, Prag und Osaka.

Die Luftverschmutzung wird definiert

Es ist bereits soviel über Luftverschmutzung gesagt worden, aber was ist Luftverschmutzung überhaupt. Gibt es die absolut „reine Luft“ in der Natur? – Nein, die absolut reine Luft existiert nicht und wir sind nicht die ersten, die sie verschmutzen. Vulkanausbrüche wirbeln riesige Mengen von Staub, Asche und schwefelhaltigen Gasen in die Atmospähre, Verwesungs- und Verwitterungsprozesse setzen Kohlendioxid, Ammoniak und Kohlenwasserstoffe frei und bei Waldbränden bilden sich auch Kohlenmonoxid, Kohlendioxid und zahlreiche organische Verbindungen. Aber der Teil, den wir zur Luftverschmutzung beitragen, ist so gravierend, daß er nicht nur unsere Gesundheit, sondern das ökologische Gleichgewicht auf der ganzen Erde in Frage stellt. Dennoch muß einmal klar gestellt werden, an welchem Punkt, bei welcher Konzentration, von welchen Stoffen die Luftverschmutzung beginnt. Für eine gemeinsame Diskussionsgrundlage hat man sich deshalb national und international auf eine Definition des Begriffes Luftverunreinigung geeinigt. Laut der Weltgesundheitsorganisation (WHO) versteht man darunter:

> „Luftverunreinigung liegt vor, wenn sich ein luftverunreinigender Stoff oder mehrere luftverunreinigende Stoffe oder Gemische dieser Stoffe in solchen Mengen und solange in der Außenluft befinden, daß sie für Menschen, Tiere, Pflanzen oder Eigentum schädlich sind, zur Schädigung beitragen oder das Wohlbefinden oder die Besitzübung stören können."

Der Bundesminister für Gesundheitswesen hat in der Technischen Anleitung der Luft (TAL) festgelegt:

> „Luftverunreinigende Stoffe im Sinne dieser Anleitung sind feste, flüssige und gasförmige Stoffe, die die natürliche Zusammensetzung der Atmosphäre ändern."

Unter dem geläufigen Begriff Emissionen versteht man luftverunreinigende Stoffe, die beim Verlassen der Anlage in die Atmosphäre gelangen. Emissionen werden angegeben in mg/m^3 Rauchgas, Abgas, Abdampf oder Abluft (als Konzentrationsmaß) und in kg/h oder g/h als zeitliche Emissionsmenge.

Immissionen sind dagegen luftverunreinigende Stoffe, die in der Nähe der Einwirkstelle, das heißt in der Regel etwa eineinhalb Meter über dem Erdboden oder der oberen Begrenzung der Vegetation oder in einem Abstand von 1,5 m von der Oberfläche eines Bauwerkes auftreten. Es sind also die Einwirkungen von Luftverschmutzungen, Geräuschen, Erschütterungen, Strahlen, Wärme und anderem auf Menschen, Tiere, Pflanzen und Sachgüter. Meßgrößen sind die Konzentration des Schadstoffes in der Luft und bei Staub zusätzlich die Menge, die sich auf einer bestimmten Fläche pro Tag niederschlägt.

Darüber hinaus hat man zusätzlich zwei Begriffe geprägt. Die MAK- und die MIK-Werte. Die MAK-Werte-Liste gibt die Maximale-Arbeitsplatz-Konzentration von bestimmten Stoffen an. Es handelt sich dabei um eine von der „Senatskommission zur Prüfung gesundheitsschädlicher Arbeitsstoffe" der Deutschen Forschungsgemeinschaft (DFG) jährlich aktualisierte Liste. Sie gibt diejenige Menge eines gas-, dampf- oder staubförmigen Arbeitsstoffes in der Luft des Arbeitsplatzes an, die nach heutigem Wissen auch bei längerfristiger, zumeist achtstündiger Einwirkung und einer Wochenarbeitszeit von höchstens 45 Stunden, im allgemeinen die Gesundheit des Beschäftigten nicht beeinträchtigt.

Die MIK-Werte geben die von der VDI-(Verein Deutscher Ingenieure)-Kommission „Reinhaltung der Luft" erarbeitete „Maximale Immissions-Konzentration" an, die nach den derzeitigen Erfahrungen in einem bestimmten Zeitraum und Häufigkeit für Mensch, Tier und Pflanzen unbedenklich sein sollen.

Wir sehen, die Luftverschmutzung hat vielleicht noch nicht in dem Bewußtsein unser aller, dafür aber bereits in die Bürokratie Eingang gefunden.

Patient Luft

Unsere Luft ist schwer erkrankt, die Symptome sind ernst und die Ursachen bekannt. Wir alle machen sie krank: Kraftwerke und Fernheizwerke, die Industrie, unser Kaminschlot auf dem Eigenheim und nicht zuletzt unsere Autos. Der Wohlstand, den rauchende Schornsteine in den vergangenen Jahrzehnten symbolisierten, wendet sich gegen uns.

Es ist auch ziemlich starker „Tobak" was wir unserer Atmosphäre alles zumuten. Der gesamte Energieverbrauch hat sich seit 1950 etwa verdreifacht, wobei sich allein der Mineralöl-

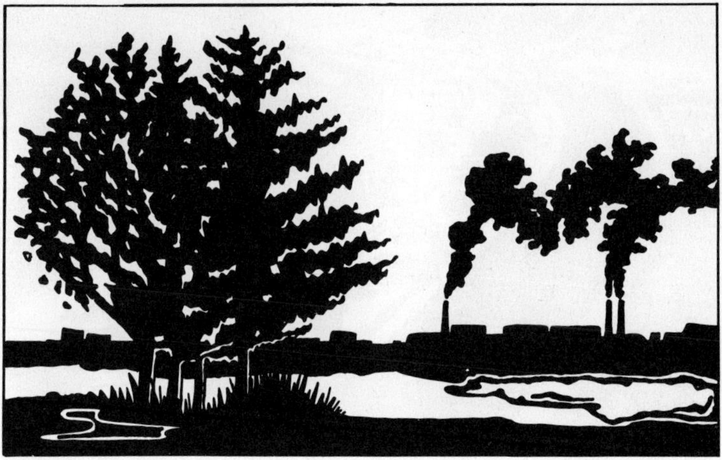

Großverbraucher

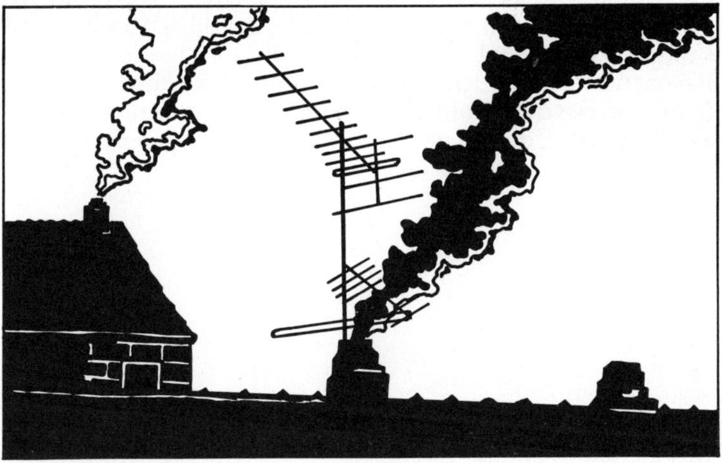

Kleinverbraucher

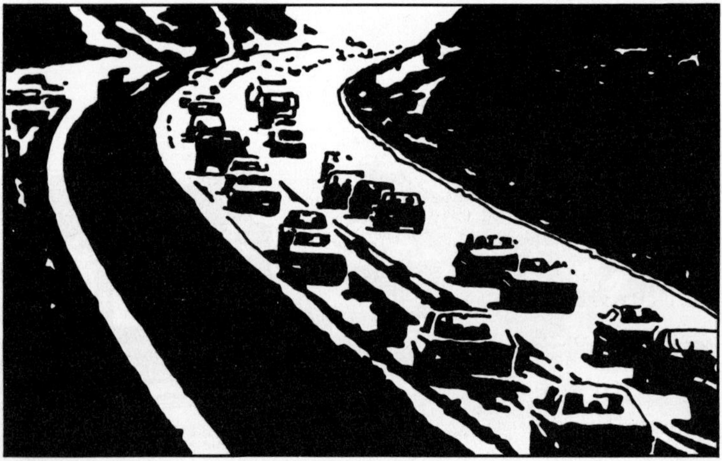

Verkehr

verbrauch bis zur „Ölkrise“ 1974 fast verdreißigfachte. Auch die Kraftfahrzeuge haben sich beinahe lawinenartig vermehrt. 1950 waren es rund 1 Million Autos, 1981 über 25 Millionen Kraftfahrzeuge. Und alles, wirklich alles, entlassen oder entließen wir leichten Herzens in die Luft: das Schwefeldioxid, Staub, Stickoxide, Kohlenmonoxid, die organischen, giftigen Verbindungen, die bei unvollständigen Brennprozessen übrigbleiben, Blei und vieles andere.

Übersicht über Jahresemissionen (Werte gerundet)

Staub	1966		1970		1974		1978	
Emittentengruppe	kt	%	kt	%	kt	%	kt	%
Kraftwerke, Fernheizwerke	460	26	290	22	190	20	170	24
Industrie	1070	59	770	60	590	63	460	64
Haushalte, Kleinverbraucher	250	14	210	16	130	14	60	8
Verkehr	24	1	29	2	30	3	30	4
Gesamtemission	1800		1300		950		720	

Schwefeldioxid	1966		1970		1974		1978	
Emittentengruppe	kt	%	kt	%	kt	%	kt	%
Kraftwerke, Fernheizwerke	1460	42	1840	47	1940	51,5	2000	56
Industrie	1410	40	1380	35	1190	32	990	28
Haushalte, Kleinverbraucher	560	16	630	16	520	14	450	13
Verkehr	80	2	85	2	95	2,5	100	3
Gesamtemission	3500		3950		3750		3550	

Stickoxide (als NO_2)	1966		1970		1974		1978	
Emittentengruppe	kt	%	kt	%	kt	%	kt	%
Kraftwerke, Fernheizwerke	650	32	820	33	920	34	940	31
Industrie	660	32	690	29	660	24	580	19
Haushalte, Kleinverbraucher	100	5	130	5	140	5	140	5
Verkehr	640	31	820	33	990	37	1340	45
Gesamtemission	2050		2450		2700		3000	

Kohlenmonoxid	1966		1970		1974		1978	
Emittentengruppe	kt	%	kt	%	kt	%	kt	%
Kraftwerke, Fernheizwerke	20	0,2	30	0,2	30	0,3	30	0,3
Industrie	1700	13,8	1780	13,8	1870	16,7	1360	14,7
Haushalte, Kleinverbraucher	6500	52	5400	41	3100	27	1700	18
Verkehr	4300	34	5800	45	6300	56	6200	67
Gesamtemission	12500		13000		11300		9300	

Organische Verbindungen	1966		1970		1974		1978	
Emittentengruppe	kt	%	kt	%	kt	%	kt	%
Kraftwerke, Fernheizwerke	6	0,5	8	0,5	9	0,5	9	0,5
Industrie	350	25	450	26,5	480	27	470	27
Haushalte, Kleinverbraucher	640	46	720	42	710	40	630	35,5
Verkehr	400	28,5	530	31	570	32,5	650	37
Gesamtemission	1400		1700		1800		1750	

Die giftige Rache

Die Rache dafür ist nicht süß, sondern giftig. Praktisch alle Stoffe, die wir der Luft zuführen, als ob sie ein riesiger Mülleimer wäre, bekommen wir postwendend wieder zurück. Wir müssen sie einatmen, die großzügig verteilten Schadstoffe sammeln sich auf unserem Gemüse und Obst und anderen Lebensmitteln an. Wir erkranken sehr viel häufiger an Lungenkrebs und an Bronchitis, unsere Kinder leiden an Pseudokrupp, Berufskrankheiten wie Silikose oder Asbestose werden allein durch eingeatmete Schadpartikel verursacht.

Dabei ist die „Rache" ungerecht, denn sie trifft alle, Verursacher wie Unschuldige. Grundsätzlich gibt es dabei drei Bereiche, in denen wir der Luftverunreinigung begegnen:

- Unsere Kraftfahrzeuge, die Heizwerke und viele Fabriken gehören zu den Hauptemittenten. Die Schadstoffe, die sie in die Luft blasen, gehören uns allen. Der Autofahrer atmet sie genauso ein, wie ein Kleinkind, das im Kinderwagen zum Einkaufen mitgenommen wird. Der Industriemanager kriegt ebenso seinen Anteil ab wie ein Rentner . . . Dieser umfassenden Umweltverschmutzung stehen wir als einzelne ohnmächtig gegenüber. Hier ist der Staat als Gesetzgeber gefordert. Nur eine schnelle und eindeutige Gesetzgebung, der auch Maßnahmen folgen, können uns helfen.

- Am Arbeitsplatz begegnen viel Berufstätige unter uns einer großen Auswahl von Schadstoffen. Besonders diejenigen, die in der chemischen Industrie beschäftigt sind: polyzyklische Wasserstoffe, Giftstoffe in Lösungsmitteln und Farben oder die Vielzahl von Stäuben . . . Die Palette ist ebenso groß wie das „Angebot" der verschiedensten Krebsarten, die uns krank machen. Vor allem Lungenkrebs, Bronchitis und bestimmte Allergien führen die Liste der Berufskrankheiten an.

  Sich hier zu schützen, fällt nicht leicht. Aber man sollte nicht resignieren. Es ist wichtig, daß sich die Arbeitnehmer

– zusammen mit den Gewerkschaften – darum kümmern, daß die maximalen Richtwerte für gewisse, anerkannte kanzerogene Stoffe nicht überschritten werden. Wer mit krebserregenden Substanzen wie Asbest und bestimmten Chemikalien in Berührung kommt, muß unbedingt die Arbeitsschutzmaßnahmen befolgen. Das Tragen einer Atemschutzmaske, so lästig es sein mag, ist ebenso unerläßlich wie das Wechseln der Arbeitskleidung, bevor man sich auf dem Heimweg macht. Wer beispielsweise mit Asbest, um einmal bei diesem Stoff zu bleiben, zu tun hat, und in seiner „verseuchten" Arbeitskleidung nach Hause fährt, gefährdet seine Familie unnötig.

Darüber hinaus kann man sein persönliches Krankheitsrisiko leicht erhöhen, wenn man auf den „Glimmstengel" nicht verzichtet. Viele chemische, kanzerogene Substanzen können ihr teuflisches Werk oft erst richtig beginnen, wenn sie durch die Schadstoffe im Tabak unterstützt werden. Das gilt übrigens nicht nur für das Lungenkrebsrisiko: In England wurde eine Gruppe von 34440 Personen 20 Jahre lang beobachtet. 10072 sind während der Versuchszeit gestorben, davon an Lungenkrebs 441 bei den Rauchern und 10 bei den Nichtrauchern. Anderen Organkrebsen erlagen 1318 Raucher, aber nur 195 Nichtraucher.

– Der dritte Bereich, in dem wir der Luftverschmutzung begegnen, ist das eigene Heim, das oft längst nicht so traut ist, wie man glaubt. Gegen den blauen Dunst ist gerade erst „gewettert" worden und man kann es wahrscheinlich nicht oft genug wiederholen: das Aktivrauchen ist gefährlich – Passivrauchen auch. Bei Kindern in Raucherhaushalten treten wesentlich häufiger Erkrankungen der Atmungsorgane auf. Weitere Schadstoffe „duften" uns von Farbanstrichen, Holzverkleidungen, Pflegemitteln, Klebern und Baustoffen entgegen. Die Auswahl ist reichlich. Doch im privaten Bereich bleibt uns zumindest die Möglichkeit erhalten, einen Großteil der Gifte zu umgehen, wenn wir uns umweltbewußt und „heimgerecht" verhalten.

Der „Retter Wald" funkt SOS

Bereits vor Jahrhunderten, als das Wort Luftverschmutzung in keiner Sprache dieser Welt geläufig war, wußten die Wälder von diesem Übel. Sie wußten aber nicht nur davon, sie kämpfen seitdem dagegen an. Lange Zeit konnte der Wald unsere Umweltsünden einigermaßen in Schach halten. Doch jetzt ist unser „Retter" selbst erkrankt und braucht dringend Hilfe: Seine Filterwirkung, mit der er schädliche Bestandteile der Luft ausschalten kann, ist dem Wald zum Verhängnis geworden, denn bei zu hohen Konzentrationen wird er selbst stark geschädigt und kann sogar absterben.

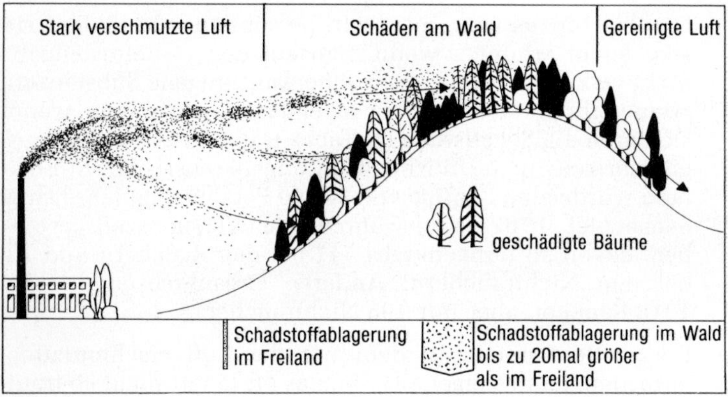

Die Schadstoffe wirken dabei in gasförmiger, flüssiger oder fester Form an Nadeln und Blätter, Rinde und Wurzeln. Die Vitalität der Bäume wird dadurch gemindert und ihre Anfälligkeit gegen andere Belastungen erhöht. Einzelne Bäume und ganze Waldteile können absterben.

Darüber hinaus warnt uns das Aussterben von zahlreichen Tier- und Pflanzengruppen, daß eines „schönen" Tages wir Menschen die nächsten sind, denen nicht mehr geholfen werden kann, weil die Natur nicht mehr ausgleichend wirkt. Unterstützen und retten wir jetzt die Natur, tun wir uns selbst den allergrößten Gefallen.

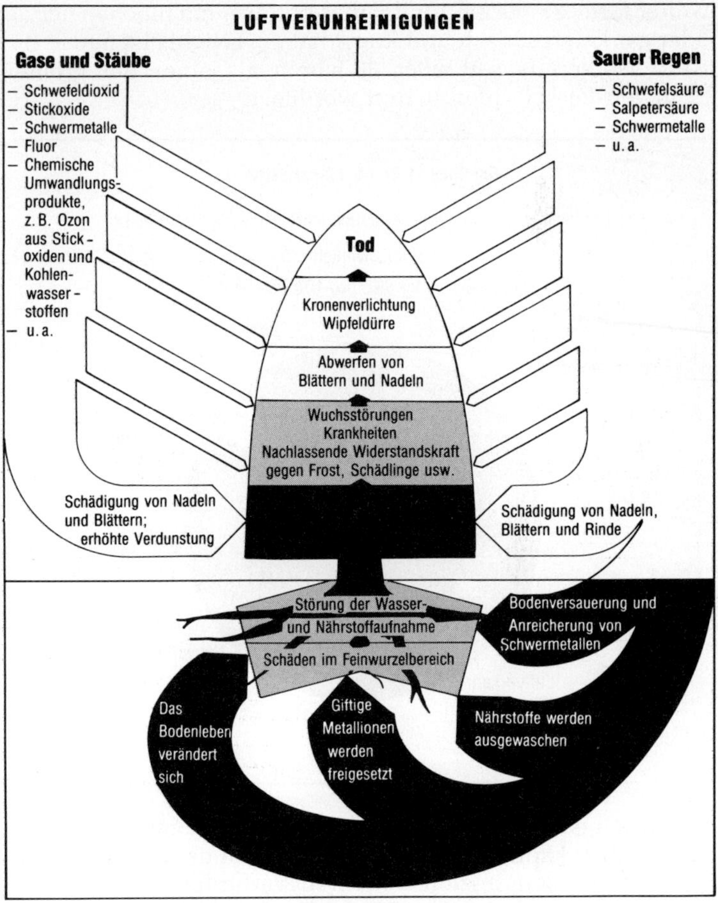

„Da ist erstens der Fluch mit besagtem Geruch, weil die Welt jetzt voll Rauch und Gestank ist . . .“

heißt es in einem Gedicht der Zeitschrift „Jugend. Münchner Illustrierte Wochenschrift für Kunst und Leben“ aus dem Jahr 1899, das an die Autofahrer adressiert ist. Der Verfasser fährt weiter fort: „. . . Es empfindet dies bös, wer ein bißchen nervös oder gar katarrhalisch und krank ist! . . .“ Nichts ist neu – das Auto ist bereits seit über 80 Jahren als eines der größten „Umwelt-Ferkel“ identifiziert worden.

Omnibus fährt am sparsamsten

Spezifischer Primärenergieverbrauch einzelner Verkehrsmittel 1)

Personenverkehr

gemessen in kg SKE pro 100 Pers.-km

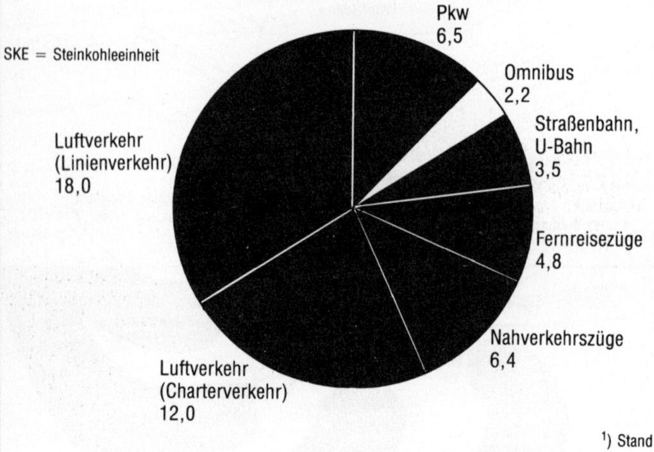

1) Stand 1974.

Eigentlich ist es kaum zu glauben, was kann denn schon so ein kleiner Pkw kaputt machen? Aber die Zahl der Kraftfahrzeuge hat sich in den letzten 30 Jahren verfünfundzwanzigfacht. Gemeinsam sind sie eine Gefahr für unsere Umwelt. Es gibt kaum einen Schadstoff, bei dem das Automobil als Erzeuger nicht seine Nase ganz vorne hat:

Der größte Umweltverschmutzer unter allen Verkehrsmitteln kann pro Stunde etwa 100 000 l Abgase in die Luft pusten. Sie enthalten unter anderem Kohlenmonoxid, unvollständig verbrannte Kohlenwasserstoffe, Stickoxide, Ruß, Blei und Schwefeldioxid. Letzteres verbindet sich mit der Feuchtigkeit der Luft und bildet Schwefelsäure, dem wesentlichen Bestandteil des sauren Regens. Beim Kohlenmonoxid beispielsweise hat das Auto als Luftverschmutzer einen höheren Anteil als die Industrie. Gleichzeitig ist es ein sehr teures Beförderungsmittel, das nach dem Energieverbrauch pro transportierte Person gleich hinter dem Flugzeug rangiert.

Bei den Stickoxiden stammen etwa ein Drittel aus den Auspuffanlagen der Automobile und die Hälfte des Schwermetalles Blei ebenfalls.

Diese Zahlen kann man sich nicht nur in Prozenten, sondern auch in Tonnen vorstellen:

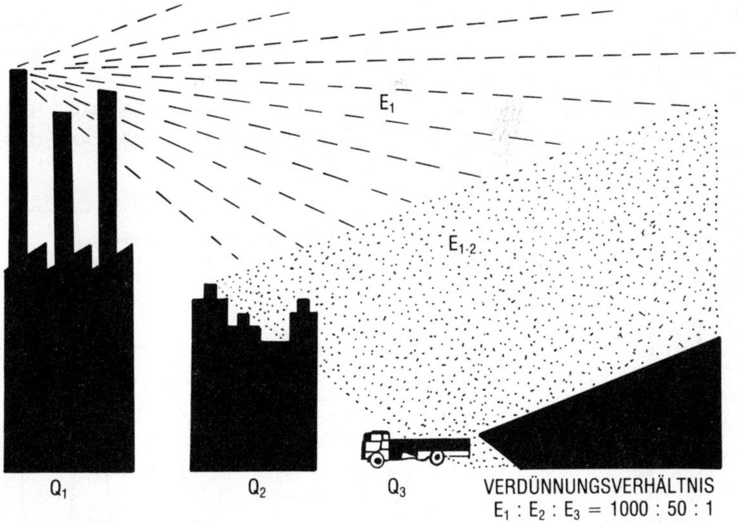

Q_1 = INDUSTRIE
Q_2 = HAUSBRAND, KLEINE + MITTLERE GEWERBEBETRIEBE
Q_3 = KFZ
E = EMISSION

WAGNER
HUMANÖKOL. 76/77

Verbreitung von Schadstoffen in der Umwelt

1980 bescherten uns die Autos in der Bundesrepublik:

7300000 t Kohlenmonoxid	3000 t Blei
740000 t Stickoxide	800000 t Kohlenwasserstoffe.
60000 t Schwefeldioxid	

(Zahlen des Bundesministerium des Inneren)

Dabei ist besonders verhängnisvoll, daß beim Auto die Abgase nicht so schnell verdünnt werden, wie dies mit einem hohen Fabrikschornstein möglich ist (was allerdings keine globale Lösung des Problems Luftverunreinigung ist). Die Folge ist, daß über 90% der Schadstoffe, denen wir in der Luft unserer Großstädte begegnen, allein von unserem „fahrbaren Untersatz" stammen. In Stoßzeiten passiert es dann leicht, daß die als Höchstwerte angesehenen Konzentrationen überschritten werden.

Dabei bekommen Kinder, die sich an Straßen aufhalten, am allermeisten ab. Für die Kleinen „puffen" die Autos ihre Abgase gleich in Nasenhöhe ab. Außerdem nehmen sie in erhöhtem Maße Gift auf, da sie an der Straße spielen und mit dem Staub in Berührung kommen, an dem sich vor allem das Blei ablagert.

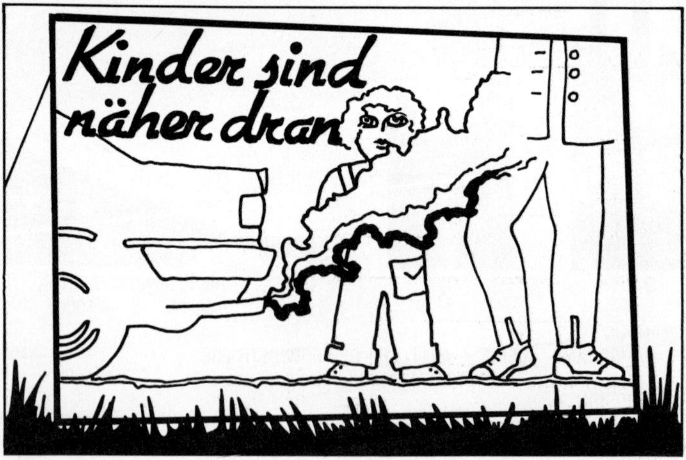

Unser Lieblingsspielzeug Auto

Seit den Gründerzeiten des Automobilismus ist das Auto für uns nicht allein ein Nutzgegenstand. Für viele von uns ist es eher so etwas wie ein Steckenpferd mit vielen PS. Etwa 50% aller Fahrten dienen nicht dem Ernst des Lebens, etwa dem

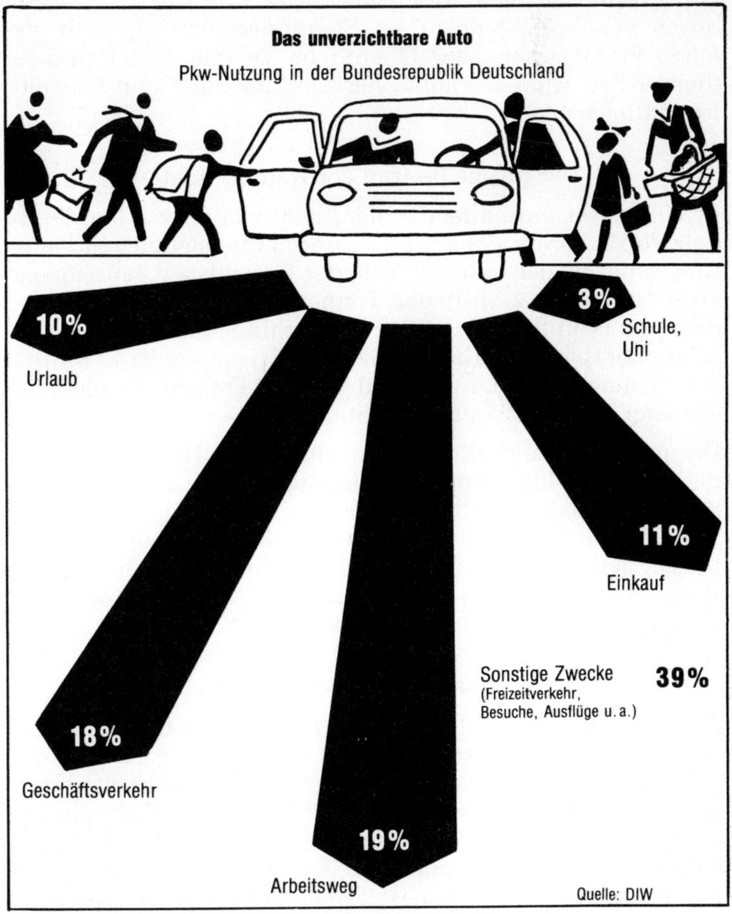

Arbeitsweg, sondern dem Vergnügen. Dazu gehören Besuche, Ausflüge, Fahrten zur Freizeitgestaltung und in den Urlaub.

So unverzichtbar ist unser Wagen nicht, wie wir immer glauben wollen. Hier sind zum Wohle aller sicher Einschränkungen möglich. Wer hätte beispielsweise gedacht, daß an einem verkaufsoffenen Samstag drei von vier Autos allein deshalb durch verstopfte Straßen im Stadtinnern kurven, weil sie einen Parkplatz suchen? Öffentliche Verkehrsmittel sind in diesem Fall wohl schneller, nervenschonender und umweltfreundlicher.

Der luftige Beitrag der Kaminschlote

Die Industrie, einschließlich der Elektrizitätswerke und Fernheizwerke, verursacht vor allem durch ihre stationären Feuerungsanlagen den größten Teil der Gesamtstaubemissionen. 1974 waren es 1,2 Millionen Tonnen. Die Industrie ist außerdem der Hauptemittent von Fluorverbindungen, von organischen Dämpfen und Gasen. 1975 hatte sie mit etwa 13 Millionen Tonnen den Löwenanteil von 77 Prozent in die Luft gepustet und 60 Prozent aller Stickoxide.

Die privaten Haushalte belasten durch das Heizen ebenfalls die Umwelt. Ihr besonderer Beitrag bei der Emission von Kohlenmonoxid liegt bei 4 Millionen Tonnen pro Jahr. Durch Spraydosen im Haushalt, etwa für Kosmetik und Körperpflege, gelangen ca. 50000 Tonnen Fluorchlorkohlenwasserstoffe pro Jahr (Wert von 1975) in die Atmosphäre, was den Ozongürtel der Erde nachhaltig beeinflußt.

„Smoke" + „fog" = „Smog"

Bei Windstille und Überschiebung der kalten Bodenluft mit wärmerer Höhenluft kommt es zur Inversionslage. Die in die Luft abgegebenen Schadstoffe können nicht mehr verdünnt werden und konzentrieren sich stündlich. Diese Dunstglocke, die sich bildet, wird Smog genannt. Das ist ein englisches Kunstwort, das aus „smoke" für Rauch und „fog" für Nebel zusammengesetzt worden ist. Diese Dunstglocken über Ballungsgebieten vermindern die Sonneneinstrahlung und führen zu häufigeren Nebelbildungen und Niederschlägen. Sie können die Lufttemperatur verändern und so eine Änderung des örtlichen Klimas herbeiführen. Die Intensität des Tageslichtes kann durch die Dunstglocke um mehr als 20 Prozent verringert werden.

Der Winter-Smog von London ist bereits seit 1952 bekannt. Wie bereits beschrieben, starben 4000 Menschen an den Folgen der starken Inversionswetterlage, die die Schadstoffe in der Stadt festhielt. Bei schwererkrankten Patienten waren die Symptome Atemnot, Blausucht, Fieber, Rasselgeräusche beim Atmen und Bronchospasmus. Die Konzentration von Schwefeldioxid war mit 0,7 ppm (parts per million) etwa sechsmal so hoch als in normalen Zeiten. Die Rauchkonzentrationen lagen fünfmal so hoch. Zur damaligen Zeit hatte man noch angenommen, daß diese Werte medizinisch unbedenklich seien. Durch eine radikale Änderung der Heiztechnik und Verwendung raucharmer Brennstoffe konnte in London in den letzten Jahren die Sonnenscheindauer im Winter um 70% gesteigert werden.

Die kalifornische Stadt Los Angeles hat es mit ihrem „Los-Angeles-Smog" zu einer traurigen Berühmtheit gebracht. Dachte man bis in die vierziger Jahre hinein, daß allein Rauch und Schwefeldioxid für eine Luftverunreinigung und alle seine negativen Folgen in Frage kommen, mußte man im Falle Los Angeles umdenken. Man hat dort zwar einen extrem niedrigen Verbrauch an Kohle, dafür einen sehr hohen Erdölkonsum, für den an erster Stelle die Autos verantwortlich sind. Mehr als 10000 t Kohlenmonoxid werden täglich alleine von ihnen produziert und in die Luft abgegeben. Da das Benzin aber unvollständig verbrannt wird, reichert sich die Luft zusätzlich mit Kohlenwasserstoffen (= Olefine und Aldwhyde ...) und nitrosen (= stickstoffreichen) Gasen an. Ein meteorologischer „Deckel" verhindert den vertikalen Luftaustausch. Das sind die „idealen" Voraussetzungen für den photochemischen (Sommer)-Smog. In dem abgeschlossenen Luftraum werden die vielfältigen Schadstoffe durch das Sonnenlicht verändert. Die reaktionsfreudigen Verbindungen werden zu Ozon und organischen Peroxiden wie das PAN (Peroxyacetylnitrat) umgewandelt. In der weiteren Folge entstehen Salpetersäure, Schwefelsäure. In der zweiten Phase der Photosmogbildung reagiert das neu entstandene Ozon mit den noch vorhandenen Schadstoffen zu neuen, sehr viel aggressiveren Substanzen.

Die medizinische Auswirkung des photochemischen Smogs ist mehr als bedenklich. Zwar konnten bis heute noch keine direkten Todesfälle nachgewiesen werden, wie beim London-Smog. Sicher ist jedoch, daß vor allem Lungenkrankheiten, besonders Bronchitis, durch den „Los-Angeles-Smog" verursacht und verstärkt werden. Außerdem ist eine Zunahme von allergischen Erkrankungen wie Heuschnupfen registriert worden. In seinem harmlosesten Fall ruft der Smog starke Augenreizungen, Kopf- und Halsschmerzen hervor.

Unterschiede des Smog von Los Angeles und London

(K. Garber)

Kennzeichen	Los Angeles	London
Temperatur:	25° bis 35°	−3° bis +5° C
Relative Luftfeuchtigkeit:	kleiner als 70 %	größer als 80 %
Häufiges Auftreten:	Juli–Oktober	November–Januar
Tageszeit:	mittags	morgens und abends
Komponenten:	Ozon, Stickstoffoxide. Kohlenmonoxid, Kohlenwasserstoffe	Schwefeldioxid, Ruß, Kohlenmonoxid
Reizwirkung bei Menschen auf:	Bindehaut	Atemorgane

Schwere Schädigungen verursacht der photochemische Smog auch bei organischen Substanzen und Materialien wie Gummi, Leder, Farbanstrichen und Textilien. Das Brüchigwerden der Autoreifen in Los Angeles war übrigens einer der ersten Schäden, die als Folge des Smogs registriert wurden. Besonders schlimm sind die Auswirkungen auf die Pflanzen. Bereits bei Konzentrationen von wenigen Millionstel Prozent einer Oxidantien und chemischer Radikale werden die Pflanzen in ihrer Wasseraufnahme und Photosynthese stark behindert. Man erkennt schnell die charakteristischen Flecken auf Tabak, Spinat, Tomaten oder Salat. Die Ernteschäden bei Weintrauben und Citrusfrüchten sind eine Folge. Die Weinernte wird bei versmogter Luft etwa um 60 % verringert. Eine Schätzung für die gesamte USA für das Jahr 1965 ergab einen durch photochemischen Smog verursachten Gesamtschaden von rund 500 Millionen Dollar.

Der Los-Angeles-Smog ist allerdings kein kalifornisches Phänomen. Photochemischer Smog wurde in den letzten Jahren auch in den Ballungsräumen der Ostküste der Vereinigten Staaten, in Südamerika, in Japan und auch in Europa festgestellt.

Stufe 3: Hohe Gesundheitsgefahr, katastrophenähnlicher Zustand!

Im Januar 1985 wurde erstmals in der Bundesrepublik im Ruhrgebiet Smogalarm Stufe 3 gegeben. Wie ernst ist eine solche Situation, was ist zu tun? – Wenn die Schadstoffe die gesetzlich festgelegten Konzentrationen übersteigen, regelt ein Dreistufenplan, wie vorzugehen ist:

- Stufe 1:
  In der Phase einer verschärften Vorwarnung sind alle aufgefordert: Vermeiden Sie weitere Luftverunreinigungen!
- Stufe 2:
  Fahrverbot für Kraftfahrzeuge in der Zeit von 6 bis 10 Uhr und von 15 bis 20 Uhr. Bestimmte Anlagen dürfen nur noch schwefelarme Brennstoffe benutzen.
- Stufe 3:
  Ganztägiges Fahrverbot für Kraftfahrzeuge. Industrieanlagen werden bis auf bestimmte Ausnahmen stillgelegt.

Dabei gelten entsprechend den drei Stufen folgende Schadstoffkonzentrationen und mögliche Schädigungen für uns:

- Stufe 1:
  Schwefeldioxid 0,8 mg/m^2 oder Kohlenmonoxid 30,0 mg/m^3.

Vorwarnung, man sollte mit erhöhter Aufmerksamkeit die Rundfunknachrichten verfolgen.

- Stufe 2:
  Schwefeldioxid 1,6 mg/m³ oder Kohlenmonoxid 60 mg/m³. Es ist mit Gefahren für die Gesundheit zu rechnen.
- Stufe 3:
  Schwefeldioxid 2,4 mg/m³ oder Kohlenmonoxid 90 mg/m³. Hohe Gesundheitsgefahren, katastrophenähnlicher Zustand.

(Wenn beide Schadstoffe gleichzeitg auftreten, vermindern sich die Schadstoffgrenzen.)

Unreine Luft = Pseudo-Krupp = Tod von Kindern

Mit solchen und ähnlichen Schlagzeilen wurde in den letzten Monaten den Eltern nicht nur ein gewaltiger Schrecken eingejagt, wir sind außerdem zutiefst verunsichert. Was läßt unsere Kinder so plötzlich erkranken und in jährlich etwa 1000 Fällen in der Bundesrepublik sterben, wie manche Schätzungen besagen? Können wir nichts tun?

Der Schuldige für den Pseudo-Krupp wurde bereits identifiziert, wenngleich noch nicht dingfest gemacht und das wird vermutlich auch noch eine ganze Weile so bleiben. Das Schwefeldioxid ist der Missetäter. Dieses „Abfallprodukt" entsteht bei der Verbrennung von fossilen Rohstoffen. Sie enthalten auf Grund ihrer organischen Herkunft Schwefel, ein farbloses, giftiges Gas, das in höheren Konzentrationen einen stechenden Geruch hat. Es gehört zu den ersten luftverunreinigenden Stoffen, die uns bekannt sind. Der saure Regen, der unseren Wäldern so hart zusetzt, der in Skandinavien ganze Seen von ihren Fischen entvölkert hat, ist eine der Folgen der Schwefeldioxidanreicherung in unserer Luft. Das Regenwasser, das einen pH-Wert von 5 bis 6,5 haben sollte, hat im Mittel einer pH-Wert von 4,0 bis 4,6 (der pH-Wert gibt die „Säurestärke" an). Diese etwa zehn bis zwanzigfache Säuremenge gegenüber natürlichen Säureverhältnissen knabbert seit

Beginn der Industrialisierung erfolgreich an unseren historischen Bauten wie dem Kölner Dom.

Die Gefährlichkeit des Schwefeldioxids für uns Menschen beruht auf:

- Das Schwefeldioxid agiert als eine Art Wegbereiter für andere Schadstoffe.
- Es dringt in unsere Atemwege ein und schädigt die kleinen Flimmerhärchen der Bronchialschleimhaut.
- Die Flimmerhärchen können ihrer Aufgabe, eingedrungene Staub- und Aerosolpartikel aus den Bronchien wieder herauszubefördern, nicht mehr nachkommen.
- Durch die Wirkung von Schwefeldioxid erst bleiben also eingeatmete Staub- und Rußpartikel in der Lunge hängen.
- Zahlreiche Krankheiten, wie Lungenkrebs und Bronchitis, sind die Folge.

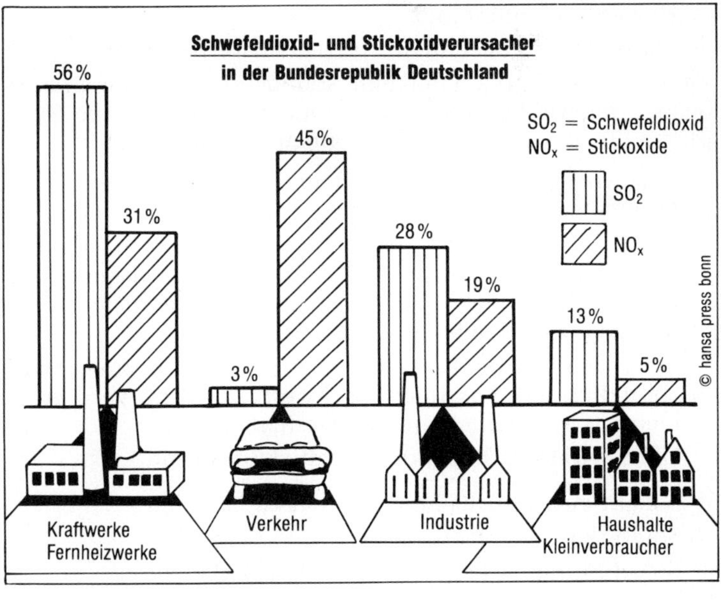

Der Pseudo-Krupp ist eine der spektakulärsten Krankheiten, die der schädlichen Wirkung von Schwefeldioxid zugeschrieben wird. Er tritt vor allem während der Wintermonate und in den Abend- und Nachtstunden auf. Der Verlauf der Krankheit ist plötzlich und akut. Es beginnt mit einem heiseren, bellenden Husten, Fieber und zunehmender Atemnot, da die Kehlkopfschleimhaut und die Stimmbänder geschwollen und entzündet sind. Die Luftröhre ist stark verschleimt. Es kann Lebensgefahr bestehen.

Wie rette ich mein Kind?

Zu den Risikogruppen gehören vor allem Kleinkinder und Säuglinge. Ihre Erkrankung muß uns nicht völlig unvorbereitet treffen. Gesunde Kinder erkranken selten. Meist geht dem Pseudo-Krupp bereits

- eine Erkältung
- Husten und Schnupfen
- Masern oder eine andere, vergleichbare Viruskrankheit

voraus. Kinder, die kränkeln, sollten deshalb aufmerksam beobachtet werden. Sie sind besonders gefährdet. Die Symptome für den Pseudo-Krupp können erkannt werden:

- Der Anfall beginnt mit einem bellenden Husten. Die Stimme ist heiser. Häufig treten Schluckbeschwerden auf.
- Beim Einatmen tritt nach einiger Zeit ein pfeifendes Geräusch hinzu. Das ist ein Zeichen für die beginnende Anschwellung des Kehlkopfes. Atemnot folgt nach. Spätestens jetzt müssen wir reagieren!
- Wenn die Entzündung auf die Bronchien übergreift, wird zusätzlich das Ausatmen erschwert. Das Kind wird graublaß und schließlich grau im Gesicht.
- Ohne wirksame Behandlung erstickt das Kind.

Was kann man tun? Es heißt schnell zu handeln!

- Sofort den Notarzt rufen! oder
- Sofort in die nächstgelegene Kinderklinik fahren!

Daneben gibt es einiges, was wir für unser Kind tun können, bis es in ärztliche Behandlung kommt.

- Durch seine Atemnot bekommt das Kind panische Angst. Wir müssen es beruhigen. Unsere Angst darf es nicht merken. So können wir das Kind dazu bringen, einigermaßen ruhig zu atmen.
- Helfen kann außerdem, wenn wir unser Kind warm einpakken und mit ihm ans offene Fenster oder auf den Balkon gehen. Das beruhigt. Das Einatmen kühler Luft kann die Schwellung des Kehlkopfes vermindern.

Der Arzt wird sofort versuchen

- durch eine Cortisoninjektion die Schwellung der Schleimhäute schnell zum Abklingen zu bringen.
- Oft werden auch Kreislauf- und Beruhigungsmittel oder
- Antibiotika verabreicht.

Weitere Maßnahmen sind das Inhalieren von feuchter Luft oder das Kaltnebelzelt. Wenn alle diese Behandlungen aber versagen, bleibt nur noch die Sauerstoffbeatmung oder der Luftröhrenschnitt.

Vorbeugend kann man nur begrenzt etwas tun. Eine große Rolle spielt die Wahl des Wohnortes. Kinder in ländlichen Gebieten erkranken nur halb so oft an den Atemwegen. Eine gute körperliche Verfassung beugt ebenso vor wie viele frische Luft und Spielen im Freien. Wir sollten jedes Wochenende mit unseren Kindern raus aus der Stadt fahren und mit ihnen auf dem Land spazierengehen, spielen, Sport treiben oder ein Picknick veranstalten.

4000000 Tonnen Schwefeldioxid jährlich

4 Millionen Tonnen Schwefeldioxid jährlich schaden aber auch uns Erwachsenen. Besonders in Kombination mit Staub wirkt es auf die Atemwege. Es reizt die Haut und die Schleimhäute und führt bei höheren Konzentrationen zu Atembeschwerden. Besonders gefährdet sind dabei Asthmatiker.

Eine Studie, die in den sechziger Jahren in den Vereinigten Staaten durchgeführt wurde, beschäftigte sich ebenfalls mit den Auswirkungen von Schwefeldioxid. Bereits ab einer Konzentration von 0,005 ppm SO_2 – das ist ein Wert, der bei uns noch als „gesund“ gilt – nahm die Krankheitsrate innerhalb der rund 9300 untersuchten Personen zu. Neben Erkrankungen der Atemwege war vor allem eine besondere Zunahme der Herz- und Kreislauferkrankungen zu verzeichnen.

Nicht vergessen werden sollte der Einfluß von Schwefeldioxid auf unsere Pflanzen. Die Tatsache, daß im Ruhrgebiet die Kiefernbestände so gut wie ausgestorben sind, wird auf die Einwirkung von SO_2 zurückgeführt. Die Schäden äußern sich in einer Fleckung der Blattspitzen bis zu einer völligen Ausbleichung der Blätter. Zuerst sind die Flecken rot, braun und gelblich, dann trocknen die Blätter ganz ein, rollen sich und fallen ab.

Wenn unsere Glieder „bleiern“ sind

Das ist leider nicht nur eine Redewendung, sich „bleiern“ fühlen. Blei ist ein seit dem Altertum bekanntes Gebrauchsmetall. Bereits 80 n. Chr., so findet man in alten Aufzeichnungen, arbeiteten für die Römer in spanischen Bergwerken etwa 40000 Sklaven, um das Metall zu gewinnen. Jahrhundertelang starben Menschen an Bleivergiftung, ohne etwas von der Ursache ihres Todes zu wissen. Die typischen Symptome einer Bleivergiftung sind:

- Schwächegefühl;
- Appetitlosigkeit;
- Müdigkeit;
- Magenbeschwerden;
- Kopfschmerzen;
- Blässe;
- Bleisaum bei kariösen Zähnen;
- Bleianämie und
- Koliken im Bauchraum.

Man hatte sie über 2000 Jahre lang bei Metallschmelzern beobachtet, jedoch erst im 18. Jahrhundert mit der Aufnahme von Bleistaub in Verbindung gebracht. Die gleichen Symptome gelten übrigens auch für die Vergiftungen mit Bleiverbindungen, beispielsweise Bleizucker (Bleiacetet).

Blei, das oral (durch den Mund) aufgenommen wird, wird im Magen und im Darm nur zu 5 bis 10% resorbiert, während über die Atemwege 30 bis 50% resorbiert werden. Schwierig ist dabei die Diagnose der chronischen und leichteren Bleivergiftungen. Bereits 1953 wurden die Vergiftungserscheinungen, die eine Folge des Bleibenzins sind, genau beschrieben. Die Liste ist lang und oft auch nicht sehr spezifisch:

- Kopfschmerzen;
- Verstopfung;
- Schlaf- und Sehstörungen;
- Schwindelanfälle;
- trockene Nasenschleimhaut;
- Hautkribbeln und
- Ekzeme.

Diese und einige andere weniger spezifische Erscheinungen, konnten bis dahin vom Arzt nur schwer einer Ursache zugeordnet werden.

Die über 20 Jahre alte Warnung vor dem Bleibenzin ist lange Zeit nicht sehr ernst genommen worden. Durch das Einatmen des feinen Bleirauches in den Motorabgasen ist der Bleigehalt im Organismus eines jeden Bundesbürgers besonders in den Ballungszentren, stark angestiegen. Man kann sogar soweit gehen und sagen, daß es sich hier um eine allgemeine subtoxische Bleivergiftung handelt.

Akute Bleivergiftungen als Berufskrankheit sind in den letzten Jahren durch arbeitshygienische Maßnahmen und medizinische Überwachung stark zurückgegangen. Das Blei bewirkt in unserem Körper folgendes:

- Es führt zu einer Verringerung der Lebensdauer der roten Blutkörperchen.

– Blei hemmt die Hämoglobinbildung (= Bildung der roten Blutkörperchen).

Ein Teil des aufgenommenen Bleis wird durch den Urin wieder ausgeschieden. Ein restlicher Teil kann in den Knochen abgelagert werden. Das ist nach heutigen Erkenntnissen nicht so gefährlich, es sei denn, daß es reaktiviert wird, das heißt, wenn es wieder in unseren Blutkreislauf und in unsere Organe gelangt.

Wiederum sind Kinder besonders stark betroffen. Sie absorbieren in einem größeren Umfang als wir Erwachsenen das Schwermetall. Wieviel ist von ihrer Umgebung abhängig. In den Milchzähnen von Kindern, die im Stadtzentrum von Philadelphia/USA leben, wurden 51 ppm Blei gefunden. Bei Kindern, die in den Vororten aufwuchsen, dagegen nur 11 ppm.

Unsere heutige Blei-Quelle ist vor allem das Automobil. Die Abgase eines Automobils im Leerlauf enthalten 10, bei knapp 50 km/h 3,9 und bei 80 km/h 6,8 mg Blei pro Kubikmeter. Der Bleigehalt der Luft in unseren Großstädten beträgt durchschnittlich 2 bis 4 $\mu g/m^3$, in der Hauptverkehrszeit 24 bis 44 $\mu g/m^3$. Den MAK-Wert für Bleistaub in der Bundesrepublik Deutschland ist 0,2 mg/m^3 und damit liegen wir erheblich über dem russischen Wert mit 0,02 mg/m^3 und einem MIK-Wert von 0,0007 mg $Blei/m^3$ (auf einen MIK-Wert konnten wir uns bislang noch nicht einigen). Unsere östlichen Nachbarn haben auch gute Gründe, ihre Werte so niedrig anzulegen und wir sollten uns anschließen. Man geht dort davon aus, daß „giftbedingte funktionelle Störungen des Zentralnervensystems bei chronischer Einwirkung spätere Erkrankungen ankündigen".

Blei macht unsere Seele krank

Bedenklich müssen uns Untersuchungen stimmen, die sich mit den seelischen Folgen bei einer permanenten Schadstoffaufnahme beschäftigten. Es besteht der dringende Verdacht, daß die unterschwellige Bleivergiftung auf unsere Psyche verheerende Auswirkungen haben kann. Folgende Phänomene werden beschrieben:

- Antriebslosigkeit;
- Ekel;
- Schwachsinn;
- Gefühlsverarmung;
- Kriminalität.

Vielleicht können diese Erkenntnisse auch zum Verständnis mancher Verhaltensweisen von Jugendlichen beitragen, die vor allem in Großstädten mit teilweise erheblichen Bleibelastungen aufgewachsen sind.

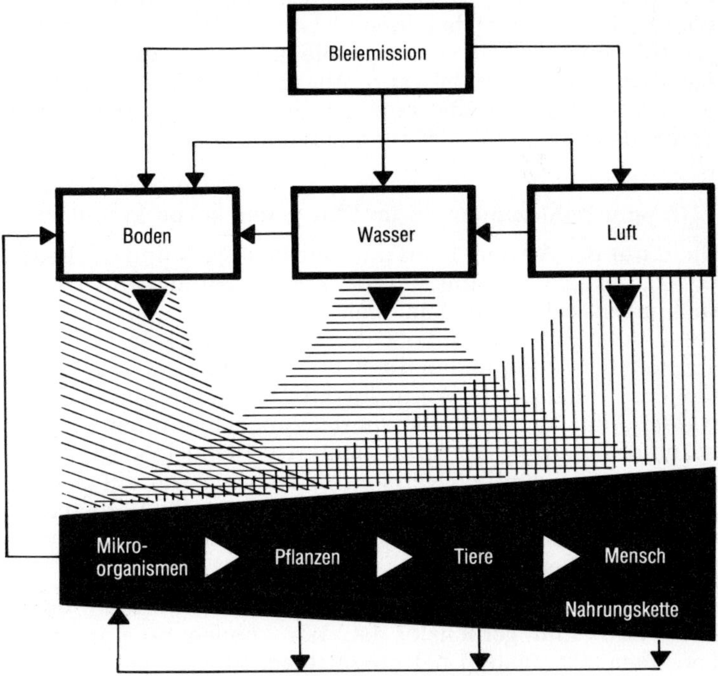

Bleibewegung in der Umwelt

Massenvergiftungen von Kindern wurden zum Beispiel in amerikanischen Slums beobachtet: etwa 400 000 Kinder sind dabei erkrankt, 200 mußten sterben und 800 trugen bleibende geistige Schäden davon. Die Kinder hatten das Gift von Bleifarben aufgenommen, mit denen die Häuser gestrichen waren.

Bislang hat man bei uns nur mäßig auf diese Gefahren reagiert. Es wurde zwar der Bleigehalt im Benzin reduziert, aber die Zahl der Auto-Neuzulassungen macht diese Bestrebungen etwas zunichte. Das Blei wird von unseren Autos ja nicht nur in die Luft gepustet und wir atmen es ein, es schlägt sich auch auf unseren Nahrungsmitteln nieder. Der Bleigehalt des Straßenstaubes nahm von 0,05% auf 0,2% zu. Auf den Blättern und Gräsern an der Autobahn fand man zehnmal soviel Blei wie an einer wenig befahrenen Landstraße. Die Milch der „Autobahnkühe", die sich von „bleihaltigem" Gras ernähren, hatte kaum erhöhte Bleiwerte. Aber Leber und Nieren dieser Kühe können so vergiftet sein, daß sie von einer Lebensmittelkontrolle ausgesondert werden müßten.

10 ppm Kohlenmonoxid im Blut – und schon kracht es

Nicht nur der Alkohol kann die Fahrtüchtigkeit und die Reaktionsfähigkeit von uns Autofahrern beeinflussen. Untersuchungen haben ergeben, daß das Kohlenmonoxid einen besonderen Einfluß auf das Fahrverhalten hat. Man fand heraus, daß bei Autounfällen die Fahrer besonders hohe Kohlenmonoxid-Hämoglobin-Werte im Blut aufwiesen. Fahrer, die während der Nachtstunden auf der Autobahn fuhren, zeigten bei einer Erhöhung des Kohlenmonoxid-Hämoglobin-Spiegels um 10% eine deutlich verlängerte Reaktionszeit auf Bremsleuchten und Geschwindigkeitsänderungen des Vormannes. Und das ist nur eine der Folgen, die Kohlenmonoxiderhöhungen auf unseren Organismus haben.

Besonders heimtückisch ist das Kohlenmonoxid (CO), da es reiz-, farb- und geruchslos ist. Wir können es also kaum bemerken. Es entsteht bei unvollständiger Verbrennung von organischen Verbindungen (Erdöl, aber auch bei der Müllverbrennung). Die meisten Emissionen produzieren die Haushalte von Kleinverbrauchern durch das Heizen und der Verkehr, dessen Autoabgase mit 60% der CO-Erzeugung an Platz 1 stehen. Die Industrie liegt unter den Verschmutzern an dritter Stelle.

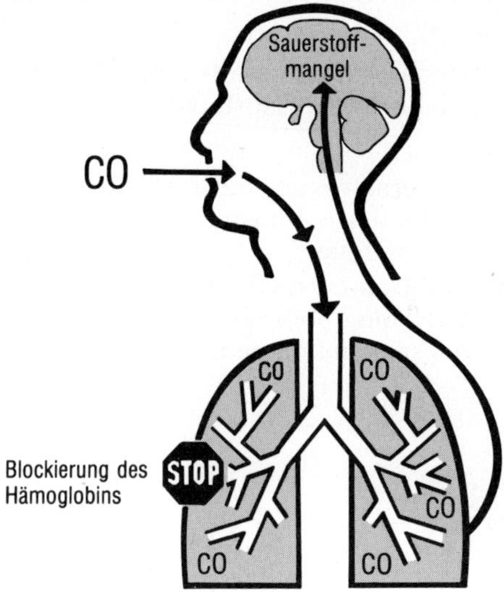

Schädigende Wirkung von Kohlenmonoxid im Organismus

Die Giftigkeit von Kohlenmonoxid liegt darin, daß es sich mit dem roten Blutfarbstoff, dem Hämoglobin, sehr fest verbindet. Die Aufgabe des Hämoglobins als Sauerstofftransporteur im Blut wird damit mehr oder weniger stark blockiert. Es verhindert die Bindung von Sauerstoff an das Blut in der Lunge, da das Kohlenmonoxid eine etwa 200- bis 300mal stärkere Affinität (Hingezogenheit) zum Hämoglobin hat, als der Sauerstoff.

Ein Maß für den Grad der akuten CO-Vergiftung ist der Anteil des Hämoglobins im Blut, das bereits mit dem Kohlenmonoxid reagiert hat, das sogenannte CO-Hämoglobin:

- 2% CO-Hämoglobin:
  eine sechsstündige Inhalation von 20 ppm Kohlenmonoxid (im Großstadtverkehr sind Konzentrationen über 30 ppm häufig) oder eine halbstündige von 150 ppm CO zeigen erste Auswirkungen auf unser zentrales Nervensystem.
- 3% CO-Hämoglobin:
  nur ein Prozent mehr bewirken bereits Störungen unseres Helligkeitsempfindens und der Sehstärke.
- 5% CO-Hämoglobin:
  jetzt wird es langsam ernst – es sind meßbare Störungen und Beeinträchtigungen der Sehleistung sowie psychomotorische Störungen feststellbar.
  (Bis vor kurzem glaubte man noch, daß Konzentrationen von 10 bis 20% CO-Hämoglobin als unbedenklich gelten können, Vergiftungserscheinungen wurden ausgeschlossen.)

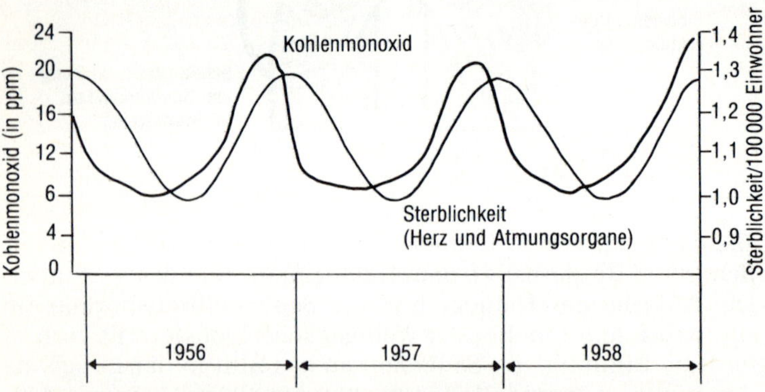

Sterblichkeit (infolge Krankheiten der Atmungsorgane und des Herzens) und Kohlenmonoxidgehalt der Luft im Gebiet von Los Angeles; modifiziert nach Hechter und Goldsmith

– 30% CO-Hämoglobin:
  nun spüren wir selbst, daß mit uns etwas nicht stimmt: wir haben Kopfschmerzen, fühlen uns matt und schwindelig. Man kann nun von echten Vergiftungserscheinungen sprechen.
– 45 bis 50% CO-Hämoglobin:
  diese Konzentration ist absolut gefährlich. Sie bewirkt einen Kollaps, führt zu Bewußtlosigkeit und bei einer weiteren Steigerung der Sättigungswerte rasch zum Tod.

Es darf aber nicht vergessen werden, daß auch niedrigere CO-Konzentrationen, die wir ständig einatmen, zu einer chronischen Vergiftung führen können. Gefährdet sind besonders diejenigen unter uns, die bereits unter Erkrankungen der Atemwege und des Herzens leiden und natürlich ältere Personen.

Die Giftigkeit kleinerer CO-Dosen wirkt sich ebenfalls in der vorgeburtlichen Entwicklung von Kindern aus, deren Mütter rauchen. Raucher haben, während sie eine Zigarette paffen, etwa 5 bis 10% Kohlenmonoxid im Blut. Die Halbwertszeit für CO beträgt zwei bis vier Stunden, das heißt, daß in diesem Zeitraum die Hälfte des CO-Hämoglobins im Körper erst abgebaut wird. Kinder von Raucherinnen bringen bei der Geburt etwa 200 g weniger auf die Waage, als Babys von Nichtraucherinnen. Da das Gewicht mitbestimmend ist, wie überlebensfähig unser Neugeborenes ist, sollte sich jede Mutter überlegen, ob sie nicht während der Schwangerschaft auf den „Glimmstengel" verzichten kann.

Stickoxide machen unsere Lunge krank

Erkrankungen wie Bronchitis häufen sich in den letzten Jahrzehnten. Bronchitis ist eine der häufigsten Krankheiten, die Berufsunfähigkeit von Arbeitern bedingen. Und das ist nicht alles. In München beispielsweise hat jedes zwölfte Kind spastische Bronchitis. Die Bronchien sind verengt und verschleimt und das Atmen wird erschwert. Immer wieder wird von Eltern die Frage gestellt, warum ihre Kinder so anfällig gegen Bronchitis sind. Die Bronchitis tritt zumeist bei einer banalen, fieberhaften Erkältung auf und, wie wir wissen, ist dies oft ein durch Witterungseinflüsse ausgelöster Viruseffekt. Gibt es also mehr Viren als früher? – Sicherlich nicht, aber unsere Anfälligkeit gegenüber diesen Viren ist um ein Vielfaches gestiegen. Schuld daran ist in den meisten Fällen eine chronische Schädigung der Luftwege durch Staub, Gase, Dämpfe und das Rauchen.

Einer der Hauptschuldigen für die Schwächung unseres Immunsystems sind die Stickoxide, in der Hauptsache Stickstoffmonoxid und Stickstoffdioxid. Sie entstehen überall dort, wo Verbrennungen bei sehr hohen Temperaturen durchgeführt werden. Die Haupterzeuger sind konventionell betriebene Kraftwerke, Dampfkesselanlagen, Autos und Flugzeuge, die chemische Industrie und in geringerem Maß die Haushaltsheizungen. Diese Stickoxide sind giftig. Sie greifen die Schleimhäute unserer Atmungsorgane an und begünstigen dort Katarrhe und Infektionen. Darüber hinaus hat das Stickstoffmonoxid (NO), ebenso wie das Kohlenmonoxid, die Fähigkeit, sich an das Hämoglobin anzulagern. Dann bildet es das sogenannte Nitrosohämoglobin (= Methämoglobin) und blockiert unsere Atmung. Die Stickoxide gehören außerdem zu den Photoxidantien, die mit Hilfe des Sonnenlichtes und zusammen mit den organischen Bestandteilen aus den Autoabgasen den photochemischen Smog erzeugen.

An der Luft oxydiert das farblose Stickstoffmonoxid zu dem bräunlichen Stickstoffdioxid (NO_2), das ein starkes Oxydationsmittel ist. In Europa ist das Stickstoffdioxid als Umweltgift noch nicht sehr beachtet. Aber man hat festgestellt, daß bereits bei 0,1 ppm NO_2 und einer ein- bis dreijährigen Einwirkung es zu einer Zunahme der Bronchitishäufigkeit führt. Außerdem wird die Lungenfunktion von Kindern negativ beeinflußt. Wer von uns bereits an einer chronischen Bronchitis leidet, der hat bei einer Konzentration von 1,6 bis 2,0 ppm NO_2 signifikant erhöhte Atembeschwerden. In Tierversuchen hat man schon bei 0,25 ppm NO_2 eine Veränderung des Lungengewebes und bei 0,5 ppm leichte Entzündungsreaktionen

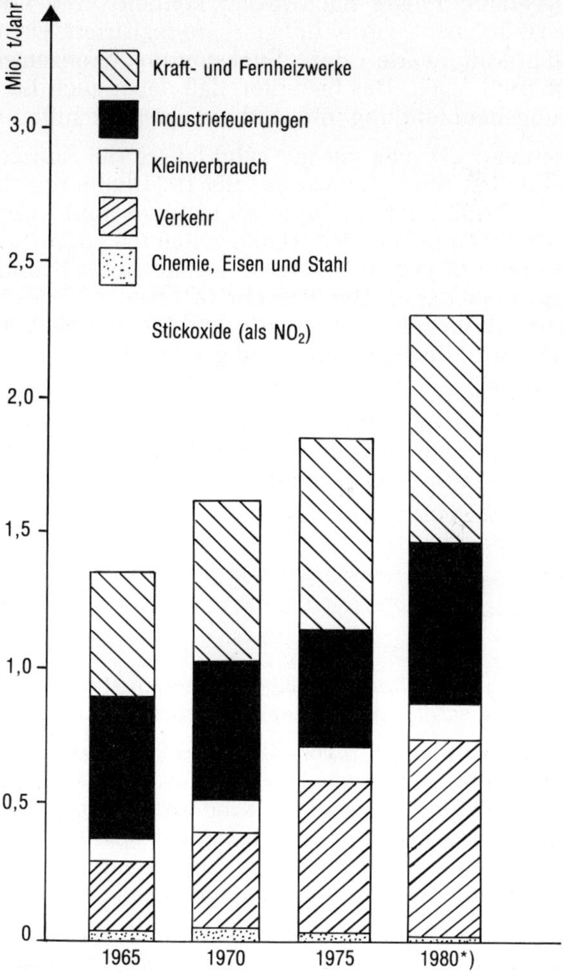

*) geschätzt

Stickoxidemission in der Bundesrepublik Deutschland nach Verursachern (Gesundheitsgefährdung durch Stickoxide)

und Zellveränderungen nachweisen können. Eine erhöhte Krankheitshäufigkeit wurde immer dann registriert, wenn die 24-Stunden-Mittelwerte der Stickstoffdioxidkonzentration über 0,06 ppm lagen. Das bedeutet, daß dabei auch Lungenkrebs, Lungenentzündung und Asthma verstärkt auftreten.

In Deutschland hat man vor gut zehn Jahren die Konsequenzen aus solchen Studien gezogen. Bis 1974 hatte der Grenzwert für Stickstoffdioxid 0,5 ppm bei Langzeit- und 1 ppm bei Kurzzeiteinwirkung betragen. Heute gelten 0,05 ppm NO_2 bei Kurzzeit und 0,15 ppm bei Langzeitwerten. Autos halten sich allerdings nicht daran. Der Verkehr in unseren Großstädten verursacht in Stoßzeiten nämlich Werte von 0,2 bis 0,5 ppm Stickstoffdioxid, liegt also über den gesetzlichen Normen.

Auch wenn eine Bronchitis zu den simplen Erkältungskrankheiten gehört, die man überwindet, wie eben den Schnupfen, sollte man sie nicht auf die leichte Schulter nehmen. Der Kranke leidet an folgenden Symptomen:

- brennendes Gefühl in der Brust;
- Seitenstechen;
- Kopfschmerzen;
- Appetitlosigkeit;
- Heiserkeit;
- der Husten ist anfangs trocken, später hustet der Patient einen glasig-schleimigen oder auch eitrigen Auswurf aus.

Ohne Komplikationen klingen diese Beschwerden normalerweise nach ein bis zwei Wochen ab. Bei älteren und geschwächten Menschen und bei Kindern sollte trotzdem ein Arzt konsultiert werden. Bei ihnen kann es leicht zu Komplikationen kommen, zu denen eine Lungenentzündung und Nasennebenhöhlenentzündungen gehören.

Eine hartnäckige Bronchitis kann aber auch das erste warnende Anzeichen für eine Lungentuberkulose oder eine Herzschwäche mit Blutstauung in der Lunge (= Stauungsbronchitis) sein. Bei einer Bronchitis, die nicht ausheilt, sollte man ebenfalls zu einem Arzt gehen.

Dabei existieren verschiedene Formen von Bronchitis:

- Chronische Bronchitis:
  Husten und Auswurf, jedoch kein Fieber.
- Raucherhusten:
  eine leichte Form der Bronchitis. Morgens ist man verschleimt, tagsüber macht uns ein trockener Reizhusten zu schaffen.
- Asthmatische Bronchitis:
  dies ist die schwerste Form einer Bronchitis.

Es ist eine Herzüberlastung zu befürchten.

Da aber jeder chronische Husten ein Hinweis auf Tuberkulose und Lungenkrebs sein kann, sollte ein Arzt feststellen, ob eventuell eine dieser Krankheiten vorliegt.

Einiges können wir allerdings gegen eine Bronchitis oder besser gesagt vorbeugend gegen eine Erkrankung tun:

- Wir sollten auf das Rauchen verzichten. Rauchen macht unsere Atemwege empfänglich für Krankheiten.
- So oft als möglich frische Luft „tanken". Man sollte zum Beispiel am Wochenende weitab vom Verkehr auf dem Land einen Spaziergang machen oder in den Bergen wandern.
- Hauptverkehrsstraßen in der Innenstadt sollten gemieden werden von Fußgängern, Auto- und Radfahrern.
- Wichtig ist die Lage der Wohnung. Leider können sich die meisten von uns bei der Wahl des Wohnortes nicht so frei entscheiden, wie sie es gerne tun würden. Wer sein Domizil nicht im Grünen aufschlagen kann, sollte vor allem zu den Hauptverkehrszeiten die Wohnung nur kurz lüften und für eine ausreichende Luftfeuchtigkeit in den Räumen sorgen.

Klein, aber . . .

In den industriellen Prozessen werden nicht nur Abgase frei. Einen nicht allzu kleinen Anteil haben Staubemissionen. Dabei handelt es sich im medizinischen Sinne um zwei Sorten, um den Grob- und den Feinstaub. Der Anteil des Grobstaubes ist in den letzten Jahren ganz erheblich verringert worden. Man kann heute in den Staubabscheidern der Industrieanlagen Partikel mit einem Durchmesser von 10 bis 20 µm zurückhalten. Das ist beim Feinstaub nicht so einfach. Er hat eine Größe von 0,1 bis 10 µm und kann von den Filtereinrichtungen in unseren Atemwegen nur ungenügend zurückgehalten werden. So gelangt er leicht in unsere Lungen-

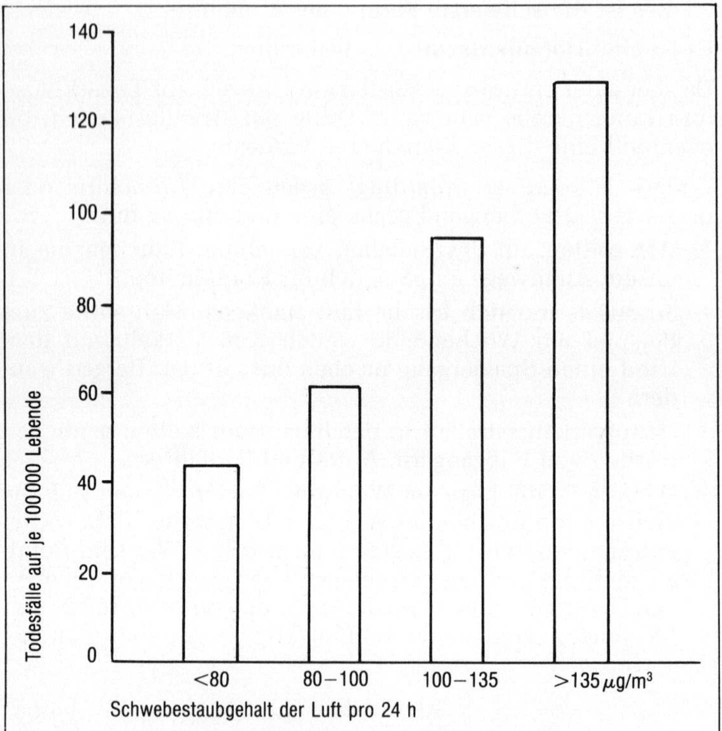

Durchschnittliche jährliche Sterblichkeit infolge chronischer Erkrankungen der Atmungsorgane, in Abhängigkeit vom Schwebestaubgehalt der Luft (Männer zwischen 50 und 69 Jahren in Buffalo und Umgebung; nach Winkelstein)

bläschen. Die Komplikationen für uns entstehen, da der feine Staub eine Art Transportfunktion hat: an ihn lagern sich häufig Gifte, wie das krebserzeugende 3,4-Benzpyren, oder metallische Substanzen an. Die Schadstoffe entfalten ihre Wirkung sofort in der Lunge oder wandern erst in andere Organe:

- Chrom verursacht Lungenkrebs;
- Nickel kann Lungen- und Nasentumore bewirken;
- Arsen kann bei direktem Kontakt Hautkrebs, wenn es weitergelangt, Leberkrebs erregen („Winzerkrankheit“);
- Berhyllium gilt als Ursache für Krebstumore an der Lunge;
- Cadmium ist stark giftig und bewirkt Lungen-, Prostata- oder Nierenkrebs;
- Blei ist oft für Tumore in der Niere verantwortlich.

Darüber hinaus zeigen Gebiete mit extrem hohen Staubwerten eine erhöhte Säuglingssterblichkeit, eine erhöhte Rate an tödlich endenden Krebserkrankungen, Asthmaanfällen und Lungenentzündungen. Eine Steigerung der Mortalität an sich tritt auf, wenn der Schwebestaubgehalt in der Luft Werte von 80 bis 100 μm pro Kubikmeter im 24-Stunden-Mittel hat.

... und Aerosole sind auch nicht ohne

Ein weiteres, viel kleineres und trotzdem sehr effektives Transportmedium für Schadstoffe sind Aerosole. Verbrennungsprodukte können in sehr kleiner fester oder flüssiger Form auftreten, eben als sogenannte Aerosole. Der Feststoffanteil der Schadstoffe enthält über 20 metallische Elemente. Dazu kommt eine große Palette von organischen Verbindungen wie Kohlenwasserstoffe, die zum Beispiel zusammen mit anderen Schmutzstoffen in der Luft den photochemischen Smog produzieren können.

Aerosole leben länger, länger als Staub zumindest. Sie sind so leicht, daß sie der Schwerkraft für einen längeren Zeitraum ein Schnippchen schlagen können, deshalb werden sie durch Luftströmungen, fast ebenso wie Gase, weit verbreitet.

Die natürlichen Aerosole, wie Nebel (1 bis 40 μm), Bakterien (1 bis 15 μm) oder Pflanzensporen (10 bis 30 μm), bewirken wegen ihrer geringen Konzentration keine wirkliche Luftverunreinigung. Sie können aber für manche recht lästig sein, wenn man beispielsweise an Heuschnupfen leidet. Anders sieht es mit Zementstaub, Flugasche, Quarz- und Asbeststaub, Ölrauch oder dem „blauen Dunst“ der Zigaretten aus. Sie können in schädlichen Konzentrationen auftreten. Besonders heimtückisch ist, daß sie wegen der geringen Partikelgröße ganz leicht in die Lunge und andere Organe gelangen können. Eine weitere Wirkung zeigen sie als Kondensationskeime, an denen sich Wasserdampf niederschlagen kann. Gebiete mit erhöhter Luftverschmutzung, Staub und Aerosolen sind auch Gebiete mit wenig Sonnenschein, dafür mit viel Dunst und Nebel.

Chemie kaputt

Die Chemie macht uns kaputt und sie erhält uns am Leben. Sie stellt einen Großteil der Arbeitsplätze in der Bundesrepublik Deutschland, wir brauchen ihre Medikamente, Düngemittel, Schädlingsbekämpfungsmittel. Wir benutzen die Kosmetika, Klebstoffe, lassen uns mit ihren Waschmitteln reinwaschen, putzen mit dem „Wirbelwind“. Leder und Textilien werden anscheinend erst mit Chemie so richtig haltbar. Man kann sicher nicht in jedem Punkt gegen die „Chemie“ sein. Aber Chemie sollte bewußter und nur dann angewandt werden, wenn es sinnvoll und unumgänglich ist. Denn, abgesehen von den nützlichen Erzeugnissen, die sie uns liefert, beschert sie uns eine beachtliche Luftverschmutzung. Sie verdreckt Flüsse und Seen und sie verursacht eine Vielzahl von Berufskrankheiten bei denen, die für sie arbeiten.

Die Emissionen der Großchemie enthalten Gase und Dämpfe aus organischen Verbindungen, wie Kohlenwasserstoffe (werden in hohem Ausmaß auch von Autos emittiert), und deren Verwandten (z.B. Halogenderivate) Aldehyde, Ketone und Carbonsäuren, Stickstoff- und Schwefelverbindungen. Außerdem gibt es Gase und Dämpfe von anorganisch-chemischen

Verbindungen, wie Schwefelwasserstoff, Salzsäure, Fluorverbindungen, Schwefeldioxid, Kohlenmonoxid und Stickoxide. Es entstehen Aschen, Flugstäube, Stäube von Eisenlegierungen, Arsen und Asbest. Das alles kann nicht gesund sein und das ist es nicht. Die Folgen für uns alle bestehen vornehmlich in einem großen „Angebot" unterschiedlichster Krebserkrankungen.

Die Geister, die wir riefen . . .: die Kohlenwasserstoffe

1948 erhielt der Schweizer Paul Müller den Nobelpreis für Chemie. Er hatte entdeckt, daß das seit 1874 bekannte Dichlordiphenyltrichloräthan oder kurz und einfach DDT genannt, ein hochwirksames Vernichtungsmittel für Insekten darstellt. DDT galt als ein Segen für die Menschheit, der hilft, Ernten vor Schädlingen zu sichern und Seuchen zu vermeiden. Dann jedoch geriet das DDT in Verruf. Es wurde in den meisten westlichen Staaten verboten, oder seine Verwendung zumindest stark eingeschränkt. Der Grund: was Insekten killt ist auch für uns Menschen gefährlich. Man hatte die ganze Gruppe der halogenierten Kohlenwasserstoffe, zu denen das DDT gehört, vor allem deswegen gerne verwendet, weil es eine starke Wirkung auf Insekten, aber eine sehr geringe giftige auf Warmblütler, wie wir es sind, haben. Erst Jahre nach 1948 hat man erkannt, daß sich diese Substanzen, die wir in Luft und Nahrung zu uns nehmen, wegen ihrer hohen Beständigkeit im Fettgewebe anreichern. Man nennt das Bioakkumulation.

Man hat reagiert. In Westeuropa ist deshalb die Anwendung und die Herstellung von bestimmten halogenierten Kohlenwasserstoffen wie DDT, Aldrin, Endrin, Dieldrin, Chlordan, Toxaphen, Heptachlor, Hexachlorbenzol weitgehend verboten. Damit sind wir aber die Geister, die wir einmal riefen, lange nicht los. Zum einen wirken diese Giftstoffe, die wir vor Jahren einmal in uns aufgenommen haben, lange weiter und können selbst heute noch die Muttermilch regelrecht „ungenießbar" machen. Zum anderen importieren wir Obst aus den Tropen, wo man noch immer versucht, den Schädlingen mit DDT beizukommen.

Ebenfalls allgegenwärtig sind die pdychlorierten Biphenyle, abgekürzt PCB genannt, die seit über vierzig Jahren in Tausenden von Tonnen jährlich hergestellt werden. Sie werden in elektrischen Isolierflüssigkeiten, als Flammschutzmittel, Lackzusätze und Wärmeüberträger verwendet, gelangen so in unsere Umwelt und wir atmen sie ein.

Die PCBs stehen unter dem dringenden Verdacht, krebserregend zu sein, die Erbanlagen und auch das ungeborene Kind im Mutterleib zu schädigen. Deshalb hat man beschlossen, nur einige, weniger chlorierte PCBs herzustellen und die Anwendung auf bestimmte Bereiche zu beschränken. In Transformatoren und hydraulischen Anlagen im Bergwerk sind sie wegen ihrer Unbrennbarkeit noch unersetzlich.

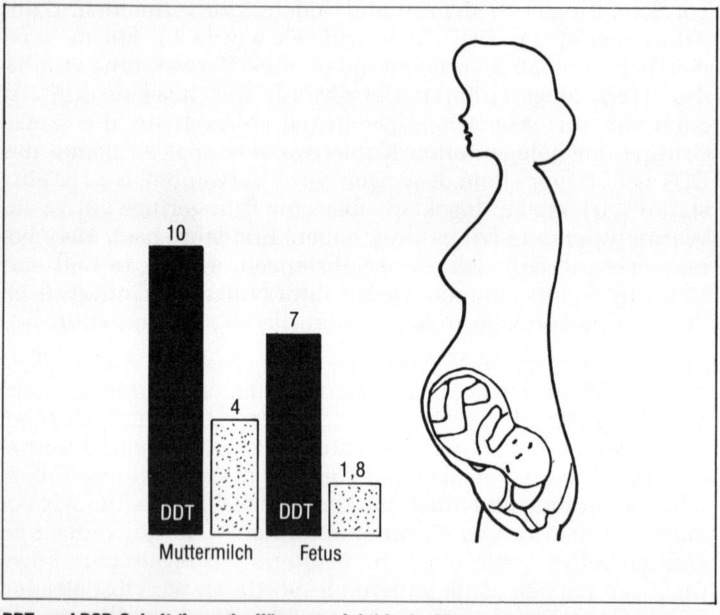

DDT- und PCB-Gehalt (in mg/kg Körpergewicht) in der Muttermilch und im Körper des ungeborenen Kindes

Die Yusho-Kinder

Die Einsicht, daß PCB hochgiftig ist, beruht leider auch diesmal nicht auf gründlichen, wissenschaftlichen Untersuchungen, sondern auf leidvollen Erfahrungen. Das PCB hat uns seine Gefährlichkeit deutlich bewiesen.

Im Herbst 1968 war an einer japanischen Lebensmittelfabrik ein Metallmantel der Kühlanlage unbemerkt durchgerostet. Der Inhalt, flüssiges PCB, geriet in einen großen Reisöltank – wiederum unbemerkt. Das vergiftete Reisöl wurde ausgeliefert und verkauft. Wenige Tage später zeigten diejenigen, die das Reisöl zu sich genommen hatten, Vergiftungssymptome, Hautveränderungen, Chloraknen (wie in Seveso), eine Dunkelung der Pigmente (Yusho-Krankheit). Innere Organe wurden geschädigt und Jahre später traten vermehrt Krebserkrankungen auf. Besonders tragisch aber war, daß 90% der Lebendgeborenen von Frauen, die das mit PCB vergiftete Reisöl während der Schwangerschaft gegessen hatten, schwere Hautschäden erlitten haben. Den sogenannten „schwarzen Babys" konnte bis heute nicht geholfen werden.

In Schweden und den USA starben Küken in Ställen, deren Böden kurz vorher frisch mit einem PCB-haltigen Epoxidlack gestrichen worden waren. 1973 trat durch ein korrodiertes Heizsystem in einer Fischmehlfabrik PCB aus. Die mit diesem Mehl gefütterten Hühner und deren Eier mußten teilweise vom Verbraucher zurückgeholt und bei über 100° Celsius verbrannt werden. Bei einer geringeren Temperatur geht der Giftstoff nämlich nicht kaputt.

Als Hauptquelle für die PCB-Belastung in der Atmospähre hat man die Müllverbrennungsanlagen ermittelt. Da sie mit Temperaturen unter 1000 Grad arbeiten, entlassen sie den Schadstoff unverändert in die Luft. Ein weiterer Teil stammt von Wachsen und Farben, deren Dämpfe wir einatmen und von Papier. Da man heutzutage dem Papier einen hohen Altpapieranteil beimischt, bleibt selbst bei einer sonstigen PCB-Beschränkung in neuen Produkten, der Giftstoff im Papier für Jahre erhalten. Das Bundesgesundheitsamt läßt nur noch einen Gehalt von 10 ppm PCB im Papier zu.

PCB bleibt uns noch lange erhalten

Welche Schäden die chlorierten Kohlenwasserstoffe noch anrichten werden, ist im Augenblick nicht abzusehen. Selbst wenn sie heute sofort verboten würden und ihre Produktion eingestellt, bleiben sie in unserer Umgebung allgegenwärtig. Es wird Jahrzehnte dauern, bis diese Giftstoffe in uns und unserer Umgebung abgebaut sein werden.

Welche Gefahr uns aus der Anreicherung von Insektiziden noch erwachen kann, können wir nur ahnen. In Kanada hat man festgestellt, daß Kinder, die in stark mit Pestiziden behandelten Wäldern leben, oft an krankhaften Verfettungen und Hirnstörungen leiden und allen Virusinfektionen gegenüber stark anfällig sind. Kinder sind überhaupt auf der Liste der Gefährdeten an erster Stelle zu setzen. Sie bekommen ihren Giftanteil bereits mit der Muttermilch. In der menschlichen Milch nämlich reichern sich die Giftstoffe fünf- bis zehnmal mehr an als in der Kuhmilch.

Wer PCB in seiner Umgebung suchen will, wird sehr schnell fündig werden. In der Nähe von PCB-produzierenden Betrieben sind durch die Luftverunreinigung Äcker, Wiesen, Felder, Flüsse „verseucht". Es sterben überproportional viele Fische und Vögel. Aber neben Farben findet PCB auch noch durch den Fernsehapparat Eingang in unser Heim. In alten Fernsehapparaten (Anfang der 70iger Jahre hergestellt) findet man teilweise Kondensatoren mit PCB. Gefährlich wird dies bei einem Brand. Denn bei hohen Temperaturen können sich aus dem PCB auch dem Sevesogift ähnliche Stoffe bilden. Also, ein Fernsehapparat sollte niemals eingeschaltet sein, wenn wir nicht im Zimmer sind. So kann man einen Brand rechtzeitig entdecken. Der Brand sollte nicht mit Wasser (Explosionsgefahr!) sondern mit einer Decke erstickt und die Feuerwehr sofort benachrichtigt werden.

Leukämie – Berufskrankheit von Tankwagenfahrern ...

Das Umweltbundesamt und die amerikanische Umweltschutzbehörde EPA waren sich 1977 einig. Benzol gehört zu den gefährlichsten krebserzeugenden Substanzen überhaupt. Lange Zeit hatte man diesen Kohlenwasserstoff nicht beachtet und so hatte er sich vor allem in unseren Ballungszentren in bedrohlichen Ausmaßen angereichert. Einer der Haupterzeuger ist das Automobil. Wie sich aber dessen Schadstoffemissionen auch bedeutend verringern läßt, nämlich um gut 75%, haben uns die Amerikaner bereits vorgemacht. Doch wenn wir dem guten Beispiel folgen werden und Katalysatoren einbauen, ist die Gefahr nicht vollends gebannt. Benzol entweicht den Schloten der chemischen Fabriken und ein bedeutender Teil verdampft beim Umfüllen der reinen Flüssigkeit, wie beim Umfüllen von Treibstoff von Tankwagen in Behälter der Tankstelle. Es steht schon lange fest, daß Tankwagenfahrer ein erhöhtes Krebsrisiko tragen. Leukämie kann man bei ihnen zu den Berufskrankheiten zählen. Selbst bei geringen Dosen bleibt das Benzol schädlich und löst vielfältige Störungen des Blutbildes aus und kann Chromosomenschäden verursachen.

Die Tankwarte leben ebenfalls mit einem erhöhten Krebsrisiko. Bei Reihenuntersuchungen zeigte sich, daß das Benzolabbauprodukt Phenol im Urin dieser Personengruppe um den Faktor 20 angereichert war. Arbeiter, die in der Industrie mit Benzol in Berührung kommen, weisen fünf- bis zehnmal höhere Werte bezogen auf die Gesamtbevölkerung auf. Die chronische Einwirkung geringer Konzentrationen löst Veränderungen des Knochenmarkes aus. Genauso gefährdet sind auch diejenigen, die in Autoreparaturwerkstätten arbeiten. Ihr Risiko zu erkranken erhöhen sie freiwillig, indem sie benzolhaltiges Benzin als Fleckentferner und Reinigungsmittel für die Haut verwenden.

Das gilt in ähnlichem Umfang für unsere allernächste Umgebung nicht minder. Es gibt zahlreiche Entfärbungs- und Reinigungsmittel (Waschbenzin ist nur eines), Fahrradflickzeug-Zubehör, Farben, Lacke, Klebemittel, Vergaserreiniger und Stoffe für kunstgewerbliche Arbeiten und zum Basteln, die alle den giftigen Kohlenwasserstoff enthalten. Schnellreinigungen benutzen in großem Umfang Perchloräthylen, das dem Benzol sehr ähnlich ist, als Fleckentferner und Reinigungsmittel und pusten die Reste in die Luft. Dieser Stoff hat sich bei Tierexperimenten als krebserregend herausgestellt. An alle Reinigungs- und Putzmittel sollten wir mit großer Vorsicht und Skepsis herangehen. Wir schießen mit einer überpeinlichen Reinlichkeit oft mit „Kanonen auf Spatzen". Zum anderen müssen wir von der Industrie erwarten, daß die Zusammensetzung dieser Mittel ebenso deklariert wird wie die von Medikamenten.

In einem anderen Bereich kommen wir mit Benzol zwangsläufig in Verbindung, können uns aber zumindest teilweise durch vernünftiges Verhalten etwas schützen. Als Autofahrer produzieren wir Benzol und sind dadurch extrem gefährdet. Bereits eine halbe Stunde nach Beginn der Fahrt reichern sich die Benzoldämpfe im Wageninneren auf das Doppelte ihres vorigen Wertes an. Schlimmer wird es bei einem Stau. In diesem Falle sollten wir uns und unseren Mitmenschen zuliebe den Motor abstellen. Genauso wie vor einem geschlossenen Bahnübergang. So ersparen wir unserer Umwelt und dem Fußgänger, der mit uns wartet, allerei Giftiges.

Knapp 5000 t Benzol werden jährlich in der Bundesrepublik in die Luft abgegeben, doch bislang hat man sich beim Umweltbundesamt noch auf keinen wirklich ungefährlichen Wert einigen können. Nur, daß Benzol schädlich ist, das wissen wir genau. Ebenso schädlich sind die „Geschwister" des Benzol, die genauso zu der Gruppe der „polycyclischen Kohlenwasserstoffe" (PAH) gehören. Besonders ist dabei das 3,4 Benzpyren zu erwähnen. Es entsteht bei der unvollständigen Verbrennung von Erdölprodukten in Öfen, Automotoren, steckt in den Abgasen von Kokereien, aber auch im Tabakrauch und lagert sich gerne an Rußpartikel an. Es ist eine stark krebserregende Substanz, da es fast immer in Kombination mit Eisen- oder Schwefeloxid, Ozon oder einigen anderen Substanzen auftritt. Es ist außerdem für eine der ersten als eine solche anerkannte Berufskrankheit verantwortlich. Man fand bereits 1775 heraus, daß ein Zusammenhang zwischen dem Schornsteinfegerkrebs (ein Hodenkrebs) und einer verschmutzten Umwelt bestehen müsse. Es gelang allerdings erst

1932, aus dem Teer das krebserzeugende 3,4 Benzpyren zu isolieren, das auch als Ursache für das vermehrte Auftreten von Lungenkrebserkrankungen in Gebieten mit starker Luftverschmutzung angesehen wird.

Arbeit macht krank?

Vieles kann uns im Berufsleben krankmachen. Die Arbeit am Fließband, der Streß in der Akkordarbeit, das Sitzen am Bürotisch, die Chemikalien mit denen wir hantieren müssen. Untersuchungen in den letzten Jahrzehnten haben gezeigt, daß es jedoch die meisten Schädigungen beim Kontakt mit drei Stoffen gibt:

- Krankmacher Nr. 1:
  Asbest.
- Krankmacher Nr. 2:
  Plastik, Gummi und besonders seine Ausgangsstoffe wie Vinylchlorid (VC).
- Krankmacher Nr. 3:
  Silikose, von Quarzstaub verursacht (etwas im Rückgang begriffen).

Diese Krankmacher sind es, denen auf den folgenden Seiten nachgegangen wird. Man ist ihnen nicht völlig hilflos ausgeliefert. Information kann uns in vielen Fällen die Chance geben, unsere Gesundheit in einem größeren Umfang zu erhalten.

Asbest, der Alleskönner

Asbest kann fast so wirklich alles. Es hat sich fast unentbehrlich gemacht. Asbest, das ist ein natürlich vorkommendes, fasriges Mineral, das vorwiegend aus Magnesiumsilikat besteht und Eisen-, Magnesium-, Aluminium-, Calcium- und Siliciumoxid und anderes mehr enthält. Es hat Eigenschaften, die es zu einem „Tausendsassa" der industriell eingesetzten Stoffe gemacht hat.

Asbest ist in Zement, Dachplatten, Feuerschutzwänden, Bodenbelägen, Fassadenelementen, Flurunterdecken, Blumenkästen, in Brems- und Kupplungsbelägen, Autoreifen, in

Spachtelmassen, Fensterkitten, Dichtungsmaterialien, Feuerschutztextilien, Talkum – insgesamt 3000 Anwendungsbereiche für das fasrige Mineral sind bekannt. Das hört sich alles gut an.

Bereits Kaiser Karl V. wußte um die guten Feuerfesteigenschaften. Er ließ zum Erstaunen seiner Gäste ein aus Asbest gewebtes Tischtuch ins Kaminfeuer werfen, das es, wie durch ein Wunder, unbeschadet überstand. Für wunderbar hält man heute Asbest nicht mehr. Im Gegenteil. Asbest ist ein Gesundheitsrisiko allerersten Ranges, für jeden, der damit in Berührung kommt. Asbestose ist eine Art Lungenversteifung – was für den Betroffenen bedeutet: langsam fortschreitende Kurzatmigkeit, dann chronischer Husten und Brustschmerzen, die stärker werden. Seit einiger Zeit ist die Asbestose als Berufskrankheit anerkannt.

Asbestose ist für viele noch nicht das Ende, das dicke Ende kommt erst. Knapp vierzig Prozent der Asbestose-Erkrankungen gehen in Lungenkrebs über. Tumore an der Oberfläche des Brust- und Bauchfelles, das Mesotheliom, sind ebenfalls die Folge bereits geringer Menge kleiner Asbestfasern. Denn nicht der Chemismus der Fasern ist es, der den Krebs erzeugt, so glaubt man zumindest herausgefunden zu haben, sondern die Größe oder besser die Winzigkeit der Fasern, die sie beinahe jeden Weg gehen läßt und ihre „Unzerstörbarkeit“, die sie uns als Werkstoffe so kostbar gemacht hat. Diese beiden Eigenschaften sind es, die uns krank werden lassen.

Asbest gelangt nicht nur über die Atemwege in unseren Körper. Eine andere Möglichkeit ist folgende: Man nimmt an, daß die Arbeiter die eingeatmeten Mineralfasern teilweise mit dem Speichel herunterschlucken. Das erklärt auch, daß sie ein zwei- bis dreimal höheres Risiko tragen, an Darmkrebs zu sterben, als ihre Kollegen in anderen, asbestfreien Industriezweigen. Etwa ein Fünftel aller Krebserkrankungen dieser Leute geht auf das Konto von bösartigen Magen- und Darmtumoren. Und noch etwas anderes hat sich bei den Untersuchungen herausgestellt: Raucher sind in sehr viel höherem Ausmaß gefährdet an Krebs infolge von Asbest zu erkranken.

Die Gefährlichkeit von Asbest ist aber nicht allein Sache derer, die damit während der Arbeitszeit hautnahen Kontakt haben. Ihre Familie ist ebenfalls in Gefahr, wenn sie sich aus Bequemlichkeit nicht in der Fabrik oder an ihrem Arbeitsplatz umziehen, sondern in ihrer „verdreckten" Arbeitskleidung nach Hause fahren und den Krebserreger gleich mitnehmen.

Umweltverschmutzung durch Asbest geht uns alle an, denn wir sind alle davon betroffen. Asbest begegnet uns beim Abrieb der Brems- und Kupplungsbeläge unserer Automobile. Es stammt von der Erosion, Korrosion und der Zerstörung der Produkte, denen es beigemengt wurde. Obwohl lange Zeit beteuert wurde, Asbest wäre unverzichtbar, sind bereits Ersatzstoffe für einige Anwendungsbereiche gefunden worden. Der Gesetzgeber verlangt einen stufenweisen Abbau bis 1990. Bis dahin werden beinahe alle Asbestprodukte vom Markt verschwunden sein.

Jeder von uns kann allerdings schon heute auf einige umweltfreundliche, asbestfreie Produkte zurückgreifen, die am „Blauen Umweltengel" zu erkennen sind. Dazu gehören: Fußbodenbeläge, Kupplungs- und Bremsbeläge und andere.

Plastik ist Fortschritt?

Wenn Plastikerzeugnisse ein Synonym für Fortschritt sind, dann haben wir es wirklich weit gebracht. Kaum ein anderer Bereich der chemischen Industrie hat in den letzten drei Jahrzehnten eine so große Wachstumsrate zu verzeichnen, als der der Kunststoffe. Die Ausgangsstoffe dafür sind Vinylchlorid (VC), Acrylnitril und Styrol, um nur einige, wichtige zu nennen. Was aus ihnen entsteht sind in der Hauptsache das PVC (Polyvinylchlorid), das Polyacryl (PA) und Polystyrol. Diese Produkte müssen hohen technischen und biologisch-medizinischen Anforderungen genügen, denn wir haben damit ganz „hautnahen" Kontakt: Kleidung, Haushaltsartikel, Verpackungsmaterialien für Lebensmittel, Spritzen für Arztpraxen und Krankenhäuser, Spielzeug und vieles mehr.

Ganz unproblematisch sind diese Kunststoffe leider nicht. Tierversuche, die teilweise und oft nicht sehr ausführlich durchgeführt worden sind, zeigen zumindest eines: Kunststoffe und vor allem ihre Ausgangssubstanzen können Krebs erzeugen. In Deutschland allerdings muß bei einem Stoff erst nachgewiesen werden, daß er für Menschen schädlich ist. Ist der Mensch also ein Versuchskaninchen? An dieser Stelle sollte einmal darauf hingewiesen werden, daß beispielsweise in den USA, bereits dann ein Gesundheitsrisiko für den Menschen angenommen wird, wenn man bei Tierversuchen Krebs oder andere Krankheiten feststellt. Und man handelt dort danach. Auch die Ostblockstaaten sind uns auf diesem Gebiet um eine Nasenlänge voraus. Dort betragen die MAK- und MIK-Werte oft nur ein Zehntel oder weniger dessen, was Beschäftigten bei uns in der Bundesrepublik an Gift am Arbeitsplatz zugemutet wird.

Die „VC-Krankheit"

Nachdem man bei uns in Deutschland die Krebsgefährlichkeit für Menschen erst beweisen muß, gibt es ein großes Problem. Die Latenzzeit für Krebs beträgt zwischen zehn und fünfzig Jahren. Das heißt vom Einwirken einer Substanz bis zum Ausbruch der Krankheit können Jahrzehnte vergehen. Manche erleben sie zum Glück überhaupt nicht mehr. Aber es vergehen auch Jahrzehnte, bis man weiß, daß eine Substanz gefährlich ist.

Plastik wird in großem Umfang seit etwa 30 Jahren in der Bundesrepublik Deutschland hergestellt. Das bedeutet, daß wir seit etwa zehn Jahren von den ersten Erkrankungen bei Menschen Bescheid wissen. Die Gefährlichkeit von Vinylchlorid (VC) wäre vielleicht erst sehr viel später erkannt worden, wenn das VC nicht unter anderem einen sehr seltenen Leberkrebs erzeugte: ein Hämangiosarkom. Der Fall eines Arbeiters, der bei der Herstellung von PVC aus VC beschäftigt war und auch die Reaktionskessel reinigte, war einer der ersten. Wegen chronischer Schmerzen kam er ins Krankenhaus. Er hatte sehr stark abgenommen, eine Bauchvergrößerung und eine Leberzirrhose. Einen Monat nach der Einlieferung in die Klinik starb er. Eine Autopsie ergab: chronische Vinylchlorid-Vergiftung.

Was ist Vinylchlorid eigentlich? – Es ist ein Gas. (Es hat seinen Siedepunkt bereits unter Null Grad Celsius.) In dieser Form diente es als Treibstoff für Spraydosen und wurde eine Zeitlang in der Anästhesie verwendet. Als seine Kanzerogenität bekannt wurde, warnte der amerikanische Hersteller 1973 die Behörde. Diese verbot daraufhin die Verwendung von VC für Aerosole in der Lebensmittelzubereitung, in Krankenhäusern und in geschlossenen Räumen. Ein Jahr darauf wurden in den USA Aerosolpräparate für medizinische Anwendungen, Haar- und Fußspray, Reinigungsmittel, Deodorantien aus dem Verkehr gezogen.

In der Hauptsache dient das VC jedoch zur Erzeugung von PVC unter hohen Temperaturen. Bei diesem Vorgang entweichen große Mengen VC in die Atmosphäre. Deshalb erkranken auch Menschen, die in der Umgebung von solchen Werken leben. Im Herbst 1974 waren bei uns bereits 49 Krebstodesfälle unter Arbeitern bekannt. Man stellte nun weitergehende Untersuchungen an: die Häufigkeit für Lungenkrebs und einem Gehirntumor ist für PVC-Arbeiter 60%, beziehungsweise 320% größer als für die Allgemeinheit. Diese Zahlen sind alarmierend. Da die Diagnose sehr schwierig und andere Ursachen ausgeschlossen werden müssen, wurden bis 1974 in der Bundesrepublik Deutschland nur 180 Fälle bekannt. 57 wurden als Berufskrankheit anerkannt. Zumeist wird in einem solchen Fall erst einmal eine „Säuferleber“ diagnostiziert. Wirklich sicher ist man sich im Augenblick erst nach dem Tode des Erkrankten, wenn man eine Autopsie durchführt. 1974 wurden die Betriebe aufgefordert, dafür zu sorgen, daß die Konzentration von VC am Arbeitsplatz 50 ppm nicht überschreitet.

Diese Werte sind im sogenannten Privatbereich zum Teil erheblich höher gewesen. Bis Mitte der sSiebziger Jahre wiesen die Schallplatten, die aus PVC gepreßt wurden, noch einen VC-Restgehalt von 0,3% auf, Lebensmittel, die in PVC verpackt waren, hatten beispielsweise 3,5 mg VC pro ein Liter Apfelsaft. Die meisten PVC-Produkte wie Joghurt- und Margarinebecher, werden jetzt sorgfältiger hergestellt. Aber die

Frage, ob wir jetzt auf jeden Fall vor dem giftigen Stoff geschützt sind, die kann uns niemand beantworten.

Vor allem, wie könnten wir uns vor den giftigen Dämpfen schützen, die entstehen, wenn PVC-Materialien bei einem Unglück verbrennen? – Wie vor den Abgasen der Müllverbrennungsanlagen, die PVC zu vernichten haben, wobei ebenfalls wieder VC entstehen kann?

Da den Warnungen über die Giftigkeit von VC lange Zeit nicht die gebührende Aufmerksamkeit geschenkt wurde – die ersten Hinweise kamen 1949 aus der Sowjetunion – erwarten die Mediziner in den nächsten Jahren weitere Erkrankungen (Latenzzeit: 20 bis 30 Jahre). Die typischen Krankheitssymptome sind:

– Verformung der Fingerkuppen;
– Absterben der Finger;
– Aufweichen der Knochen;
– Herz- und Kreislaufbeschwerden.

Für die Zukunft sollte der empfohlene Wert von 50 ppm in der Betriebsatmosphäre noch einmal überdacht werden. Bei 16% der Versuchstiere führte diese VC-Konzentration in der Luft zu den Angiosarkomen der Leber. Etwas Positives ist in den deutschen Betrieben bereits geschehen: Die Reinigung der Autoklaven wird maschinell durchgeführt. Der VC-Gehalt der Lebensmittelverpackungen wurde zumindest bei inländischen Produkten stark reduziert.

Plastikflaschen für Limonade gesundheitsgefährdend

Für Acrylnitril und Styrol gilt im wesentlichen vieles, was bereits für Vinylchlorid gesagt wurde. Noch fehlen Studien mit Tierversuchen, die genaueres über mögliche Reaktionen auf diese Verbindungen angeben können. In Deutschland müssen wir uns im Augenblick in weiten Bereichen an Ergebnisse aus den USA halten:

1977 wurden bestimmte Plastikflaschen für Limonade verboten, die aus Polystyrolacryl gefertigt waren. Der Grund: das

Acrylnitril wird nicht vollständig zu Polystyrol polymerisiert und die Reste des Stoffes können wandern und von dem Getränk aufgenommen werden. Der Anteil des kanzerogenen Acrylnitrils war also zu hoch. Zur gleichen Zeit wurde weiter gewarnt. Textilien aus Polyacryl enthalten immer geringe Anteile des nicht umgesetzten Ausgangsproduktes, das sich beim Gebrauch langsam freisetzt. Es bestünde, so meinte man, eine gewisse Gefahr beim hautnahen Kontakt mit diesen Fasern. Später wurden diese Aussagen wieder etwas zurückgenommen. Die amerikanische Verbraucherkommission schränkte ein, daß der Anteil der Acrylintrilfasern unter 1 ppm läge und damit nicht schädlich wäre. Fest steht aber, Acrylnitril ist krebserzeugend.

Ein weiterer im Bunde der Plastikprodukte ist das Polystyrol, das aus Styrol hergestellt wird. Man weiß auch in diesem Fall noch zu wenig. Was man weiß ist, daß Styrol Chromosomenschäden bei Arbeitern hervorgerufen hat. Das läßt immer einen Krebsverdacht aufkommen. Bei Mäusen ist er bereits bestätigt.

Die Staublunge, eine neue Volkskrankheit

Unter Staublunge verstand man eigentlich bislang die Quarzstaublunge der Kumpels im Bergbau, denn sie waren seit Jahrhunderten in der Hauptsache davon betroffen. Die Zahl der berufsbedingten Erkrankungen ist in den letzten zwei Jahrzehnten erheblich zurückgegangen. Das ist nur natürlich, denn immer weniger Arbeitnehmer sind im Bergbau beschäftigt. Die Zechen haben geschlossen. Leider ist ein Trugschluß, anzunehmen, daß die Silikose und die Siliko-Tuberkulose wirklich auf dem Rückmarsch sind. Im Gegenteil, es werden in der letzten Zeit die Warnungen immer lauter, daß die Zahl der „Staublungen" bald wieder ansteigen wird. Diesmal sind nicht allein die Bergleute betroffen.

Die Staubkonzentration ist in den vergangenen Jahren vor allem in den Ballungsräumen höher geworden. Dabei ist der Anteil des Grobstaubes, wie wir schon gehört haben, zurückgegangen. Aber der feine, der gefährliche Staub, ist uns in steigendem Ausmaß geblieben. Dieser Staub kann, das weiß man bereits seit über 100 Jahren, bis in die kleinsten Verästelungen in der Lunge vordringen. Ganz sauber und rein ist die Lunge etwa bis zu einem Alter von sechs Jahren. Dagegen hat bereits ein 15jähriger 170 mg Staub in der Lunge. In Industriegebieten sammeln wir in unserem Leben etwa 3 g Staub. Dieser Wert wäre um ein Vielfaches höher, wenn sich unsere Lunge nicht wehren könnte.

Nach 30 Jahren müßte man bei Bergleuten etwa 110g Staub in der Lunge erwarten, von denen werden aber „nur" etwa 18g gefunden. Die Suche nach dem Rest ist einfach. Bereits die Härchen in der Nase und vor allem die Flimmerhärchen in der Lunge sorgen dafür, daß Feststoffe zurückgehalten und heraustransportiert werden. Ein chronischer Husten ist auch ein Zeichen dafür, daß immer wieder Schadstoffe ausgehustet werden müssen. Die bereits besprochene Bronchitis zeigt, daß Staub und verschiedene Giftstoffe in unzureichendem Ausmaß ausgefiltert werden. An Silikose und Siliko-Tuberkulose erkranken vor allem Säuglinge und ältere, geschwächte Menschen.

Es ist schwierig für den einzelnen von uns, etwas für seinen und den Schutz seiner Familie zu tun. Die Wahl des Wohnortes spielt eine große Rolle. Leben wir aber in einem gefährlichen Gebiet, sollte vor allem in den Wintermonaten nur kurz gelüftet und für ausreichend Luftfeuchtigkeit gesorgt werden. Am wirkungsvollsten kann natürlich der Gesetzgeber darauf einwirken, daß die Emission von Feinstaub erheblich eingeschränkt wird.

Krebs von Berufes wegen

Zum Thema Berufskrankheiten muß abschließend gesagt werden, daß es sich dabei in immer größerem Umfang um verschiedene Krebserkrankungen handelt. Das Teuflische daran ist, daß durch die lange Latenzzeit uns erst langsam die Folgen unserer industriellen und vor allem chemischen Revolution vor Augen geführt werden. Wirtschaftlichkeit, gesteigert bis zur Profitgier, haben oft die Sicherheitsvorkehrungen für

Arbeiter in den Betrieben äußerst minimal gestaltet und Risiken heruntergespielt.

1973 kam auf, daß 140 Beschäftigte einer italienischen Farbenfabrik an Blasenkrebs gestorben waren. Davon 54 allein im Ablauf eines Jahres. Im Krankenhaus rangen weitere 42 mit dem sicheren Tode. Die Arbeiter kamen aus einer armen Gegend und hatten aus Angst um ihren Arbeitsplatz jahrelang die Augen vor den Gefahren geschlossen. Ebenso die Behörden. Nach einem Verfahren gegen den Inhaber der Fabrik wurde diese geschlossen. Für viele viel zu spät. Gefährdet an Blasenkrebs zu erkranken sind alle Arbeiter, die mit Gummi zu tun haben, denn sie haben Kontakt mit dem kranzerogenen Naphtylamin.

Außerdem zeichnet sich etwas anderes ab. Alle diese Krankheiten bleiben nicht nach Feierabend hinter den verschlossenen Firmentoren, sondern sie werden weit darüber hinausgetragen. Dies beweist eine Landkarte der USA, in der die Gebiete mit überdurchschnittlich hohen Blasenkrebsraten eingetragen worden sind. Diese Gebiete decken sich mit den Zentren der Auto- und chemischen Industrie. Der Schutz der Werktätigen wird immer mehr ein sehr notwendiger Schutz für uns alle.

Die „Schnüffler"

Die „Schnüffler", das sind nicht Detektive, die die brisanten Kriminalfälle lösen. Diese Schnüffler haben ein anderes Laster. Gemeinsam mit Detektiven haben sie nur, daß sie ihre Nase in alles mögliche stecken und vor allem in Dinge, die sie nichts angehen. Die Schnüffler von heute riechen bevorzugt an Lösungsmitteln und Farben. In den Lösungsmitteln steckt beispielsweise das Trichloräthylen. Dieses hatte man bekanntlich früher als leichtes Narkosemittel benutzt. Es hat eine euphorische Wirkung. Diese Wirkung, sich in eine beschwingtere und gelöstere Stimmung versetzen zu lassen, ist von Jugendlichen in der letzten Zeit, als beliebtes Stimulans, als legale Droge sozusagen, mißbraucht worden. Der Chlorwasserstoff, an dem so gerne geschnuppert wird, kann aber Schäden am zentralen Nervensystem verursachen. In sehr hohen Konzentrationen kann das Trichloräthylen bei Mäusen Lebergeschwülste und Lungenkrebs bewirken.

Die Schnüffelei ist nur ein krasses Beispiel dafür, wie viele Schadstoffe, die wir am Arbeitsplatz kennengelernt haben, sich in unserem privaten Bereich breit machen. Unfreiwillig wird nämlich in großem Umfang geschnüffelt. Jedes neue Möbelstück, das noch ganz „neu" riecht, jeder Farbanstrich, die neu angeklebte Tapete, bringen uns mit größter Wahrscheinlichkeit mit giftigen Substanzen in Kontakt.

Mit der häuslichen Atmosphäre steht es nicht zum besten

Die schlechte Luft, die uns von unserer Umwelt zugemutet wird, ist manchmal gar nicht so übel, wenn man daran denkt, wie sehr unsere Luft zu Hause mit Schadstoffen angereichert sein kann. Besonders in den Städten ist das „heimatliche" Klima in den eigenen vier Wänden ziemlich mies. Zu den bereits bekannten Schadstoffen kommen weitere verunreinigende Faktoren hinzu. Farben und Holzverkleidungen geben ihre belastenden „Düfte" genauso ab wie Baumateralien, Fußbodenbeläge, Haushaltschemikalien, Pflegemittel, der Gasherd und die Raucher.

Zuhause ist es uns allein überlassen, für eine gesundheitsgerechte Atmosphäre zu sorgen. Wenn wir es richtig machen, dann können wir zumindest in unserem privatesten Bereich manche negativen Unwelteinflüsse ausschalten oder wenigstens mindern. Eine Anstrengung, die sich lohnt. Laut Statistik verbringen wir etwa 70% unserer Zeit und damit beinahe zwei Drittel unseres Lebens in unserer Wohnung.

Formaldehyd lehrt uns das Fürchten

Das Formaldehyd ist ins Gerede geraten und das nicht umsonst. Formaldehyd verursacht in seinen leichteren Auswirkungen „nur" Reizungen der Schleimhäute, Kopfschmerzen und Atembeschwerden; jetzt hat man entdeckt, daß es auch Krebs erregen kann. In der letzten Zeit ist es uns auch klar gemacht worden, was diese Chemikalie alles kann und daß wir sie praktisch in jedem Winkel unseres Heimes antreffen.

Formaldehyd wird in der Hauptsache in Klebern und Leimen verwendet, das heißt, es ist in Spanplatten, Sperrholz oder Preßholz und damit auch in den Möbeln. Außerdem ist der wasserlösliche Lungenreizstoff in Lacken und Kunststoffschäumen. Je nachdem, welche Temperatur und Luftfeuchtigkeit in unseren Räumen herrschen, werden bestimmte Dosen des Giftes freigesetzt. In Neubauten ist besonders im Sommer die Belastung hoch. Es kommt dabei zu Formaldehydkonzentrationen, die über den gesetzlichen Werten liegen.

Das Heimtückische daran ist, daß man es nicht immer „riechen" kann – im wahrsten Sinne des Wortes. Wer sich neue Möbel gekauft hat, der lüftet in den ersten Tagen verstärkt. Aber das hilft nichts. Unsere Nase kann keine Ungefährlichkeit garantieren. Lange, etwa zwei bis drei Jahre, wird von den Einrichtungsgegenständen noch Formaldehyd abgegeben, während wir überhaupt nichts mehr merken.

Die Möglichkeiten, dem Giftstoff entgegenzuwirken, sind beschränkt. Die einzige wirkliche Alternative ist, keine Produkte mit Formaldehyd zu verwenden. Diese Substanz muß sowohl in Kosmetika, Haarshampoos und Fotochemikalien, als auch beim Ausschäumen von Dachverkleidungen und Hohlräumen gemieden werden. Bei Spanplatten hat die Industrie bereits reagiert. Es werden jetzt Spanplatten mit dem Vermerk „El" angeboten, die wesentlich geringere Formaldehyd-Mengen abgeben als herkömmliche Erzeugnisse.

Übelkeit und Brechreiz . . .

Übelkeit und Brechreiz sind nicht zwangsläufig die Folge eines verdorbenen Magens. Ihre Ursache können die chlorierten Kohlenwasserstoffe sein, die wir beispielsweise bei PCB und der VC-Krankheit kennengelernt haben und damit kommen sie auch im Spielzeug und in Haushaltsgegenständen aus Plastik vor. Sie sind in synthetischen Lacken und Lasuren zu finden und nicht zuletzt wieder in Holzschutzmitteln. Die weiteren Folgen für uns sind: Kopfschmerzen, Hautausschläge, allergische Reaktionen und Reizungen der Atemwege.

Noch viel gefährlicher werden diese Stoffe für uns, wenn bei einem Schwelbrand auch PVC-Produkte entzündet werden. Es entwickeln sich hochgiftige Dämpfe. Zu schwerwiegenden Zwischenfällen ist es bis heute immer wieder gekommen bei Großbränden in Kinos oder Tanzlokalen, deren Innenausstattung bevorzugt aus PVC-Produkten besteht.

Heimwerker ohne Werkschutz

Wer zu Hause werkelt und bastelt, für den gibt es keine MAK- und MIK-Werte, die überwacht werden. Wer also selbst zu Hammer und Säge greift, um Geld zu sparen, sollte nicht leichtsinnig sein. Die meisten Unfälle geschehen im Haushalt und beim Renovieren der Wohnung kommt man neben den chlorierten Wasserstoffen oft mit Asbest in Kontakt. Vor allem beim Arbeiten mit Isolationsstoffen, kann sich durch Abrieb Staub aus diesem fasrigen Mineral bilden, das für zahlreiche Krebserkrankungen verantwortlich ist. Besonders gefährlich ist das Zurechtschneiden und Verlegen dieses Materials.

Bei der unsachgemäßen Behandlung von asbesthaltigen Bau- und Isolationswerkstoffen kommt es nicht allein während des Arbeitens zu einer erhöhten Konzentration von Asbestfasern. Fehler können unsere Atemluft auf Jahre hinaus belasten, weil nämlich immer wieder etwas Asbeststaub frei werden kann. Bei der Do-it-yourself Renovierung der Wohnung ist also Vorsicht geboten. Außerdem sollten, wenn man die Möglichkeit hat, nur unbedenkliche Materialien verwendet werden.

Hausgemachte Luftverschmutzung

Den allerletzten Beweis der absoluten Schädlichkeit haben wir noch nicht in Händen, doch die Indizien sollten ausreichen. Wir zerstören unseren schützenden Ozongürtel in der oberen Atmosphäre mit einem ganz alltäglichen Gebrauchsgegenstand, der Spraydose. Die „Spraydose" galt bis kurzem als umweltneutral. Die Treibgase, das sind Fluorkohlenwasserstoffe, sind sehr stabil. Sie werden weder von Pflanzen, noch vom Boden oder vom Wasser aufgenommen oder abgebaut. Das war der Beweis für ihre Harmlosigkeit.

Vor etwa zehn Jahren entdeckten Wissenschaftler, daß die Treibgase aufsteigen können und in etwa 20 bis 40 km Höhe ihre Wirkung entfalten. Durch die starke UV-Strahlung können Chloratome der Treibgase abgespaltet werden, diese zerstören dann ihrerseits die Ozonmoleküle. In der Folge kann die Ozonschicht, die etwa 95% der ultravioletten Strahlung (UV-B) schluckt, ihre Aufgabe in geringerem Umfang erfüllen. Wenn die UV-B-Strahlung langsam zunimmt, steigt in gleichem Ausmaß die Rate der Hautkrebserkrankungen. Dabei sind Arme, Gesicht und Schultern besonders gefährdet. Wenn die Strahlung weiterhin um 0,5% im Jahr anwächst, dann rechnet man mit einer jährlichen Steigerung der Hautkrebserkrankungen von zwei Prozent. Außerdem wird unser ökologisches Gleichgewicht auf der Erde gestört, denn die intensivere UV-Strahlung führt klimatische Veränderungen herbei. Das Wachstum der Pflanzen würde gehemmt und die Ernten damit geringer ausfallen.

Der Großteil der Spraydosen wird von uns zuhause verbraucht wie die folgende Aufstellung beweist:

Spraydosenverbrauch Produkt	Verkauf 1981 (Mio. Dosen)
Haarpflegemittel	120
Körpersprays	115
andere Körperflegemittel	38
Insektizide und Pflanzenschutzsprays	36
Raumsprays	14
Schuh- und Lederpflegemittel	15
andere Haushaltssprays	49

Spraydosenverbrauch Produkt	Verkauf 1981 (Mio. Dosen)
Farben und Lacke	38
Autopflegemittel und technische Sprays	42
Pharmazeutika	23
sonstige Produkte	3
	493 Millionen Dosen

(*Quelle:* Seifen-Öle – Fette-Wachse, 11/1982)

Viele dieser Produkte sind natürlich praktisch und haben vor allem der Hausfrau in den letzten Jahren die Arbeit erleichtert. Trotzdem gibt es beispielsweise einige Sprays, die man aufgrund ihrer giftigen Wirkstoffe auf jeden Fall meiden sollte; dazu gehören Insektensprays, Backofen-, Wäsche-, Schuh- und Ledersprays, die bereits zu einer Reihe von Vergiftungen geführt haben. Besonders sind Kleinkinder gefährdet, die darin ein interessantes Spielzeug sehen könnten. Als Alternativen bieten sich oft das ganz normale Scheuerpulver und warmes Wasser an, die ebensogut reinigen können. Außerdem werden zahlreiche Produkte ebenfalls in Dosen oder Tuben angeboten. Man sollte auf diese Form zurückgreifen. Bei kosmetischen Produkten gibt es neben Spraydosen auch Pumpzerstäuber, Deostifte oder -roller.

Umweltfreundliche Spraydosen sind mit dem „Blauen Engel" gekennzeichnet. Vorsichtig muß man trotzdem mit ihnen umgehen, da diese Produkte mit Treibmitteln wie Propan, Kohlendioxid oder Stickstoffen gefüllt sind. Diese sind in der Regel brennbar oder ebenfalls giftig.

Energiesparen – der Geiz mit der Frischluft

Für diejenigen unter uns, die die Heizenergie nicht zum Fenster hinauswerfen wollen, ist es eine Kardinalfrage: wie habe ich möglichst viel frische Luft und dabei den geringsten Energieverlust beim Lüften? Falsch ist es auf jeden Fall, nicht zu lüften. Auch durch unsere eigenen Ausdünstungen verunreinigen wir unsere Zimmeratmosphäre mit Kohlendioxid, Mikroorganismen und Gerüchen. In Haushalten, in denen geraucht wird, kommen eine weitere Reihe von Schadstoffen dazu: Kohlenmonoxid, Rauchpartikel, Formaldehyd, die krebserzeugenden Nitrosamine und das Benzypren. Ein Nichtraucher atmet in einem verräucherten Zimmer während einer Stunde soviel Benzpyren ein, als hätte er vier Zigaretten selbst geraucht. Der Anteil an Nitrosaminen, den er mitbekommt, entspricht etwa 35 Zigaretten. Darüber hinaus konzentrieren sich die Ausdünstungen von Möbeln, Tapeten, Farben usw. in unserer Atemluft.

Auf das Lüften also können wir auf keinen Fall verzichten. Doch es gibt dabei einige Regeln, die uns Energie sparen helfen: nicht Dauerlüften sondern Stoßlüften heißt das Zauberwort. Drei bis vier Minuten pro Stunde einmal das Fenster kurz aufmachen ist bereits voll ausreichend. Wenn mehrere Personen in einem kleinen Raum sind, dann muß man öfters, also zweimal in der Stunde, den „Mief" herauslassen.

Eine Gefahr können der Kamin oder der Kachelofen für uns bedeuten. So heimelig es ist, am flackernden Feuer zu sitzen, dürfen wir nicht vergessen, daß offenes Feuer besonders viel Sauerstoff verbraucht. Außerdem sind viele von uns dazu übergegangen, einen Teil ihrer Abfälle selbst zu vernichten und dabei Holz zu sparen. Achtung: es gibt Abfälle, die haben nichts in unserem Kamin zu suchen: verbrennende Plastiktüten entwickeln giftige Dämpfe. Imprägnierte, beschichtete oder in anderer Form behandelte Holzteile setzen beim Verbrennen Giftstoffe frei. Aus holzfreiem Papier können Schwermetalle entweichen; das gleiche gilt für die sogenannten Öko-Briketts aus Alt- und Zeitungspapier. Nur raucharme Brennstoffe dürfen verwendet werden, das heißt frisch geschlagenes Holz muß erst etwa zwei Jahre lang gelagert werden, bis es eine Restfeuchte von maximal 20 Prozent aufweist.

„Take another sweater!"

„Take another sweater", bekommt man in England oft zu hören. Zieh noch einen Pullover an! – meint man damit, denn die Briten gehen mit ihrer Heizenergie wesentlich sparsamer um als wir Deutschen. Sie haben mit diesem Spruch auch nicht ganz unrecht. Wir müssen wirklich nicht im Winter Hochsommer in unserer Wohnung haben und nur ein T-Shirt oder eine dünne Bluse anziehen. Eine Raumtemperatur, die wesentlich über 20 Grad Celsius liegt, ist weder nötig noch gesund. Das Wärmeempfinden ist zwar individuell unterschiedlich, aber die folgenden Zahlen sind als Richtlinien von Medizinern empfohlen worden:

– Wohn- und Eßzimmer:	20° C
– Küche:	18° C
– Diele:	16° C
– Arbeitszimmer (benützt)	20° C
– Kinderzimmer	20° C
– Schlafzimmer	17° C
– Badezimmer	23° C
– Gästezimmer (unbenutzt)	16° C
– Gäste-WC	15° C

Grün tut gut

Die Rolle, die Pflanzen in unserem Heim spielen sollten, war lange Zeit umstritten. Das Gerücht, demnach Pflanzen im Schlafzimmer soviel Kohlendioxid ausscheiden, daß sie uns im Schlaf ersticken, ist nicht richtig. Es kommt natürlich auf die Menge der Pflanzen an. Grund für diese Vermutungen war, daß sich in der Nacht der Assimilationsprozeß umkehrt. Nachdem keine Photosynthese mehr abläuft – es fehlt das Sonnenlicht – geben die Pflanzen nicht mehr überwiegend Sauerstoff ab wie am Tag. Sie atmen vielmehr Kohlendioxid aus. Aber die Mengen sind unbedenklich.

Pflanzen haben aber einige Eigenschaften, die sie zu sehr wertvollen Mitbewohnern in unserem Zuhause machen können. Vor allem im Winter, wenn geheizt wird, leiden wir unter trockener Luft. Wir haben Halskratzen, niesen, ohne eine Erkältung zu haben, wir holen uns, weil die Schleimhäute angegriffen sind, bald einen Schnupfen. Pflanzen sind ideale Luftbefeuchter. Vor allem die Sumpfpflanzen wie das Zyperngras und der Papyrus können täglich bis zu zwei Liter Wasser verdunsten. Das reicht für ein Wohnzimmer mittlerer Größe vollauf.

Pflanzen brauchen die Schadstoffe, die wir ausatmen, um ihre Photosynthese durchführen zu können. Das heißt, sie können uns vor allem im Winter, wenn man nicht so ausgiebig lüften will, Heizenergie ersparen. Sie sind dankbare Abnehmer für das Kohlendioxid, das wir ausatmen und das in größeren Konzentrationen für uns giftig ist. Ein Zuviel von diesem Gas bedeutet für uns Kopfschmerzen, Schwindel- und Angstgefühle. Pflanzen ernähren sich davon.

Und zum Schluß sollte man nicht vergessen, daß Pflanzen – oft zum Ärger der Hausfrau – den Staub geradezu magisch anziehen. Diesen Staub können wir ganz leicht mit einem feuchten Tuch von den Blättern entfernen. Hätten wir ihn mit all den Giftstoffen belastet, aber eingeatmet, wären sie in unserer Lunge hängengeblieben und würden dort Schaden anrichten. So behüten uns Pflanzen vor dem „ungesunden" Staub.

Ein Komplott gegen unsere Gesundheit: die Zigarette und andere Tabakprodukte

Seit 1964 ist es kein Geheimnis mehr. Wer raucht begibt sich in Gefahr. Seitdem ist über die Schädlichkeit des Blauen Dunstes soviel gesagt und geschrieben worden, daß es wohl kaum einen Raucher gibt, der nicht wüßte, daß der „Glimmstengel", das beruhigende Pfeifchen oder die „Schmauch"-Zigarre zum Schädlichsten gehört, was wir uns selbst antun können. Selbstmord auf Raten? Ziemlich sicher.

Es ist immer wieder erstaunlich zu beobachten, wie sehr die meisten von uns denken können. Lungenkrebs, der ist doch nur für die anderen da – mich erwischt der nicht. Was macht uns so sicher, daß es nur die anderen betrifft, nicht uns? Für die Raucher unter uns sind die folgenden Zahlen und Fakten zusammengestellt. Jeder soll selbst entscheiden, wie hoch er die Wahrscheinlichkeit einschätzt, selbst einmal von den qualvollen Folgen des Tabakkonsums betroffen zu sein:

- Beinahe jeder zweite Mann und jede dritte Frau in der Bundesrepublik Deutschland rauchen. Eine Zunahme des Zigarettenkonsums ist dabei in den letzten Jahren vor allem bei Jugendlichen und Frauen zu beobachten.
- 100000 Menschen sterben jährlich in der Bundesrepublik Deutschland an Krankheiten, die durch das Rauchen verursacht werden.
- Raucher stellen 90 bis 98 Prozent aller Lungenkrebspatienten. Drei Prozent von ihnen können „geheilt" werden. Das bedeutet, daß im Jahr etwa 24000 Raucher an dieser Krankheit sterben.
- Raucher sterben im Durchschnitt 8,3 Jahre früher als Nichtraucher.
- Es bestehen Zusammenhänge zwischen Rauchen und Krebs der Lippe, der Mundhöhle, der Zunge, des Rachens, des Kehlkopfes, der Speiseröhre, der Harnblase, der Niere und der Bauchspeicheldrüse.
- Weitere Folgen sind: Raucherbein, chronische Bronchitis, Lungenemphysem, Magen- und Darmgeschwüre.
- Die Arterienverkalkung setzt wesentlich früher ein. Im Durchschnitt sind die Schlagadern eines 50jährigen, der 30 Jahre lang etwa 20 Zigaretten täglich verkonsumiert hat, so starr und brüchig wie die Blutgefäße eines 65jährigen Nichtrauchers. Deshalb sind Kreislaufstörungen und Herzinfarkte, Schlaganfälle und andere Folgen einer unzureichenden Blutversorgung sehr viel häufiger.
- Raucher sterben drei- bis fünfmal so häufig an einem Herzinfarkt als Nichtraucher.
- Raucherlungen werden durch die Gifte im Teer geschädigt, das heißt, daß diese Stoffe die Trennwände zwischen den Lungenbläschen zerstören. Das führt zu einer Unterfunk-

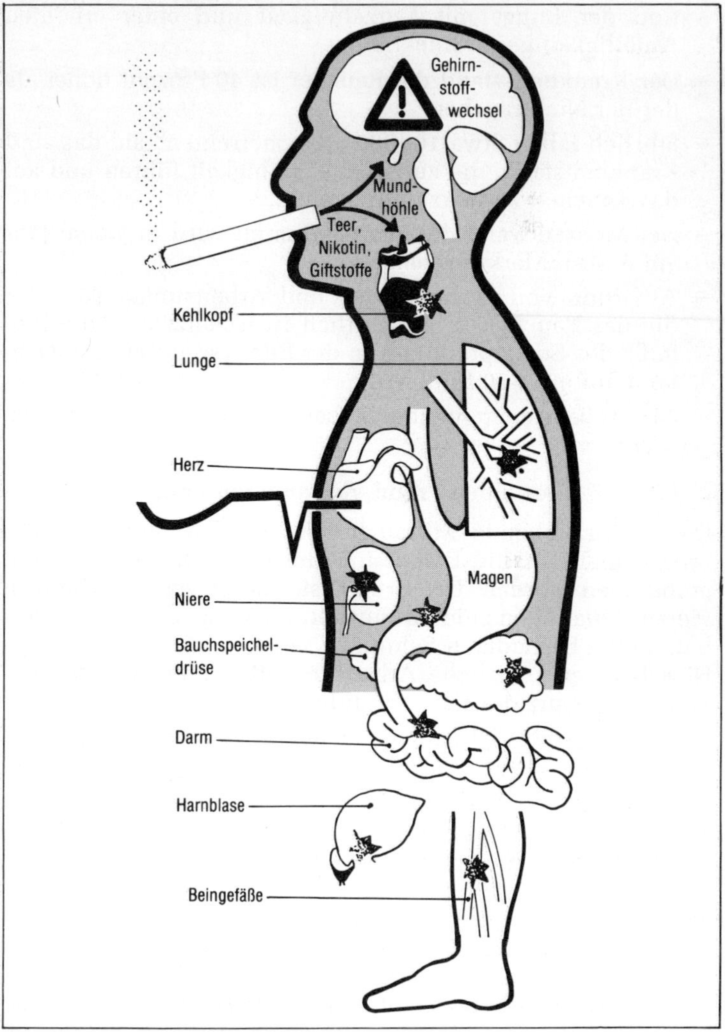

Krebsentstehung und Beeinträchtigung der Gesundheit durch Zigarettengenuß

tion der Lunge mit Kurzatmigkeit und einer erhöhten Anfälligkeit gegen Infektionen.

- Der Krankheitsstand der Raucher ist 40 Prozent höher als der der Nichtraucher.
- Jährlich fallen etwa 100000 „Raucherrenten“ an; das sind Krankheitsfälle, die zu Arbeitsunfähigkeit führen und auf das Rauchen zurückzuführen sind.
- Der Mehraufwand der Krankenkassen wird in jedem Jahr auf 3 Mrd. Mark geschätzt.
- Aufgrund von Erkrankungen und Arbeitsunfähigkeit, für die das Rauchen verantwortlich ist, schätzt man die Einbuße des Sozialproduktes in der Bundesrepublik Deutschland auf etwa 20 Mrd. Mark.
- Die Tabaksteuereinnahmen betragen im Jahr ca. 9 Mrd. Mark.

Des einen Freud, des anderen Leid!

Der nichtrauchende Mitraucher ist in den letzten Jahren immer mehr in die Diskussion um den Blauen Dunst mit einbezogen worden. Der Grund ist, daß er von Rauchern in vielen Situationen zum Mitrauchen gezwungen wird und deshalb einen besonderen Schutz zu seiner Gesundheit braucht. Dies hat der „Ärztliche Arbeitskreis Rauchen und Gesundheit“ auch ganz drastisch formuliert:

> „Das Recht des Nichtrauchers auf körperliche Unversehrtheit muß Vorrang haben vor dem Recht des Rauchers auf den Genuß seines Suchtmittels.“

Was hat die Mediziner eigentlich veranlaßt, Maßnahmen gegen die Raucher zu fordern? Daß beispielsweise überall dort, wo Nichtraucher und Raucher in einem Raum zusammen sein müssen, ein generelles Rauchverbot erlassen wird? – Ganz einfach. Passivrauchen ist beinahe so schädlich wie Aktivrauchen. Man hat festgestellt, daß das Kohlenmonoxid, schädliche organische Verbindungen, DDT, Arsen, Blei, Cadmium, Nikotin und Stickoxide ebenfalls passiv in einem verrauchten Raum aufgenommen werden. Außerdem enthält der

Nebenstrom der Zigarette, also der Rauch der von ihr ausgeht wenn der Raucher nicht an ihr zieht, wesentlich mehr krebserzeugende und schädliche Stoffe wie Nikotin, Pyridin, Phenole. Ammoniak enthält als der sogenannte Hauptstrom, den der Raucher selbst inhaliert. Im Nebenstrom ist dreimal mehr krebserregendes 3,4 Benzpyren als im Hauptstrom. Das heißt im Klartext, daß Nichtraucher das Gesundheitsrisiko der Raucher beinahe in vollem Umfang mittragen müssen. Das ist unfair.

– Man hat festgestellt, daß Beschäftigte im Gaststättengewerbe auch als Nichtraucher häufiger an Bronchialkrebs erkranken als die übrige Bevölkerung.
– Das gefährliche 3,4-Benzpyren tritt in verqualmten Lokalen in einer Konzentration von 2,8 bis 14 mg/m^3 auf; mittlere Werte in der Großstadtluft betragen dagegen nur 0,28 bis 0,48 mg/m^3.
– Da sich das Kohlenmonoxid mit dem Sauerstoff verbindet, wird die Versorgung des Gehirns mit Sauerstoff vermindert. Mitrauchen hat also auf das Gehirn und das Nervensystem folgende negativen Auswirkungen: es mindert die Konzentrationsfähigkeit, das Urteilsvermögen, die Merkfähigkeit und die Reaktionszeit.
– Wer gezwungen wird passiv zu rauchen, leidet an Augenbindehautreizungen, Kopfschmerzen, Übelkeit, Schwindel und anderen Symptomen.

Interessant ist in diesem Zusammenhang ein Gerichtsurteil, das 1984 in Schweden aktenkundig wurde und auch bei uns in der Presse Beachtung fand. Es ging dabei um den Lungenkrebstod einer 50jährigen Frau, die in ihrem Leben keine Zigarette angefaßt hatte. Ihre Hinterbliebenen klagten auf Anerkennung eines Arbeitsunfalles. Warum? Die Verstorbene war gezwungen gewesen, 15 Jahre lang mit starken Rauchern in einem Raum zu arbeiten. Das Gericht gab der Klage nach und die Familie erhielt eine Entschädigung. Aber kann man für den Verlust einer Frau und Mutter entschädigen?

Die allerjüngsten Raucher in unserer Gesellschaft sind noch nicht einmal geboren. Bereits als Embryo müssen sie nicht wieder gutzumachende Schädigungen, die ihnen von Mutter und Umgebung zugefügt werden, widerspruchslos hinnehmen. Das Passivrauchen über die Mutter stellt für das Ungeborene eine besondere Gefahr dar. Raucherinnen haben erheblich mehr Früh- und Totgeburten als Nichtraucherinnen. Ihre Kinder sind im Durchschnitt 200 g leichter, was die Überlebenschancen des Neugeborenen in den ersten Tagen erheblich mindert. Die geistige Entwicklung von Kindern, deren Mütter

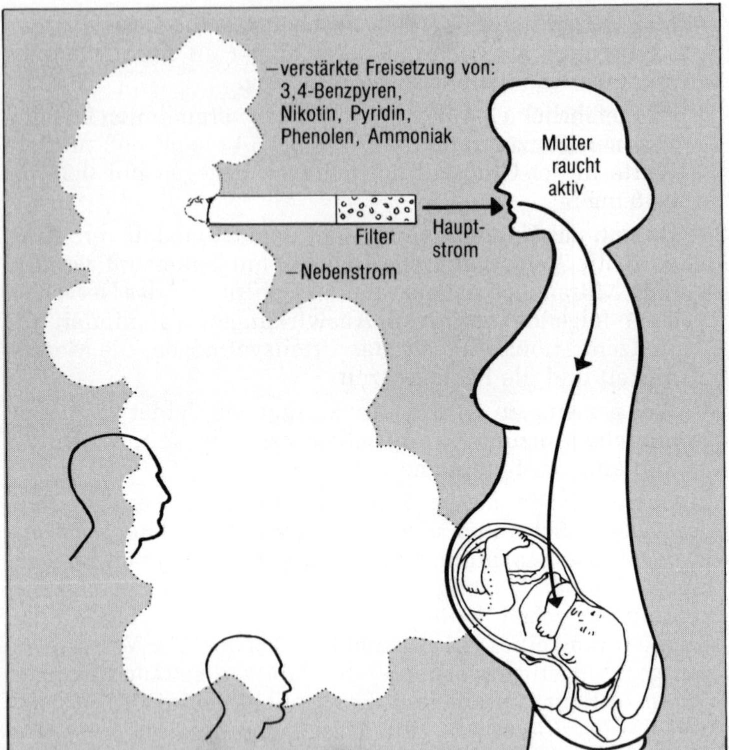

Schadwirkungen des „Nebenstroms" der Zigarette

während der Schwangerschaft geraucht haben, ist gegenüber Gleichaltrigen deutlich verzögert. Sie gehören immer zu den „Spätentwicklern“. Übrigens, diese Schädigungen gelten auch für ein passivrauchendes Kind einer passivrauchenden Mutter. Die Zeit der Schwangerschaft ist ebenfalls für den werdenden Vater eine verantwortungsvolle Periode und ein guter Grund, das Rauchen aufzugeben, seiner und der Gesundheit seiner Familie zuliebe.

Allergien – unser Immunsystem spielt verrückt

„Auf so etwas bin ich allergisch!“ – das ist leider für viele von uns nicht nur eine Redewendung. Allergisch kann man nämlich wirklich gegen fast alles werden. Gegen Tierhaare, Erdbeeren, gegen Bienen und Stechmücken, Nüsse, Kaffee, Pollen, Kernobst, nickelhaltige Jeansknöpfe, gegen Arzneimittel und sogar gegen Wasser und Licht. Eine der häufigsten Allergien ist der sogenannte Heuschnupfen, der 1917 erstmals ganz exakt medizinisch beschrieben wurde. Allergien haben in den letzten Jahren zugenommen. Die Betroffenen wissen oft nicht einmal warum sie sich so elend fühlen, plötzlich Ausschläge und Ekzeme bekommen und vom simplen Genuß eines Apfels einfach krank werden.

Unter Allergie versteht man heute eine spezifische Änderung der Immunitätslage im Sinne einer krankmachenden Überempfindlichkeit. Das bedeutet einfacher ausgedrückt: unser Immunsystem ist nicht in Ordnung. Das kompliziert aufgebaute Regelwerk des körpereigenen Abwehrsystems reagiert nicht normal, sondern auf vergleichsweise läppische Anlässe ziemlich hysterisch und zieht dabei wichtige unserer Lebensfunktionen in Mitleidenschaft. Für diese immunologische Fehlsteuerung gibt es tausendundeinen Anlaß und ebensoviele Auswirkungen. Im allerschlimmsten Fall kommt es beispielsweise bei einem Bienenstich zu dem sogenannten anaphylaktischen Schock. Die Situation ist lebensbedrohend. Atemnot und ein Zusammenbruch des Kreislaufes sind die Folgen.

Das lästige „Rosenfieber“

Die häufigste allergische Erkrankung ist das Heufieber, der Heuschnupfen, was vom Mediziner auch Pollinasis genannt wird. Es kommt hier zwar nicht zu ernsten Erkrankungen wie der Anaphylaxie, aber die Folgen sind für die Betroffenen meist quälend und sehr unangenehm. In der blumenreichen arabischen Sprache kannte man dieses Phänomen, das eben immer zur Zeit der Pflanzenblüte und dem damit verbundenen Pollenflug verbunden war, unter der Bezeichnung „Rosenfieber“. Das klingt schöner als es in Wahrheit für die etwa fünf bis zehn Prozent der Bevölkerung ist, die am Pollenschnupfen oder Pollenasthma leiden.

Die typischen Symptome sind:

- Juckreiz;
- Tränen der Augen, Druckgefühl in den Augen;
- Niesreiz;
- geschwollene Nasenschleimhäute;
- Beschwerden in den Nebenhöhlen, Ohren und im Gaumen;
- Kopfschmerzen;
- allgemeine Mattigkeit und
- in einigen Fällen treten asthmaähnliche Hustenkrämpfe auf.

Treffen kann es fast jeden. Wobei es Anzeichen dafür gibt, daß eine Anfälligkeit für Allergien vererbt werden kann und die Stillzeit eines Kindes eine erhebliche Rolle spielt. Je länger ein Baby gestillt wird, um so eher ist sein Immunsystem in Ordnung. Der Heuschnupfen ist für die Gleichberechtigung: Männer und Frauen erkranken gleich häufig. Das „erste Mal“ ist meist, wenn man zwischen 20 und 30 Jahre alt ist. Dabei sind Frauen manchmal bereits früher betroffen. Den Namen Heuschnupfen hat diese Krankheit bekommen, da sie saisonbedingt ist. Je nachdem, wo ihre Schwächen liegen, können die meisten Allergiker bereits am Kalenderdatum ersehen, wann sie krank werden.

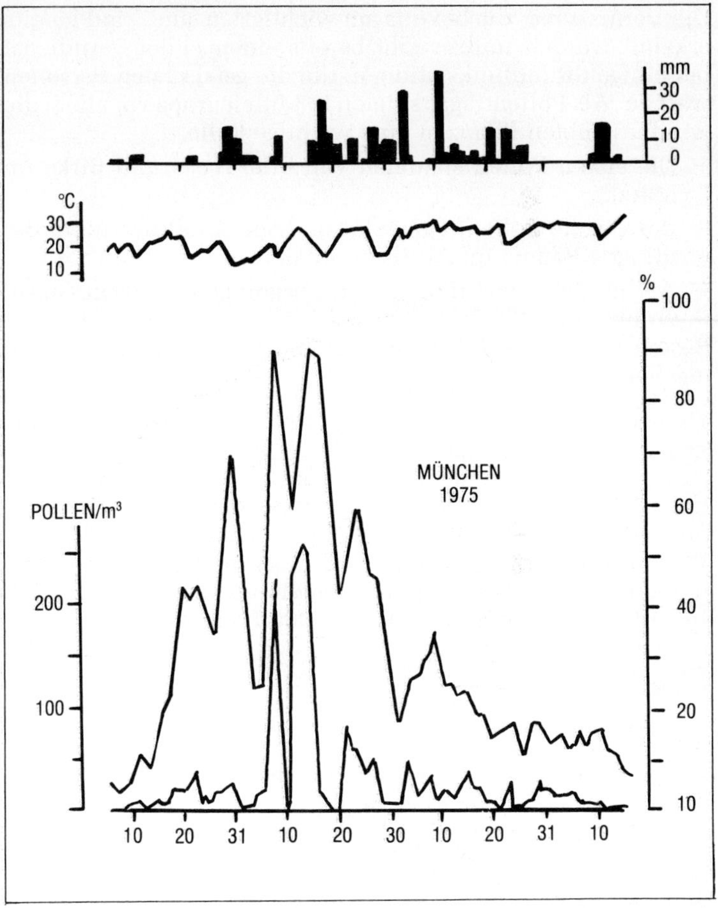

1975 wurde in München bei 96 Patienten das Auftreten allergischer Beschwerden im Zusammenhang mit dem Pollenflug beobachtet. Oben die Niederschlagsmengen, darunter die höchsten Tagestemperaturen, dann die prozentuale Häufigkeit der Erkrankungen und darunter aufgetragen die Pollendichte pro Kubikmeter Luft. Man erkennt deutlich, welche Folgen die regenarmen, heißen Tage haben: Die Pollen werden ausgeschleudert. Das Heufieber grassiert.

Die Verursacher, die bei uns am wichtigsten sind, sind bereits erkannt worden und es gibt bereits einen Pollenwarndienst bei einigen Rundfunkstationen, die die gefährdeten Personen warnen. Als Pollenträger spielen in Mitteleuropa vor allem die windbestäubten Pflanzen eine wichtige Rolle.

– Die ersten Pollen stammen von Erle, Hasel und Birke im März.
– Das zweite Pollenflugmaximum kommt mit der Blüte der übrigen Bäume im April und Mai.
– Ab Juni, aber vor allem ab Juli, beginnen die ersten Gräser zu blühen.

Besonders sie sind es, die vielen Allergikern zu schaffen machen.

Darüber hinaus gibt es nicht nur jahreszeitliche Schwankungen, sondern auch tageszeitliche. Die Belastung ist besonders in ländlichen Regionen tagsüber am größten. In Großstädten dagegen ist die Situation eine andere. Hier kommt es oft erst am späten Abend zu einem Maximum von Pollen in der Luft. In München ist es zum Beispiel gegen 21 Uhr. Ihnen zu entkommen ist dabei ziemlich schwierig. Man nimmt an, daß in Mitteleuropa pro Jahr etwa 27 000 Pollenkörner pro Quadratzentimeter niederfallen.

Auswandern, Berufswechsel oder Medikamente?

Leicht haben es die von der Pollinasis betroffenen wirklich nicht.

Auch nicht diejenigen, die von Berufswegen mit Stäuben in Berührung kommen, auf die sie allergisch sind. Beispielsweise Bäcker, die beim Kontakt mit Mehl krank werden. Wenn sie, wie auch andere Berufsgruppen, nicht durch eine medizinische Behandlung desensibilisiert werden können, bleibt ihnen kaum etwas anderes als eine Umschulung übrig.

Was kann man aber nun tun? Ganz machtlos stehen wir den Allergie-Erkrankungen nicht mehr gegenüber:

– Den Pollen aus dem Weg gehen. Das ist der einfachste Rat für Heuschnupfler. Wer es so einrichten kann, sollte beispielsweise zur Zeit der Grasblüte einen Urlaub an der See planen oder in die Berge fahren, wo die Vegetation gegenüber dem Flachland etwas in Verzug ist.

– Eine weitere Möglichkeit ist, rechtzeitig Medikamente einzunehmen. Sie unterdrücken eine allergische Reaktion. Welches Mittel für uns am geeignetsten ist, kann am besten der behandelnde Arzt entscheiden. Es ist dabei wichtig, daß die Medikamente sorgfältig eingenommen werden.

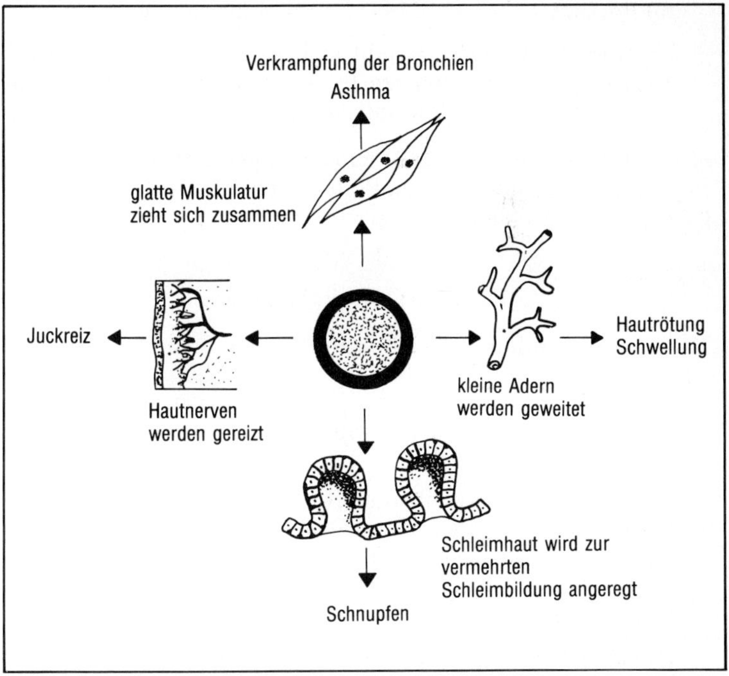

Die Wirkungsorte der Allergieerzeuger und die äußerlich fühl- und sichtbaren Folgen der Überträgerstoffe

Bereits bevor es uns schlecht geht. So unterbindet man den ersten Schritt des Heuschnupfens, das Freisetzen von Histamin in den Mastzellen.

– Eine andere Methode ist die Desibilisierung. Man geht davon aus, daß der Allergiker zu früh und zu stark reagiert. Deshalb versucht man das Immunsystem ein wenig „gleichgültiger" zu machen. Während der Behandlung wird es an die Stoffe und Materialien gewöhnt, auf die es normalerweise allergisch reagiert. Diese Behandlung dauert drei Jahre. Sie ist also ziemlich langwierig. Die Erfolgsquoten liegen aber sehr hoch. Sie liegen zwischen 50 bis 80 Prozent.

– Für die Desibilisierung gibt es eine Art Schnellverfahren. Man erhält dabei mehrere Injektionen täglich. Das macht aber einen Klinikaufenthalt nötig.

An eine Desibilisierung sollten diejenigen unter uns denken, die gegen Hausstaubmilben, Pollen, Schimmelpilze, Insektengifte und Berufsstäube allergisch sind.

Die allergiefreie Wohnung

Die Leidtragenden von Allergien haben noch eine weitere Möglichkeit, sich ihr Leben mit einer Allergie leichter zu gestalten. Schon unsere allernächste Umgebung ist manchmal „verseucht" mit Stoffen und Substanzen, die uns das Leben schwer machen können.

– Eine ungestörte Nachtruhe ist wichtig; zu Zeiten des Pollenfluges sollte man allerdings nicht mit sperrangelweit geöffneten Fenstern schlafen oder sie zumindest in den frühen Morgenstunden wieder schließen, bevor der Pollenflug beginnt.

– Die Wohnräume müssen trocken gehalten werden.

– Häufiges Staubsaugen schützt vor vermehrtem Staub in der Atemluft.

- Teppiche produzieren und horten Staub, man sollte auf sie verzichten und Parkettböden verlegen.
- Besonders wer auf Tierhaare allergisch ist, muß auf Haustiere verzichten, auf den Pelzmantel wie auch auf Spielzeug aus Naturfell.
- Mögliche Brutstellen für Schimmelpilze müssen beseitigt werden. Bevorzugte Orte sind Zimmerpflanzen, Klimaanlagen, feuchte Tapeten, Wandrisse und Holzpaneelen.
- Der Allergiegeplagte sollte auf die üblichen Matratzen aus Kapok, Seegras oder Roßhaar verzichten und durch Schaumstoffmatratzen ersetzen.
- Genauso sollten anstelle von Federbett und Federkissen Dralondecken und Schaumstoffkissen im Schlafzimmer Einzug halten.

Wir haben keine Wahl

Das ist natürlich nicht richtig. Sehr wohl haben wir die Wahl, wie die Luft beschaffen sein soll, die wir einatmen. Wir können sogar aktiv daran mitarbeiten, daß sich ihr Zustand sogar verbessert und nicht nur gleich bleibt. Es ist übrigens nicht nur eine kleine Gruppe von uns, die das Gefühl hat, es muß etwas getan werden. Es ist eine große Gruppe von uns in der Bundesrepublik Deutschland bereit, dafür sogar Geld zu geben. Das Institut für Demoskopie Allensbach ermittelte in einer seiner Umfragen, daß wir gerne pro Jahr im Durchschnitt etwa 260 Mark jährlich für den Umweltschutz ausgeben würden. Wie wichtig die Entwicklung neuer Technologien ist zeigt, daß die meisten von uns dafür jährlich etwa 230 Mark erübrigen würden.

Es gibt dabei drei Bereiche, in denen wir uns mehr oder weniger engagieren können:

- Auto und Verkehr;

– Haushalt. Energiesparmaßnahmen bedeuten hier oft gleichzeitig eine Entlastung unserer Atmosphäre;
– Industrie.

Gerade dieser dritte Bereich ist für uns weniger zugänglich. Auf die Industrie und ihre Luftreinhaltungsmaßnahmen hat der einzelne von uns kaum Einfluß. Wir sind in diesem Fall in der Hauptsache auf die Einsicht der Industrie und des Gesetzgebers angewiesen. Auch der Zusammenschluß von Interessengruppierungen zu Bürgerinitiativen hat in der Vergangenheit große Erfolge gezeigt.

Mehr Baumschulen, weniger Fahrschulen!

Mehr Baumschulen, weniger Fahrschulen! Das war der Wunsch einer Schülerin in einem Aufsatz, den sie zum Thema Umweltschutz verfaßte. Sie hat damit mit einem der Hauptverunreiniger unserer Atmosphäre aufs Korn genommen. Wieviel Schadstoffe in unserer Luft aus dem Auspuff der Autos stammen, haben wir bereits erfahren und wir müssen wirklich nicht weiter zusehen, wie uns im wahrsten Sinne des Wortes die „Luft ausgeht".

Mit drei Verhaltensweisen können wir unsere Umwelt von unserem Auto zumindest teilweise verschonen:

– Verzicht auf den fahrbaren Untersatz. Das ist die simpelste Methode. Wir sollten das nicht gleich ablehnen. Damit soll ja nicht gesagt werden, daß wir unser Auto gleich abmelden müssen. Aber wir sollten einmal überdenken, ob wir wirklich jedesmal für die kleinste Erledigung den Wagen aus der Garage holen müssen. Vieles kann man auch zu Fuß erledigen. Etwas mehr Bewegung tut uns gut und die frische Luft ebenfalls.
– Wenn man schon mit dem Wagen einkaufen geht, sollte man sich überlegen, ob man seine Besorgungen nicht besser koordinieren könnte. Das bedeutet, daß man vielleicht nur einmal in der Woche den „großen" Einkauf macht.

– Der Weg zum Arbeitsplatz. Man kann auf öffentliche Verkehrsmittel umsteigen. Dies ist übrigens ein so attraktiver Gedanke, daß die Bundesregierung es bereits erwägt, auch Mitfahrer in Fahrgemeinschaften in Steuervorteile miteinzubeziehen.

Bleifrei ist die neue Parole

In den Vereinigten Staaten und in Japan wird es bereits seit Jahren praktiziert. Dort verfügen alle Kraftfahrzeuge über ein neues „Wunderteil“. Die Eigenschaften sind geradezu überwältigend. Dieses Fahrzeugteil verwandelt etwas über 90% der giftigen Abgasbestandteile in unschädliche Stoffe. Es handelt sich dabei um den Drei-Weg-Katalysator. Drei-Weg-Katalysator heißt dieses Zusatzteil, weil genau drei Schadstoffe von ihm eliminiert wrden: Kohlenmonoxid, Kohlenwasserstoffe und Stickoxide. Wie bereits der Name Katalysator

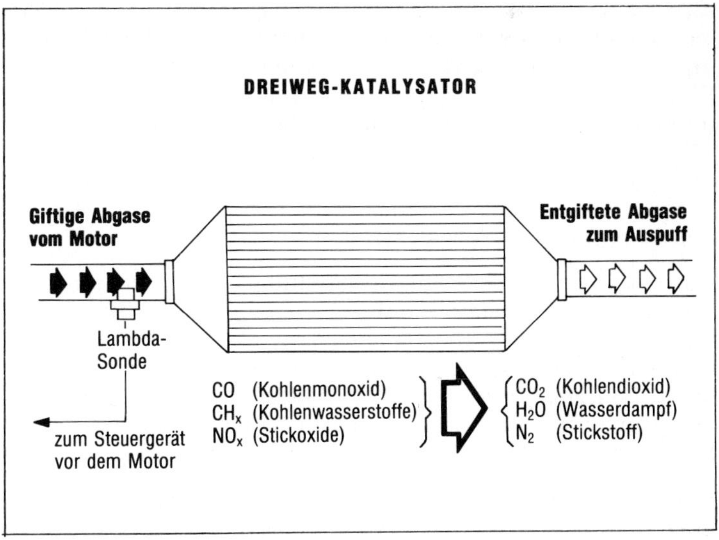

besagt, beschleunigt dieses Teil chemische Reaktionen ohne selbst dadurch verändert zu werden. Der Katalysator stellt dabei nur eine einzige Bedingung: Bleifrei muß es sein, das Benzin, das der Motor zugetankt bekommt. Blei macht den Katalysator kaputt. Bleifreies Benzin ist auch für die Umwelt eine gute Sache, denn so werden wir einen Großteil der Bleibelastung in unserer Atmosphäre los und außerdem werden andere, dem bleihaltigen Benzin bislang zugemischte, giftige Stoffe überflüssig. Da bereits zahlreiche weitere europäische Staaten erkannt haben, daß Katalysator und bleifrei unsere Zukunft bedeuten, wollen sie bald mitmachen, wir stehen mit einer Entscheidung für die reine Luft nicht alleine da.

„Schnell hat sich totgelaufen" sagt der Volksmund

Diesen Spruch kann man ergänzen mit „Schnell hat sich totgefahren". Aber dieses Argument hat vielen von uns noch nicht eingeleuchtet und zur Einsicht gebracht, daß man ein wenig langsamer unwesentlich später ans Ziel kommt. Nicht nur der Wirtschaftlichkeit wegen ist das „Tempolimit" in die Diskussion miteinbezogen worden. Der Einbau von Katalysatoren bringt nämlich keine sofortige Besserung, selbst wenn er zügig eingeführt wird. Erst in etwa zehn bis 15 Jahren, so rechnen die Experten, werden die schädlichen Altfahrzeuge von der Straße verschwunden sein. Ein Tempolimit dagegen würde unsere Luft sofort entlasten.

Die Forderung nach einer Geschwindigkeitsbegrenzung von 100 Stundenkilometern auf der Autobahn und 80 Stundenkilometern auf den Landstraßen ist nicht unbegründet. Man beruft sich dabei auf den unbestrittenen Tatbestand, daß bei allen Fahrzeugen der Kraftstoffverbrauch stark zunimmt, wenn sich das Fahrzeug seiner Höchstgeschwindigkeit nähert. Damit aber erhöht sich auch der Schadstoffausstoß.

Das Umweltbundesamt hat zu diesem Thema eine Studie anfertigen lassen. Das Ergebnis war, bei einem Tempolimit in

Geschwindigkeit und Schadstoffausstoß

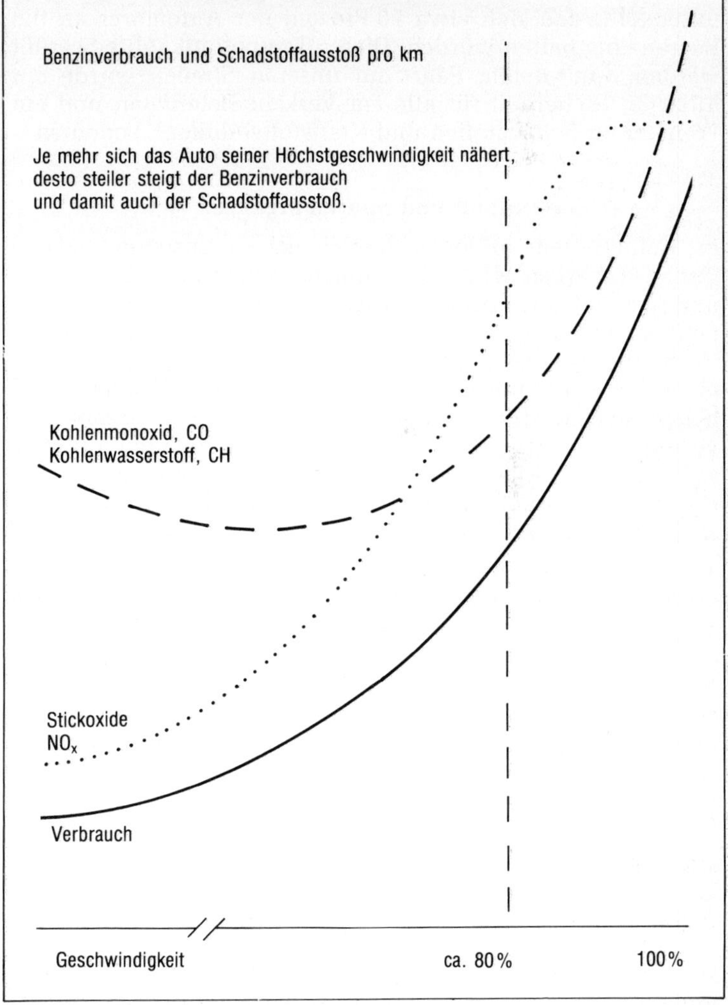

der Bundesrepublik würde die gesamte Belastung durch Stickoxid um etwa sechs Prozent verringert. Man hat dabei unterstellt, daß sich etwa 70 Prozent der Autofahrer an die Begrenzung halten würden. Dieses Tempolimit sollte begrüßt werden. Gedrosselte Fahrt auf unseren Straßen würde ein Mehr an Sicherheit für alle am Verkehr Beteiligten und ein Weniger an Schadstoffen und Kraftstoffverbrauch bedeuten.

Gesundheit und Sparen ergänzen sich

In kaum einem anderen Bereich als in unserem eigenen Zuhause merken wir, daß energiebewußt leben Kosten spart und unsere Umwelt schont. Die Luft wird bei uns in Deutschland zu einem großen Teil durch die Abgase der privaten Haushalte belastet. Experten haben ausgerechnet, daß wir etwa 15 Prozent unserer Heizkosten einsparen könnten. Wird beispielsweise die Zimmertemperatur um 1° C gesenkt, so verringern sich die Aufwendungen für die Heizung um etwa sechs Prozent. Man kann also 18 Prozent sparen, wenn man statt die Räume auf ungesunde 23° C zu überheizen sie nur auf 20 Grad erwärmt.

Wie wichtig das Lüften ist, wissen wir bereits. Damit ist aber ein kurzes Lüften gemeint, denn Möbel und Wände speichern etwa 60 Prozent der Wärme in einem Raum. Wird zu lange gelüftet, wird eben nicht nur die Zimmerluft ausgetauscht, sondern den Möbeln und Wänden die gespeicherte Wärme entzogen, die durch verstärktes Heizen wieder ersetzt werden muß. Die Heizkosten verdoppeln sich, wenn wir ständig ein Fenster leicht geöffnet lassen. Damit verdoppelt sich auch die Luftverschmutzung.

Kein Platz für Asbest

Wenn schon die Außenluft schlecht genug ist, dann sollten wir wenigstens in unserer Wohnung für eine „gute“ Atmosphäre sorgen. Baumaterialien aus Asbest oder die Asbest mitbeinhalten, haben in unserer nächsten Umgebung nichts zu suchen. Die kleinen Mineralfasern verursachen als Langzeitwirkung Krebs. Da Asbest sowieso in den nächsten Jahren per Gesetz aus unserem Leben verschwinden soll, gibt es bereits jetzt Stoffe, auf die man ausweichen kann. Ähnliches gilt für den Umgang mit Hauschemikalien. Oft wird ihre Gefährlichkeit vom Hersteller nicht deklariert; wir sollten aber davon ausgehen, daß eigentlich alle für uns schädlich sein können. Nicht selten kam es zu Vergiftungen, weil zwei verschiedene Mittel zusammen angewandt wurden. Sie reagierten miteinander und setzten giftige Dämpfe frei. Alle Putzmittel sollten für Kinder unerreichbar aufbewahrt werden.

Alles Gute kommt von oben

Jahrzehntelang rieselte alles auf uns herunter. Gase und Dämpfe von organisch-chemischen Verbindungen wie Kohlenwasserstoffe und ihre Halogenderivate, Aldehyde, Ketone, Carbonsäuren, Stickstoff- und Schwefelverbindungen (Amine, Merkaptane, Disulfide) und dazu kamen Gase und Dämpfe von anorganisch-chemischen Verbindungen wie Schwefelwasserstoff, Salzsäure, Fluorverbindungen, Phosphorwasserstoffe sowie Schwefeldioxid, Kohlenmonoxid und Stickoxide; schließlich Asche, Flugstaub, toxische Stäube wie Fluoride, Carbide, Stäube von Eisenlegierungen, Arsen und Asbest. Das ist nicht wenig. Es ist schwer, diesem Überangebot an Giftstoffen aus dem Weg zu gehen.

Seit einigen Jahren versucht die Industrie, teils freiwillig, teils von staatlicher Seite energisch aufgefordert, diese Flut von Giften zu vermindern. Das Problem ist natürlich nicht mit höheren Schornsteinen zu lösen, die nur dafür sorgen, daß die Schadstoffe möglichst weit und „gerecht" gleichmäßig verteilt werden. Man hat vor allem mit Trocken- und Naßelektroentstaubern die Abluft zu reinigen versucht. Mit Erfolg. Dabei hat auch die Industrie profitiert, denn sie kann die rückgeführten Stoffe wieder für ihre eigenen Produktionsprozesse verwenden. Zum anderen hat man mit neuen Verfahren den „Abfall" verringert. Als Beispiel soll das neue Verfahren zur Schwefelsäureherstellung genannt werden. Statt dem stark staubenden Mineral Pyrit nimmt man nun elementaren Schwefel als Ausgangsstoff. Der Schwefeldioxidausstoß wurde gegenüber herkömmlichen Methoden um 80 Prozent verringert und die Schwefelausbeute erhöht. Umweltschutz nützt allen!

Teil 2: WASSER

„Ohne Wasser gibt es kein Leben,

Wasser ist ein kostbares für den Menschen unentbehrliches Gut".

So heißt der erste Grundsatz der Europäischen Wasser Charta des Europarats. Und weiter:

„Die Vorräte an gutem Wasser sind nicht unerschöpflich. Deshalb wird es immer dringender es zu erhalten, sparsam damit umzugehen und, wo immer möglich, zu vermehren."

Hieran sehen wir, wie wichtig Wasser ist. Wichtig für alle, weil Wasser keine Grenzen kennt. Oft durchfließt zum Beispiel ein Fluß mehrere Länder. Es war also notwendig, daß sich der Europarat damit beschäftigte.

Aber wir leben doch nicht in der Wüste!

Das ist sicher richtig, aber das heißt noch lange nicht, daß wir Wasser im Überfluß haben. Was uns fehlt ist Trinkwasser. Aber schauen wir uns doch erst einmal an, wieviel Wasser es überhaupt auf der Welt gibt. Die ganzen Wasservorräte werden als die Hydrosphäre der Erde benannt. Sie unterteilt sich in

- die Meere,
- das Wasser der Kontinente und
- das Wasser der Atmosphäre.

Den Löwenanteil der Hydrosphäre besitzen die Meere, die Ozeane. Auf sie entfallen ungefähr 97,3 % der gesamten Wassermenge. Die übrigen 2,7 % sind auf die Kontinente verteilt. Die größten Lager sind dabei nicht etwa die Seen, sondern die Gletscher der Gebirge und das an den Polen gespeicherte Wasser. In der Atmosphäre stellt nur ein hunderttausendstel der Hydrosphäre dar.

Für diese Unmenge Wasser wird natürlich auch eine Unmenge Platz benötigt. Es ist also nicht verwunderlich, daß alleine die Ozeane 71% der Erdoberfläche bedecken. Und das sind umgerechnet 361 Millionen km².

Die volumenmäßige Verteilung des Wassers in der Hydrosphäre

Hydrosphäre insgesamt	$1{,}4 \times 10^9$ km³	
Ozeane	$1{,}3 \times 10^9$ km³	→ (97,3%)
Gletscher und Polareis	$2{,}9 \times 10^7$ km³	(2,7%)
Grundwasser	$8{,}4 \times 10^6$ km³	
Seen und Flüsse	$0{,}2 \times 10^6$ km³	
Atmosphäre	$1{,}3 \times 10^4$ km³	
Biosphäre	$0{,}6 \times 10^3$ km³	

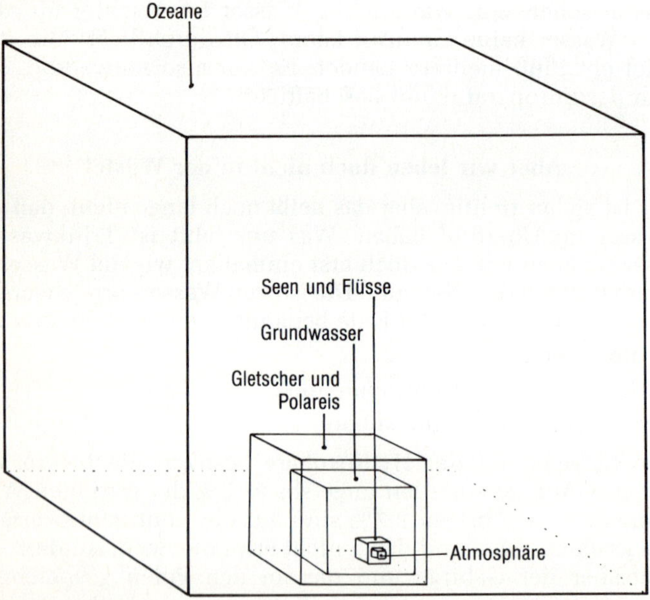

Wasser im Überfluß?

Eigentlich sollte man meinen, wir könnten nie verdursten und es würde eher die Erde untergehen als uns das Wasser aus. Leider ist es aber nicht so. Von den riesigen Wassermengen auf der Erde können wir eigentlich nur weniger als 1% direkt nutzen. Denn nur soviel Trinkwasser gibt es auf der Erde. Mittlerweile gibt es natürlich Verfahren, das ungenießbare Salzwasser für uns zu nutzen. Nur, dieser Weg ist teuer und langwierig. Für Trinkwasser gibt es außerdem ganz strenge Bestimmungen. Die Leitsätze für die zentrale Trinkwasserversorgung vom Mai 1959 legen es genau fest:

- Trinkwasser ist das wichtigste Lebensmittel. Es kann nicht ersetzt werden.
- Trinkwasser muß frei sein von Krankheitserregern und darf keine gesundheitsschädlichen Eigenschaften haben.
- Trinkwasser muß keimarm sein.
- Trinkwasser unterliegt dem Lebensmittelgesetz.

Wie und wo entsteht Trinkwasser?

Für uns kommt der wichtigste Teil aus dem Grundwasser. Der andere Teil ist Oberflächenwasser aus Seen und Flüssen. Die fünf großen Flüsse, die die Bundesrepublik Deutschland durchfließen, und Hunderte von Seen lassen es uns ziemlich gut gehen. Da dieses Wasser aber erst gereinigt werden muß, greifen wir lieber auf das sauberste Wasser, das Grundwasser, zurück.

Das Grundwasser kommt, wie der Name schon sagt, unter der Erdoberfläche vor. Ein großer Teil des Regenwassers versikkert im Boden. Im Gegensatz zum torfigen Boden oder tonigen Boden, versickern die Niederschläge in Bodenhorizontalen aus Sand und Kies am besten. Zwischen den einzelnen Bodenteilchen entstehen Zwischenräume, die sich mit Wasser füllen können. Der Pegel richtet sich dabei nach Flußhorizont, wobei der Grundwasserspiegel meist höher liegt. Außer in besonders trockenen Gebieten. Hier liegt der Grundwasserhorizont viel tiefer.

Aus dem Grundwasser beziehen aber nicht nur wir das lebensnotwendige Wasser. Auch die ganze Natur lebt von diesem „unterirdischen Fluß“.

Was aus unserem Wasserhahn kommt . . .

. . . ist Trinkwasser. Also Wasser, das wir ohne Bedenken trinken wollen, mit dem wir kochen wollen und uns natürlich waschen wollen. Unser Wasser setzt sich folgendermaßen zusammen:

- Zu 50% aus Grundwasser,
- zu 35% aus Quellwasser und
- zu 15% aus Oberflächenwasser der Flüsse und Seen.

Interessant sind hierbei die Richtlinien, die die Weltgesundheitsorganisation (WHO) in Genf für Trinkwasser herausgegeben hat. Hiernach ist die Priorität hinsichtlich der Wasserqualität nicht der Geschmack. Von viel größerer Bedeutung ist etwas, das wir gar nicht schmecken können. Die mikrobiologische Qualität des Trinkwassers. Also lieber Wasser das nicht

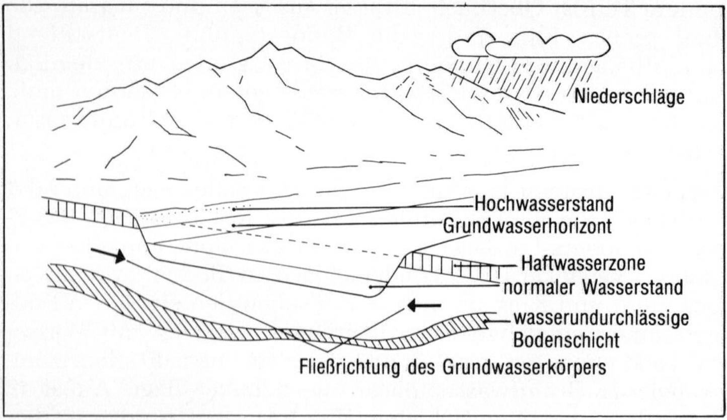

Grundwasser und Flüsse

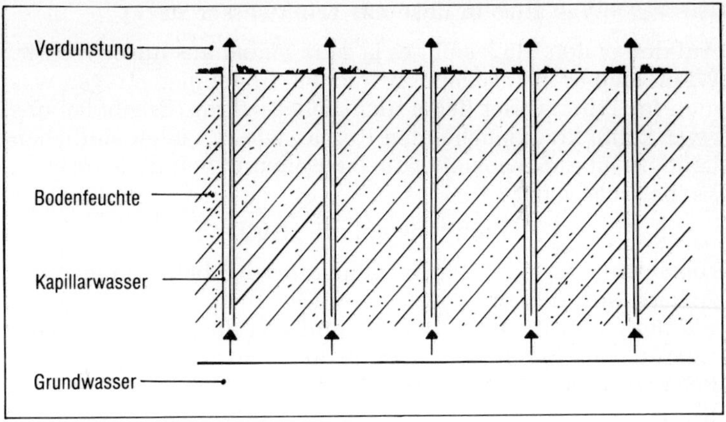

Das Grundwasser in Trockengebieten

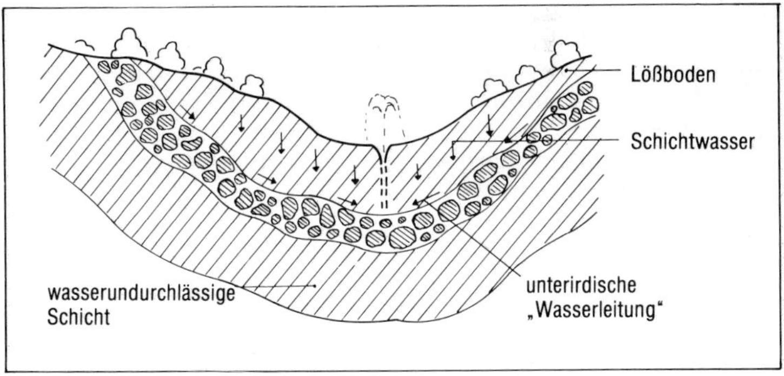

Entstehung artesischer Brunnen

schmeckt und gesund ist, als Wasser, das zwar gut schmeckt, aber unsere Gesundheit bedrohen kann. Aus diesem Grund wird auch empfohlen, daß das Trinkwasser ständig überwacht wird. Trotzdem ist unseres nicht sauber. Es kann sogar gefährlich für unsere Gesundheit werden.

Was alles in unserem Trinkwasser steckt

Auf den ersten Blick sieht es ja ganz sauber aus unser Wasser. Wenn man es aber genauer betrachtet, findet man einiges, was man im Trinkwasser lieber nicht sehen würde. Es gibt bei uns zwar keine krankmachenden Keime, wie in vielen südlichen Ländern, aber Schadstoffe, die langsam und heimlich unserem Körper schaden.

Zum Beispiel die „Gülle"

Die Gülle oder auch Jauche genannt, wird beim Düngen des Ackers auf diesem abgelassen. Mit dem Stickstoffdünger gelangt Nitrat ins Grundwasser und von dort in unser Trinkwasser. Aus Nitrat wird nun in unserem Körper Nitrit. Die Folge davon ist ein erschwerter Sauerstofftransport unseres Blutes. Dieses Zellgift kann besonders Kindern gefährlich werden. Die dadurch hervorgerufene Krankheit nennt man „Blausucht".

Die Europäische Gemeinschaft (EG) hat Richtlinien für den Nitratgehalt im Trinkwasser festgelegt. 50 Milligramm pro Liter werden vorgeschrieben, 25 Milligramm pro Liter empfohlen. In der Bundesrepublik Deutschland liegen die Werte oft viel höher. Besonders in ländlichen Regionen. Durch Zumischen von nitratarmen Wasser wird hier versucht, die Werte niedrig zu halten.

Selbst Salz kann gefährlich werden

Zwar nicht das Salz selber, aber das was es anrichten kann. Und das ist eine ganze Menge. Bei bestimmten Konzentrationen kann es Schwermetalle aus der Wasserleitung lösen. Es wird auch als einer der Verursacher von zu hohem Blutdruck angesehen. Natürlich haben wir jetzt mit der Frage recht, was Salz in unserem Trinkwasser überhaupt verloren hat. Antwort darauf gibt verunreinigtes Oberflächenwasser und salzhaltiges Gestein im Grundwasser.

Auch für den Salzgehalt im Trinkwasser hat die Europäische Gemeinschaft Richtlinien festgesetzt. 250 Milligramm Chlorid pro Liter sind als oberste Grenze angegeben. 25 Milligramm pro Liter werden empfohlen. In der Bundesrepublik Deutschland kommt nur etwa jeder zweite Haushalt auf diesen Richtwert.

Lösemittel als Krebserreger

Chloroform, Perchloräthylen und Trichloräthylen können schon in geringen Mengen in unserem Trinkwasser Krebs erzeugen oder zu Erbgutschäden führen. Das glauben jedenfalls immer mehr Mediziner. Alle diese Mittel haben wir der Industrie zu verdanken. Die EG empfiehlt für organische Chlorverbindungen nicht mehr als ein Mikrogramm pro Liter. Das Bundesgesundheitsamt ist da schon mutiger. Es glaubt, daß Werte bis zu 25 Milligramm pro Liter in unserem Trinkwasser völlig ungefährlich sind.

Wie Leitungsrohre unsere Gesundheit anbohren

Die schwer gesundheitsschädlichen Schwermetalle wie Blei, Cadmium und Zink in unserem Trinkwasser stammen zum größten Teil aus Blei- und Zinkrohren. Aus diesen Materialien wurden früher fast ausschließlich die Wasserleitungen hergestellt. In ca. 20 Prozent aller Haushalte in der Bundesrepublik Deutschland fließt das Wasser noch durch Bleirohre. Steht das Wasser längere Zeit in den Rohren, setzen sich die Schwermetalle ab. Das Trinkwasser ist schwermetallhaltig. Zum Verhängnis wurde dies früher den Bediensteten. Sie standen immer als erste im Haus auf und tranken natürlich auch das erste Wasser. Wasser, das die ganze Nacht über in den Rohren stand. Die Krankheit, die erst viel später erkannt wurde, bekam sodann den bezeichnenden Namen die „Dienerkrankheit“.

Aber auch neu verlegte Zinkrohre sind nicht gerade ungefährlich, wenn sie nitrathaltiges Wasser befördern. Innerhalb von 12 Stunden kann in diesen Rohren Nitrat in Nitrit umgewandelt werden. Und dieses Nitrit kann Krebs erzeugen.

Diese Schwermetalle können vom Körper zwar leicht aufgenommen werden, aber nicht wieder leicht ausgeschieden werden. Sie setzen sich im menschlichen Körper ab.

Ein Schadstoff, den kaum einer kannte

Cadmium (Cd) ist in Industrie- und Siedlungsabfällen, aber auch im Klärschlamm in besonders hohen Mengen enthalten. In den Körper gelangt es zu etwa

- 90% über Nahrungsmittel,
- 9% mit Trinkwasser und
- 1% über Atemluft.

In das Trinkwasser kommt das Cadmium, wenn Industrieabwässer in Flüsse, die zur Trinkwasseraufbereitung hergenommen werden und durch Abfälle leider auch ins Grundwasser gelangen. Die wöchentliche Cadmiumaufnahme in Mitteleuropa wird auf ungefähr 0,35 Milligramm geschätzt. Ein Raucher kann diesen Grenzwert bei einem Konsum von ca. 30 Zigaretten leicht überschreiten, weil das im Zigarettenrauch vorhandene Cadmium weitgehend absorbiert wird.

Laut Weltgesundheitsorganisation dürfen wir pro Woche aber auf keinen Fall mehr als 0,5 Milligramm Cadmium aufnehmen. Mehr würde unsere Gesundheit stark gefährden. Leider erkannte man die Umwelt- und Gesundheitsproblematik von Cadmium nicht früh genug. Erst heute muß sich jeder Verwender einer ständigen Kontrolle unterziehen.

Die Aua-Aua-Krankheit

In den sechziger Jahren wurde man auf die Gefährlichkeit von Cadmium erstmals aufmerksam. Zwar hatten japanische Mediziner schon zwanzig Jahre vorher auf eine merkwürdige Krankheit hingewiesen, aber da wußte noch niemand, daß Cadmium der Auslöser war.

Die Bevölkerung um die Provinz Fuchu, die am Unterlauf des Jintsu Flusses lebt, wurde seit 1940 von einer Epidemie heimgesucht. Einer sehr schmerzhaften Nervenkrankheit, die von den Japanern Itai-Itai-Krankheit genannt wurde. Was soviel heißt wie Aua-Aua-Krankheit. Untersuchungen ergaben erst Mitte der sechziger Jahre, daß die Zinklagerstätte eines Bergwerkes etwas oberhalb des Flusses das Wasser so sehr mit

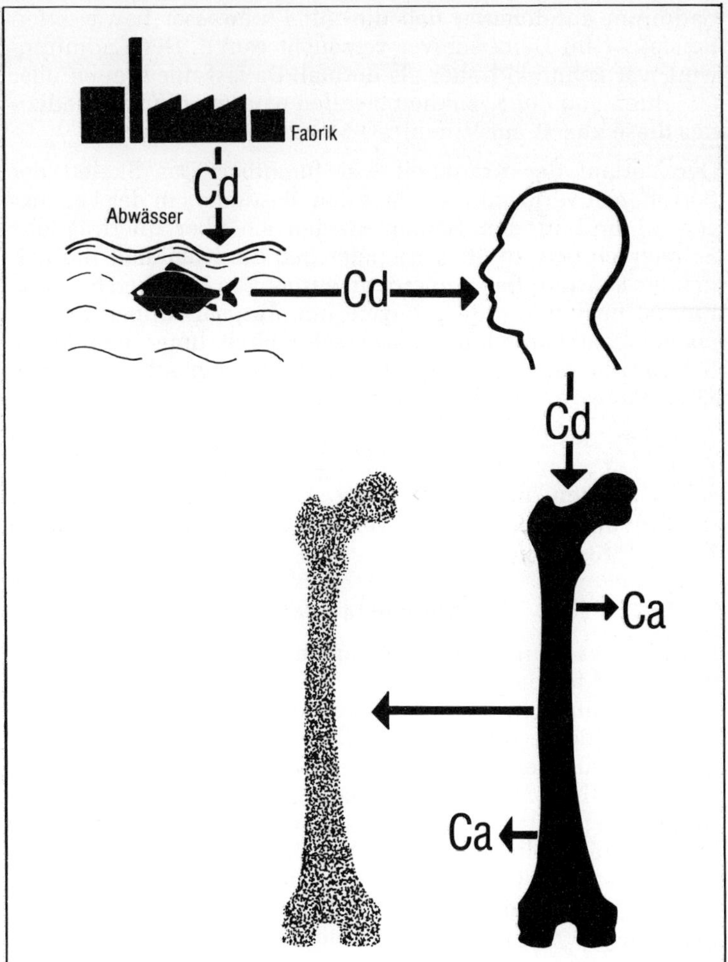

Cadmium wird in die Knochensubstanz eingebaut und bewirkt Versprödung des Knochens

Cadmium anreicherte, daß die mit Flußwasser bewässerten Reisfelder im Delta schwer verseucht waren. Der Cadmiumwert war zehnmal höher als normal. Da fast nur Frauen über 50 Jahren von der Krankheit befallen wurden, führten Mediziner diese zuerst auf Vitamin-D-Mangel zurück.

Der Verlauf der Krankheit war furchtbar. Das Skelett der Betroffenen verformte sich langsam. Besonders in der Leistengegend und in den Beinen klagten sie über unerträgliche Schmerzen. Bis zu 30 Zentimeter ließ die Krankheit die Leidenden schrumpfen. Außerdem wurden die Knochen brüchig. Einmal husten konnte genügen, um ein paar Rippen zu brechen. Viele Patienten starben schließlich unter qualvollen Schmerzen an Nierenversagen oder an eigentlich kleinen Erkrankungen, weil ihre Immunität versagte.

Nachdem das Cadmium als Verursacher dieser grauenvollen Krankheit erkannt war, fand man bald auch in anderen japanischen Städten die Erklärung für schwere Nierenschäden. In der Provinz Fuchu verliefen von den 223 bekannt gewordenen Erkrankungen 56 tödlich.

Die Minamata-Krankheit

Ein weiteres trauriges Kapitel der Umweltverschmutzung und den darauf folgenden schweren Erkrankungen des Menschen wurde ebenfalls in Japan geschrieben. In der Hafenstadt Minamata im Südwesten der Insel Kyushu. 1949 stellte hier ein Industrieunternehmen die Produktion von Düngemitteln auf die Herstellung von Acetaldehyd um. Ein Grundstoff für die Herstellung von Plastik. Man entschied sich für ein in der ganzen Welt übliches Verfahren. Ein Bestandteil dieses Verfahrens ist eine Quecksilberverbindung als Katalysator. Aus reinen Profitgründen wurden die Abwässer einfach in einen nahegelegenen Fluß geleitet, der in die Minamatabucht mündet.

Diese Abwässer hatten nun einen einprozentigen Anteil von Quecksilber. Eine Vergleichszahl drückt vielleicht besser aus, wie hoch dieser Wert ist. In der Bundesrepublik Deutschland liegt die Vorschrift bei einem Hunderttausendstel dieser Menge.

Ende 1953 brach eine Epidemie unter der Bevölkerung Minamatas aus. Haustiere und Kleinkinder erkrankten zuerst. Aber bald stellten sich auch bei Erwachsenen die gleichen Symptome ein. In den Extremitäten stellten sich Taubheitsgefühle ein und alle Bewegungen wurden dadurch völlig unkontrolliert. Die Sprache war ebenfalls nicht mehr kontrollierbar, sie wurde verworren und unverständlich. Die neurologischen Auswirkungen schlugen sich aber auch auf das Gemüt nieder. Zuerst waren die Betroffenen leicht reiz- und erregbar, danach verfielen sie in eine Lethargie. Werdende Mütter, die noch keine Symptome der Minamata-Krankheit zeigten, gebaren verkrüppelte und mißgebildete Kinder.

Viele dachten an eine radioaktive Verseuchung. Schließlich war erst vor zehn Jahren über Hiroshima und Nagasaki die Atombombe geworfen worden. Das war noch gut im Gedächtnis der Japaner. Und dann entdeckte man die Ursache.

Das von dem Chemiekonzern abgelassene Quecksilber hatte sich in das noch viel gefährlichere Methylquecksilber verwandelt und in den Meeres-Bakterien angesammelt. Diese Kleinstlebewesen wurden von den Fischen gefressen, die die Bewohner der Minamatabucht fingen, um sie zu essen. Im menschlichen Körper angelangt, können die giftigen Quecksilberverbindungen nur zum Teil und sehr langsam abgebaut werden. Der im Körper verbleibende Teil ruft nun gravierende Gesundheitsschäden hervor. Auch am Fötus. Zwischen 1955 und 1959 wurden daher in Minamata viele geistig und körperlich behinderte Kinder auf die Welt gebracht. In kalten Zahlen ausgedrückt: Jedes dritte Kind.

Obwohl man die Gefahren jetzt erkannt hatte, wurde nahezu zehn Jahre lang nichts unternommen. Der Chemiekonzern weigerte sich, die Einleitung der Abwässer in die Bucht einzustellen. Auch die japanische Regierung spielte die Angelegenheit herunter. Erst als sich 1969 eine Gruppe von Betroffenen und Hinterbliebenen zusammentat und klagte, ging die

Gerechtigkeit ihren Lauf. Der Konzern mußte Schadenersatz in Höhe von 9,8 Millionen Mark zahlen.

Bis 1974 wurden ungefähr 300 Krankheitsfälle bekannt. 107 von ihnen verliefen tödlich. Bis 1972 waren von der japanischen Regierung 1023 Personen als direkte oder indirekte Opfer dieser Quecksilberseuche anerkannt worden. Weitere 6000 haben eine Untersuchung auf Anerkennung beantragt.

Warum Quecksilber noch so gefährlich ist

Als einziges Schwermetall besitzt Quecksilber die Möglichkeit der Biomethylisierung. Das heißt, daß die Bildung des hochgiftigen Methylquecksilbers aus organischem Quecksilber auch in lebenden Organismen, wie zum Beispiel bei Fischen, nachgewiesen wird. Eine tödliche Eigenschaft.

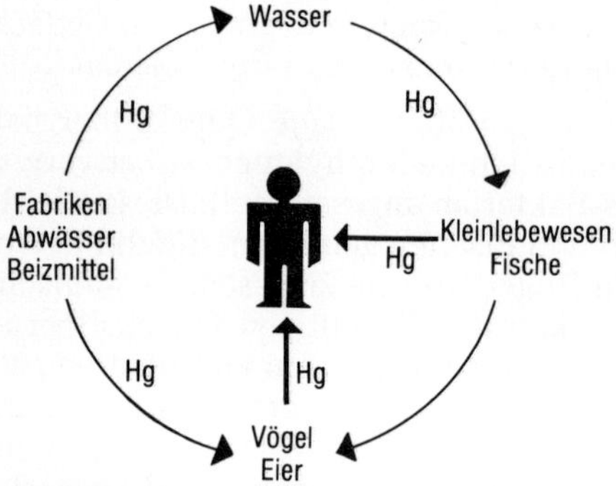

Abb. 1:
Transportwege giftiger Quecksilberverbindungen

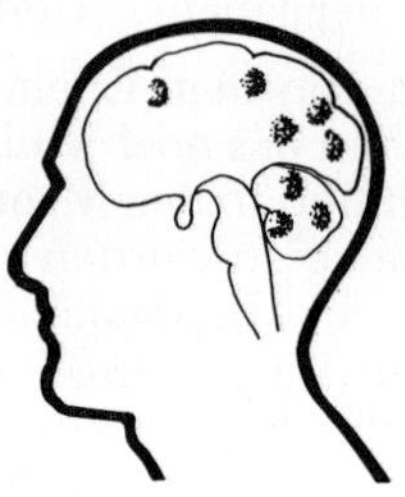

Abb. 2:
Gehirnschädigungen durch organische Quecksilberverbindungen

Welche Rolle spielt Quecksilber in unserem Trinkwasser?

Gott sei Dank keine allzu große. Der Richtwert der Weltgesundheitsorganisation liegt bei 0,35 Milligramm pro Person in der Woche. Untersuchungen haben ergeben, daß dieser Wert in der Bundesrepublik Deutschland deutlich unterschritten wird. Er liegt bei 0,05 bis 0,08 Milligramm. Das Trinkwasser darf dabei nicht mehr als 0,004 Milligramm pro Liter enthalten. Bei uns liegt der Durchschnitt bei 0,0003 Milligramm pro Liter Trinkwasser.

Trotzdem dürfen wir die Gefahr von Quecksilber für uns und unsere Umwelt nie unterschätzen.

Quecksilber im Mundwasser

Auch wenn man es nicht für möglich halten würde, aber in der Bundesrepublik Deutschland ist ein Mundwasser im Handel, das enorm quecksilberhaltig ist. Nach Gebrauch dieses Mundwassers haben Mediziner an den Verbraucher einen bis zu 50fachen Quecksilbergehalt im Urin und eine bis zu sechsfache Konzentration im Blut festgestellt. Hier wird es höchste Zeit, daß der Gesetzgeber härter durchgreift.

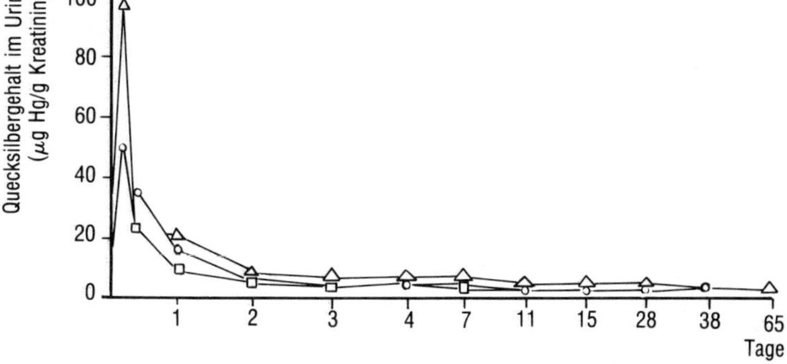

Bereits nach einmaligem Gebrauch eines auch in der Bundesrepublik zugelassenen Mundwassers steigt nach Untersuchungen belgischer Wissenschaftler der Quecksilbergehalt im Urin auf bedrohliche Werte, der erst nach einigen Tagen wieder abklingt. Bei *ständigem* Gebrauch dieses Produkts sind demnach gesundheitliche Schäden nicht auszuschließen.

Aber auch in Zahnfüllungen versteckt sich Quecksilber. Hier kann neben Kupfer und Silber unter Umständen auch Quecksilber in Lösung gehen.

PCB auch in Muttermilch

In Schweden muß man seit 1972 eine Sondererlaubnis für die Herstellung und Verbreitung von PCB haben. Das ist sicher ein wichtiger Schritt, diesem gefährlichen Gift Einhalt zu gebieten. Das schwedische Karolinska Institut, das seit 1967 den PCB-Gehalt in der Muttermilch untersucht, ist trotzdem zu dem Ergebnis gekommen, daß der PCB-Gehalt in der Muttermilch ansteigt. Für die Bundesrepublik Deutschland wird gleiches vermutet.

Fluor zerstört unsere Zähne

Und nicht nur die Zähne. Bei täglicher Daueraufnahme von ca. 10 Milligramm Fluor sind beim Menschen chronische Schäden wie Gewichtsverlust oder Anämie zu befürchten. Als sicher gilt, daß Fluor die Knochen angreift. Man nennt diese Verdichtung der Knochensubstanz, besonders der Röhrenknochen, Osteosklerose.

Trotzdem gibt es immer wieder Überlegungen, dem Trinkwasser Fluor beizumischen. Der Zahnbildungsphase würde die Fluoridierung des Trinkwassers zugute kommen. Einen Nutzen hätten aber nur Kinder bis 14 Jahre. Eine solche Kariesvorbeugung und Schutzwirkung kann sich nach 10 bis 15 Jahren Anwendung ins Gegenteil umkehren. Die Schädigung des Organismus durch das Fluor kann die Anfälligkeit gegenüber Karies sogar erhöhen. Die Zähne stumpfen zunächst kreidig ab, dann verfärbt sich der Zahnschmelz bräunlich und schließlich ist der Kalkhaushalt so gestört, daß Knorpel und Knochen brüchig werden.

In der Bundesrepublik Deutschland hat sich die Fluoridierung des Trinkwassers nicht durchsetzen können. In Schweden und in den Vereinigten Staaten von Amerika wurden so schlechte Erfahrungen mit fluoriertem Trinkwasser gemacht, daß es nach einiger Zeit wieder abgesetzt worden ist.

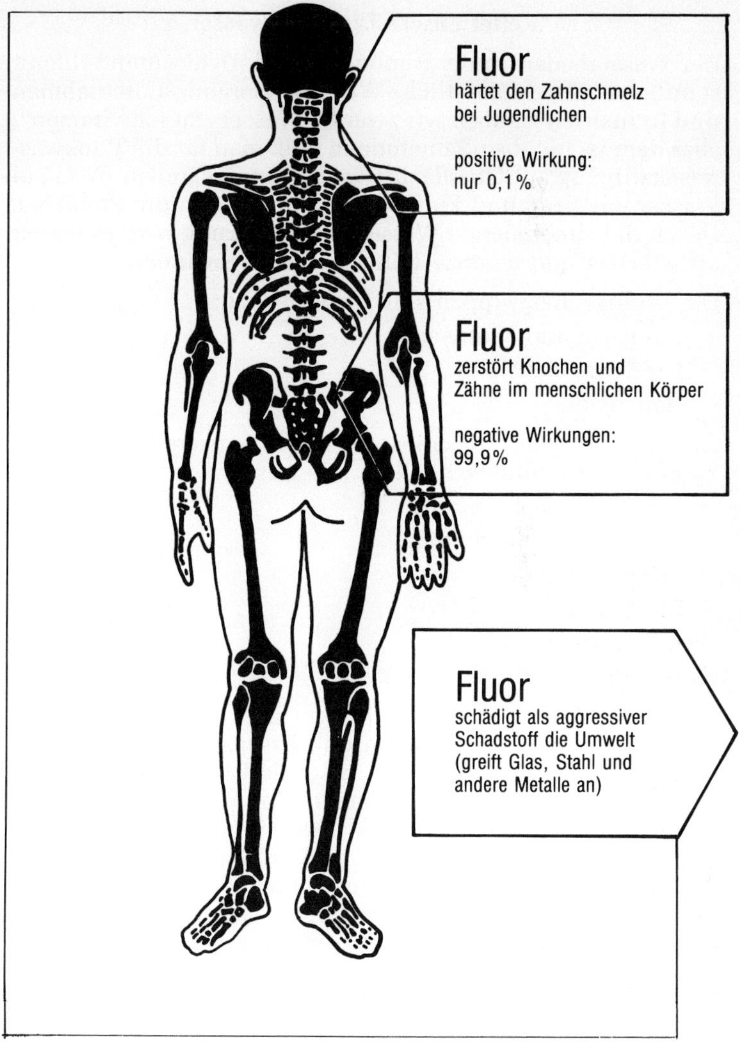

Auswirkungen der Fluoridierung des Trinkwassers

Rettet unsere Binnengewässer

Der Wasserbedarf in der Bundesrepublik Deutschland nimmt ständig zu. Durch öffentliche Wasserversorgungsunternehmen und Industrien glauben wir zwar im Wasser „zu schwimmen“, aber dem ist nicht so. Zunehmend muß man für die Trinkwasserversorgung auf Oberflächenwasser zurückgreifen. Also auf Wasser aus Seen und Flüssen. Und hier liegen die Probleme. Durch die zunehmende Wasserverschmutzung wird es immer schwieriger und teuerer, Trinkwasser zu gewinnen.

Die Verursachergruppen sind überwiegend:
- Industrie und Kraftwerke,
- Landwirtschaft und
- Haushalte.

Die Belastungen, die diese Gruppen unseren Gewässern zuführen, sind unterschiedlich. Sie lassen sich in
- leicht abbaubare Stoffe,
- schwer abbaubare Stoffe,
- Schwermetalle,
- Salze und
- Kühlwasser

einteilen.

Häusliche Abwässer enthalten zwar überwiegend nur leicht abbaubare Stoffe wie Fäkalien und Essensreste, unterstützen damit aber die Eutrophierung, also die Überdüngung der im Wasser lebenden Mikroorganismen. Das Wachstum der Wasserpflanzen wird dadurch stark beschleunigt. Die Folge ist, daß das vermehrte Absterben und Verfaulen sehr viel Sauerstoff verbraucht. Werden nun mehr ungereinigte Abwässer in ein Gewässer geleitet als Sauerstoff im Wasser für den Abbau durch Mikroorganismen zur Verfügung steht, sterben die Lebewesen wegen Sauerstoffmangel ab. Das Gewässer kann umkippen.

Abwässer aus dem Haushalt können also, obwohl sie leicht abbaubar sind, in großen und ungereinigten Mengen unsere

Oberflächengewässer entscheidend beeinflussen und den normalen Wasserhaushalt stören.

Einen weitaus größeren Schaden können Industrieabwässer anrichten. Diese Abwässer sind schwer abbaubare Stoffe wie Schwermetalle und Salze. Rund 50 Prozent der Industrieabwässer werden in unsere Gewässer geleitet. Über öffentliche Anlagen wie Kanalisation oder Kläranlagen der Gemeinden und Städte, gelangt das Schmutzwasser in Flüsse oder Seen. Viel schlimmer ist es aber mit den anderen 50 Prozent. Sie werden ohne Reinigung direkt in die Gewässer geleitet.

Zu denken muß aber auch geben, daß es nicht nur die „bösen Industriebosse“ sind, die das Wasser verunreinigen, sondern viele Gemeinden ihre Abwässer nicht ausreichend reinigen. Wenn die Abwässer durch Kläranlagen laufen, ist aber keineswegs gesichert, daß es auch sauber ist. Kläranlagen mit ausschließlich biologischer Reinigung zum Beispiel, können schwer abbaubare Stoffe wie Schwermetalle nicht oder nur unzureichend entfernen.

Die gefährliche, unnatürliche Aufwärmung der Gewässer kommt meist von den Wärmeableitungen der thermalen Kraftwerke.

Jauche stinkt nicht nur auf dem Boden

Auch die Landwirtschaft trägt ihren Teil zur Wasserverschmutzung bei. Vor allem durch Dünge- und Pflanzenbehandlungsmittel sowie Desinfektions- und Reinigungsmittel, durch pharmakologisch wirksame Stoffe und durch die Tierhaltung beeinflußt sie die Qualität von Grund- und Oberflächenwasser.

Nährstoffe, die durch Düngen und die Bodenbearbeitung in den Boden gelangen, können den Nitrat- und Phosphatgehalt des Trinkwassers erhöhen.

Was sagt unsere Gesundheit dazu?

Nur Schlechtes. Schon kleine Verunreinigungen können unseren ganzen Wasserhaushalt durcheinander bringen. Wir bestehen zu über 70 Prozent aus Wasser. 2,5 Liter nehmen wir im Durchschnitt pro Tag zu uns. Davon 1,1 Liter in Getränken. Klar, daß wir gutes Wasser brauchen. Wasser kann aber durch Verunreinigungen zu Krankheiten führen.

Durch das starke Aufwärmen des Wassers durch Kraftwerke zum Beispiel, wird es zu einem idealen Bakterienherd. Typhusbakterien und Enterkokken entstehen. Im normalen, reinen Wasser hätten sich diese Krankheitskeime nicht bilden können. Der Grund dafür liegt auf der Hand. Bakterienfresser wie Rotatorien und Zilitaten werden bei diesen hohen Temperaturen von bis zu 40 Grad Celsius abgetötet. Die Selbstreinigungskraft des Wassers geht verloren.

Der Rhein ist nicht mehr rein

Obwohl der Rhein mit seiner Länge von 1300 Kilometern und einer Wasserführung von 200 Millionen m^3 pro Tag zu den größten und wichtigsten Flüssen Westeuropas gehört, ist er einer der schmutzigsten. Neben Wasser transportiert er nämlich täglich eine ganze Menge Dreck:

- 1500 Tonnen organische Schmutzstoffe;
- 3500 Tonnen Chloride;
- 1500 Tonnen Sulfate;
- 3700 Tonnen Nitrate;
- 440 Tonnen Gesamtphosphate.

Andere Schmutzstoffe wie Schwermetalle, Säuren, Laugen, Öle und Pestizide erst gar nicht mitgerechnet. Bevor diese giftigen Stoffe aber in der Nordsee angelangt sind, können sie eine ganze Menge Schaden anrichten.

Im Einzugsgebiet des Rheins leben rund 40 Millionen Menschen. Knappe 40 Prozent aller Arbeitskräfte der Bundesrepublik Deutschland wohnen in diesem Einzugsgebiet. Für die meisten bedeutet der Rhein auch Trinkwasser. Von der Quelle bis zur Mündung werden heute pro Tag ca. 5 Millionen Liter Trinkwasser aus dem Rhein oder dem Uferfiltrat gewonnen. Für 20 Millionen Menschen das Trinkwasser.

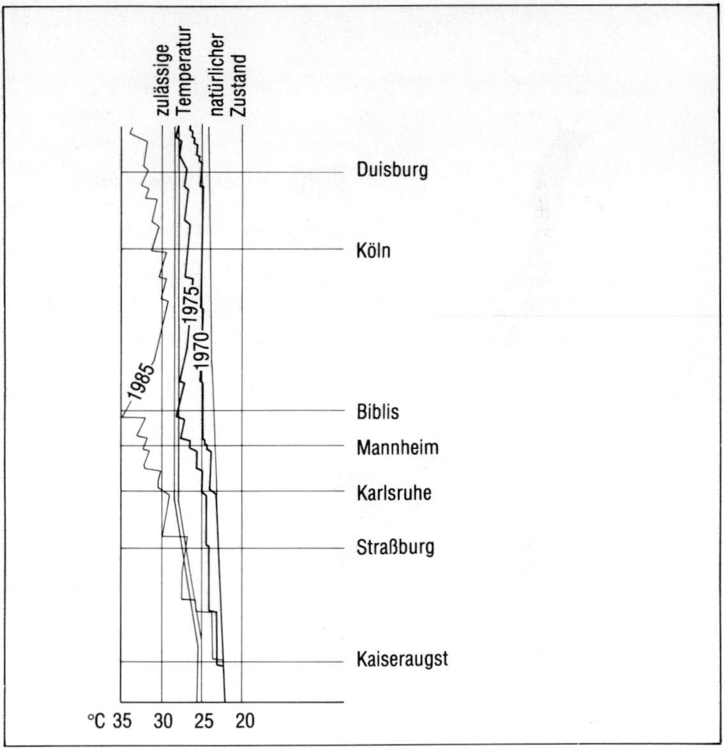

Temperaturprognose für den Rhein nach dem Sommer-Wärmelastplan

Konferenzen und Abkommen konnten nicht helfen

1972 wurde von Frankreich die in Den Haag von der „Ministerkonferenz gegen die Verunreinigung des Rheins“ beschlossene Aufhaldung der Abraumsalze leider abgelehnt.

1976 sollte nach dem Chloridabkommen ein Teil der Sole, die beim Auflösen der Abraumsalze im Wasser anfällt, in nicht nutzbare Unterschichten gepreßt werden. Die Kosten sollten je zu einem Drittel von der Bundesrepublik Deutschland, den Niederlanden und Frankreich getragen werden. Leider war

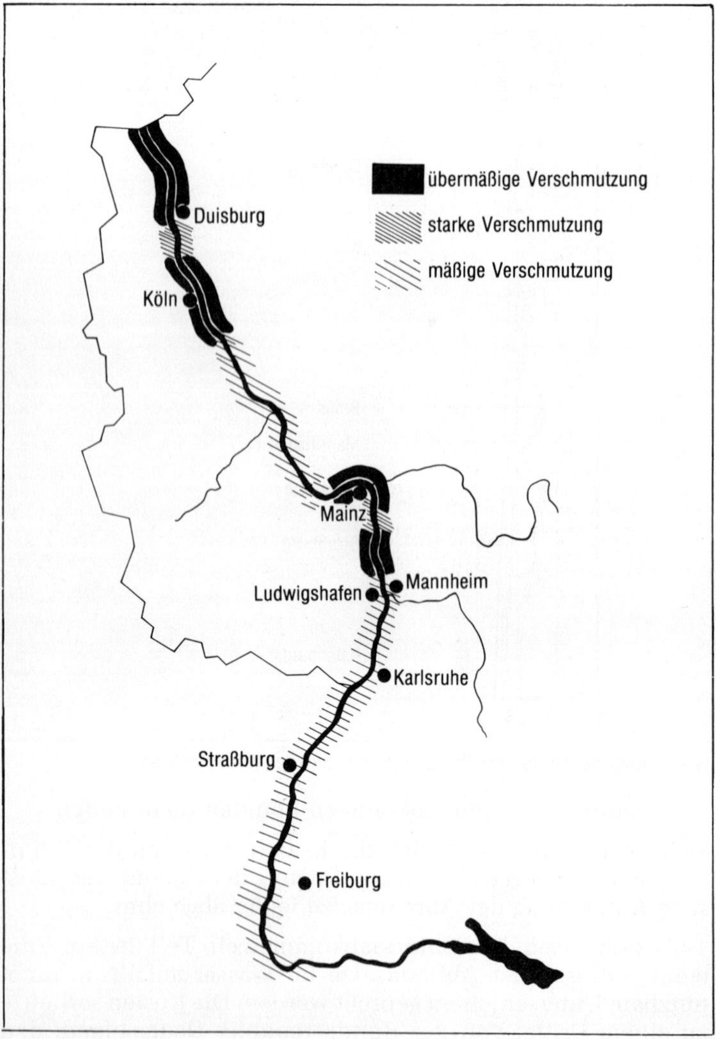

Verschmutzungsgrad des Rheinwassers

der Rhein den Franzosen auch diesmal nicht so viel wert. Sie lehnten abermals ab.

Mit hohen finanziellem Aufwand wurde dann versucht, den Rhein mit Abwasserreinigungsunternehmen zu retten. Diese Kläranlagen führten nur zu einer kleinen Verbesserung der Wasserqualität des Rheins. Ein Erfolg war, daß sich der Sauerstoffgehalt verbesserte.

Das wichtige Trinkwasserreservoir Rhein ist aber natürlich weiterhin sehr gefährdet. Und dadurch auch unsere Gesundheit.

Bodensee ist bis zum Boden verschmutzt

Ein weiteres trauriges Beispiel, wie Menschen ihre Umwelt zerstören, ist der Bodensee. Drei Millionen Menschen beziehen ihr Trinkwasser aus diesem See. Über Fernleitung wird dieses Wasser, es sind stündlich bis zu 30000 Liter Wasser, in das Neckartal gepumpt.

Wenn man sich vorstellt, daß aus diesem wichtigsten Trinkwassersees Mitteleuropas vor wenigen Jahrzehnten das Wasser ohne jede Aufbereitung als Trinkwasser verwendet werden konnte, muß es uns erschrecken, daß Limnologen noch bis vor kurzem ein Umkippen des Bodensees befürchteten.

Noch anfangs der 70er Jahre wurden dem See jährlich

- 36000 Tonnen organische Schmutzstoffe
- 18000 Tonnen Stickstoff und
- 1000 Tonnen Phosphor

zugeführt. Wobei das Phosphat überwiegend aus häuslichen Abwässern kam und nur zu ca. 10 Prozent aus Phosphordüngern der Landwirtschaft. Es geschah dasselbe wie beim Rhein. Mehr Pflanzen und Tiere konnten durch die Überdüngung ernährt werden. Heute gibt es mehr als 20mal soviel Algen im Bodensee als noch vor 25 Jahren. Durch das trübe Wasser kann man mit dem bloßen Auge erkennen, daß der See nicht mehr sauber ist und zum Beispiel das Plankton besonders zugenommen hat.

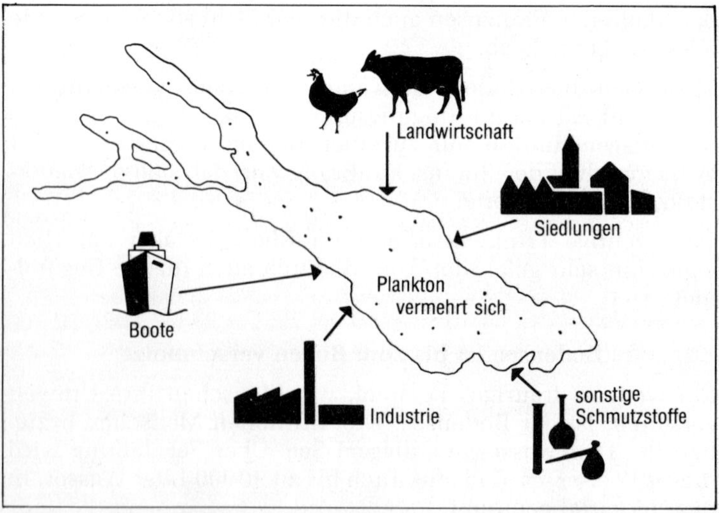

Einbringung von Schadstoffen in den Bodensee

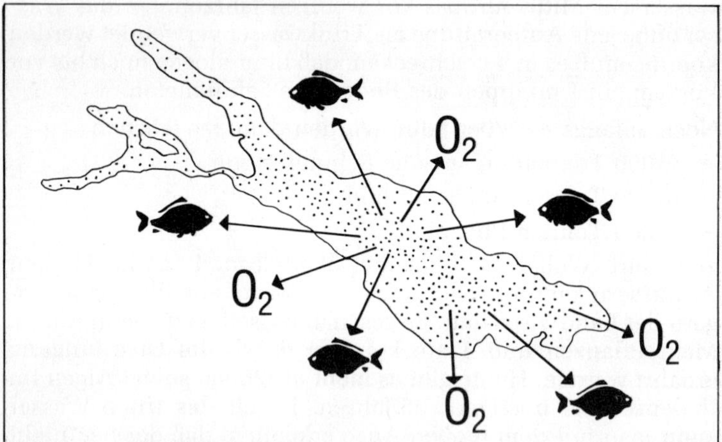

Verminderter Fischertrag durch verstärkte Planktonbildung

Wie kann denn ein See sterben?

Die Planktonmenge, die sich durch die Überdüngung bildet, kann bis auf das 100fache ansteigen. Das hat zunächst eigentlich nur positive Folgen. Mit dem Plankton vermehren sich nämlich die Algen und die Kleintierwelt. Was wiederum zur Folge hat, daß sich die Fische vermehren. Aus einem oligotrophen See wird also ein euprohener. Was auf gut deutsch einfach heißt, daß aus einem nährstoffarmen ein nährstoffreiches Gewässer wird.

So schön das am Anfang ist, so schlimm wird es nach einiger Zeit. Die Algen wachsen so stark und schnell, daß sie sich gegenseitig den Lebensraum nehmen. Sie sterben und sinken ab. Bei ihrer Zersetzung verbrauchen sie Sauerstoff. Beim Bodensee zum Beispiel betrug die Sauerstoffsättigung früher noch 80 Prozent. Heute sind es leider nur noch 30 bis 40 Prozent.

In größeren Tiefen kann sich dieser Wert dann Null nähern und erreichen. Ist dieser Punkt erreicht, wandelt sich diese Zersetzung mit Luft in eine Zersetzung ohne Luft. In eine anaerobe. So ohne Gestank wie am Anfang geht die Zersetzung dann nicht mehr vonstatten. Übelriechende Gase wie Ammoniak, Methan oder Schwefelwasserstoff bilden sich. Bei dieser Fäulnis entstehen Algengifte. Lebewesen wie Fische und Vögel sterben.

Wenn diese anaerobe Zersetzung einmal angefangen hat, ist sie nicht mehr aufzuhalten. Der Boden des Sees wird mit einer Schlammschicht überzogen, die ständig wächst.

Wiederbelebungsversuche

Bei kleineren Seen in Schweden, dem Trummensee, er ist nur 1 km^2 groß, wurde es versucht, einen gestorbenen See freizubaggern. Die Kosten dafür betrugen über zwei Millionen Mark, um 800 000 m^3 phosphathaltigen Schlamm ans Tageslicht zu befördern. Ob es ein Erfolg wird oder nicht, werden wir erst in Jahren wissen. Für den 500mal größeren Bodensee würde diese Lösung sowieso nicht in Frage kommen. Für den Bodensee bietet sich eigentlich nur an, alle Anlieger und Zubringer an Sammelkläranlagen anzuschließen.

Mit Ringleitungen dem Dreck entgehen?

Es wurde bereits diskutiert, den Bodensee mit einer Ringleitung zu umgeben, die alle Abwässer auffangen sollte. Für einen so großen See war das aber technisch und wirtschaftlich nicht möglich. Für kleinere Seen, wie dem Tegernsee, aber bietet sich diese Möglichkeit an. Und man hat hier gute Erfahrungen gemacht. Aber auch nur, weil im Einzugsgebiet des Tegernsees nur 3400 Menschen wohnen.

Viele Seeverwaltungen versuchen es jetzt damit, die Motorboote zu verbieten. So würde der Ölverschmutzung wenigstens vorgebeugt werden.

Manchmal ist die Nordsee „Mordsee“

Eines der stärksten verschmutzten Meere der Welt ist und bleibt die Nordsee. Man möchte meinen, daß aus allen Richtungen Abfälle und Schadstoffe in dieses Meer getragen werden.

Die Flüsse, die Schadstoffe mit sich führen, kommen zum Beispiel nicht nur aus der Bundesrepublik Deutschland, sondern auch aus Großbritannien, Frankreich, Belgien, Holland, Luxemburg, den skandinavischen Ländern und der Schweiz. Gereinigt werden die Abwässer nur ungenügend, wenn überhaupt. Meist gelangen Schwermetallabfälle aus der Industrie, Pestizide und Phosphate aus der Landwirtschaft und andere Schadstoffe unverändert in die Nordsee.

Aber auch durch direkte Einleitungen in die Nordsee wird viel kaputt gemacht. Die Friesischen Inseln, Cuxhaven oder Wilhelmshaven lassen ihre Abwässer in direkten Leitungen in die Nordsee. Wenn dieser Anteil im Verhältnis gesehen auch wesentlich kleiner ist als der der Flüsse, spielt er bei der Verschmutzung doch eine wesentliche Rolle.

Beim „Verklappen“ kann die letzte Klappe fallen

Eigentlich sollte man meinen, diese Abwässer können dem Meer doch nichts anhaben. Die Weltmeere enthalten zum Beispiel eine Wassermenge von 1,4 Trillionen Liter Wasser. Das gesamte Salz würde knappe 50000 Millionen Tonnen wiegen. Wenn also der Rhein jährlich 24 Millionen Tonnen dazugibt, sollte das niemanden kümmern. Doch hier muß man ganz klare Unterschiede machen.

Die Nordsee ist nicht besonders tief. Der Wasseraustausch mit dem Atlantik erfolgt nur sehr langsam. Die Schadstoffe sammeln sich an. Leider nicht so deutlich zu sehen, wie man es sich wünschen sollte. Die Verschmutzung geht ganz langsam vor sich. Die Kleintiere speichern Stoffe wie Quecksilber und DDT. Die Schadstoffe kommen in den Nahrungskreislauf. Die kleinen Lebewesen werden von Fischen oder Vögeln gefressen. Ist die Gift-Konzentration hoch genug, sterben die Tiere. Wenn sie von den Menschen gegessen werden, ist natürlich die Gesundheit der Menschen stark bedroht.

Man merkt es also erst, wenn es zu spät ist. Aber es ist nicht zu spät, um die Nordsee noch zu retten.

Unkontrollierbar wird die Verschmutzung beim sogenannten „Verklappen“. Schiffe bringen meist industrielle Abfallstoffe aufs Meer hinaus und lassen sie einfach ab. Schätzungen gehen dahin, daß jedes Jahr rund 1,3 Millionen Tonnen organischer Stoffe in die Nordsee gelangen. Durch dieses Verklappen aber gelangen zusätzlich:

- 8,3 Millionen Tonnen Klärschlamm und
- 9,0 Millionen Tonnen Industrieabfälle

in die Nordsee. Zu diesen Industrieabfällen zählen:

- Dünnsäuren aus Titandioxidproduktion,
- Abfallsäuren aus der chemischen Industrie,
- Abwässer aus Kohlebergbau und
- Asche von Kraftwerken.

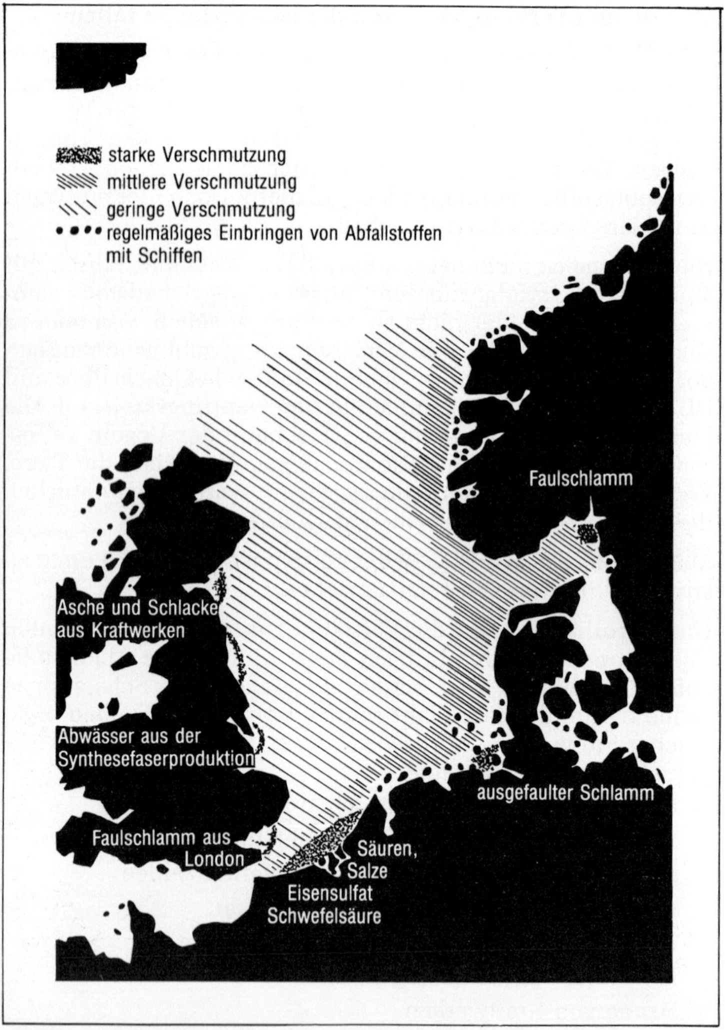

Ausmaß der Wasserverschmutzung in verschiedenen Teilen der Nordsee

Fast unbekannte Verschmutzer

Die Schiffahrt macht nicht nur beim Verklappen die Nordsee zu einer Müllhalde. Auch schon die fahrenden Schiffe geben Abwässer in die Meere. Öl zum Beispiel. Jährlich sollen auf diese Art und Weise rund 100000 Tonnen Erdöl in die Nordsee gelangen.

Die Abfälle von diesen Schiffen tragen zur Verschmutzung bei. Fäkalien, Flaschen, Verpackungsmaterial, Küchenabfälle und Waschwasser aus Chemietankern werden oft ohne jede Rücksichtnahme abgelassen. Die eingebrachten Mengen mögen sich bei der riesigen Wassermenge der Nordsee mit 43000 Billionen Tonnen als recht gering ansehen. Der relativ gute Zustand auf hoher See darf aber nicht darüber hinwegtäuschen, daß es in den Mündungsgebieten der Flüsse, in der Küstenzone, den Verklappungsgebieten und natürlich an den Badestränden schlecht aussieht.

Hier behindern die parallel zur Küste verlaufenden Strömungen, daß das Wasser mit dem „sauberen" Meerwasser vermischt wird. Die Gefahr der Verschmutzung liegt wie schon gesagt darin, daß sich die Tierarten mit den schwer abbaubaren Schadstoffen anreichern.

Erdöl und was es alles anrichten kann

Erdöl wird von den Menschen dringend benötigt. Für Kraftstoff, zum Heizen und für Kunststoffe. In vielem steckt Erdöl. Aber es bedroht uns auch. Man kann sich wohl kaum eine schlimmere und schnellere Umweltverschmutzung vorstellen als die, wenn ein Supertanker in Seenot gerät und Leck schlägt.

Erdöl verteilt sich schnell auf der Wasseroberfläche. Im Laufe weniger Stunden verdunsten dann die leichten Teile des Öls. Die anderen bilden Klumpen, die weiter auf der Wasseroberfläche treiben. Am Ufer und Strand angekommen, zerstören sie die Tier- und Pflanzenwelt.

Um diesen Umweltschäden, die uns Menschen bedrohen können vorzubeugen, sind verschiedene Umweltschutzmaßnah-

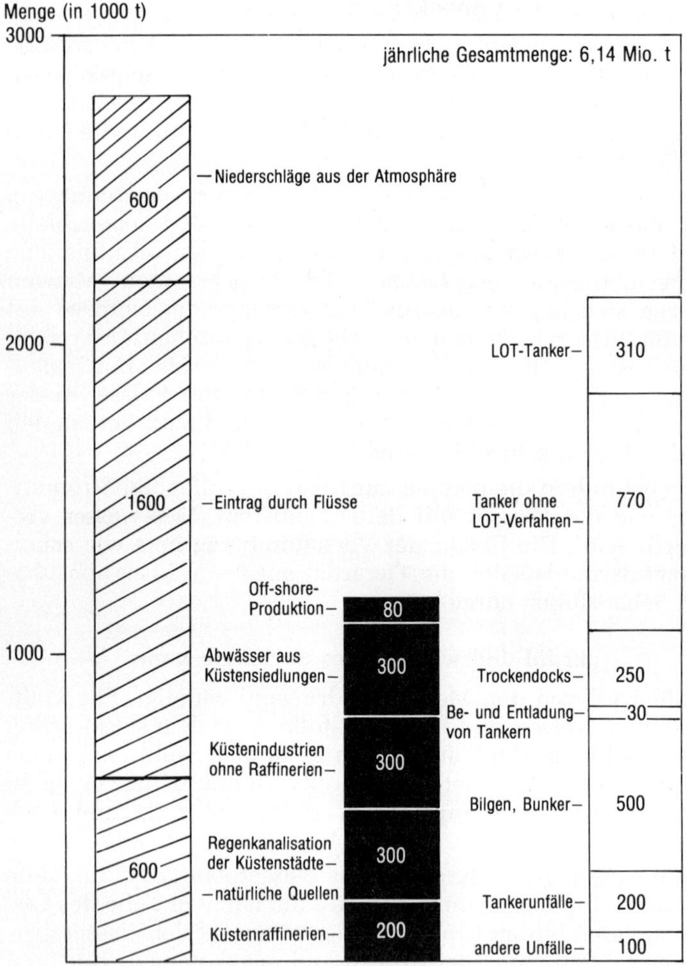

Quellen des Eintrags von Kohlenwasserstoffen in die Weltmeere

men getroffen worden. Am meisten erwartet man sich von den Zwangsrouten, die für Supertanker festgelegt worden sind. Diese Routen werden überwacht. Ein weiteres Mittel ist das Verbot des Tankerspülens. Man schätzt, daß jährlich 6 Millionen Tonnen Erdöl, Ölreste und Abfälle von Erdölkohlenwasserstoffen in die Ozeane gelangen. Diese unvorstellbar hohe Zahl setzt sich ungefähr so zusammen:

- 2,1 Millionen Tonnen durch Tankerspülen und Tankerlecks,
- 0,3 Millionen Tonnen durch Tankerunglücke,
- 0,8 Millionen Tonnen durch Küsten- und Industrieabfälle,
- 0,1 Millionen Tonnen durch die Ölförderung im Meer,
- 1,0 Millionen Tonnen durch Flüsse und Kommunalabwässer,
- 0,6 Millionen Tonnen von natürlichen Sickervorgängen und
- 0,6 Millionen Tonnen vom atmosphärischen Niederschlag.

Ölkatastrophen

Mai 1976. Entweder durch einen Fahrfehler oder durch Überlastung, gerät die „Urquiola“ bei der Einfahrt in den Hafen La Coruna in Schwierigkeiten. Der Tanker, der einen Bremsweg von fünf Kilometern benötigt, driftet in einer Kurve ab und läuft auf das Riff auf. Der 276 Meter lange Supertanker hat eine Ladekapazität von 100000 Tonnen und ist bis zum Rand voll mit Öl. Vielleicht zu voll, wie einige Matrosen nach dem Unglück behaupten.

Gleich nach dem Aufprall kommen Schlepper, um das Schiff wieder loszukriegen. Mit voller Kraft ziehen sie an dem Tanker – doch nichts passiert. Er rührt sich nicht. Als man sieht, daß die Schlepper nur einen Riß in die Bootswand reißen und dabei sind, den Tanker zu zerreißen, ist es zu spät. Bis alle Schlepper ihre Motoren gestoppt haben, explodiert ein Teil der Ladekammer. Eine über zwanzig Meter hohe Stichflamme steigt auf.

Alle Besatzungsmitglieder überleben diese Explosion. Sie verlassen den Tanker sofort. An Bord blieben nur der Lotse und natürlich der Kapitän. Die rechtliche Lage ist in solchen Unglücksfällen sehr brisant. Laut Seerecht gilt ein Schiff als herrenlos, wenn es keinen Kapitän mehr hat. Da die Besitzansprüche offen sind und jeder, der die technischen Möglichkeiten hat, das Schiff leerpumpen kann, ist der Kapitän dazu verpflichtet, so lange wie nur möglich auf seinem Schiff zu bleiben. Als die beiden bemerken, daß nicht nur Öl ausfließt, sondern auch das Schiff von dem brennenden Öl eingeschlossen zu werden droht, springen sie über Bord. Der Lotse erreicht nach über drei Stunden das Ufer, der Kapitän wird von dem Öl eingeschlossen. Seine Leiche findet man erst drei Tage später.

Nun sollten kleinere Öltanker das Öl aufnehmen. Es sollte umgepumpt werden. Doch die Kapitäne weigerten sich, weil der Tanker immer wieder durch Explosionen erschüttert wurde.

Die Luftwaffe überlegte sich, das Öl mit Brandbomben in Brand zu schießen, um den mittlerweile Hunderte von Kilometern breiten Ölteppich in den Griff zu bekommen. Obwohl man sogar befürchtete, die weit entfernte Küste Nordamerikas könnte von der Öllache betroffen werden, mußte der Plan der Luftwaffe aufgegeben werden. Für die Sicherheit der Bevölkerung hätte niemand garantieren können.

Fischindustrie und Tourismus versuchten die Folgen herunterzuspielen. Bald aber mußte bekannt gegeben werden, daß vor dem Verzehr von Fischen, Muscheln und Austern gewarnt wird, weil sie Kohlenwasserstoffe enthalten und damit hochgradig krebserregend sind.

Die Existenz und die Gesundheit vieler Menschen an der spanischen Küste waren stark gefährdet.

Erstaunlicherweise zeigte sich auch in dieser Region, daß bereits drei, vier Jahre später sich eine Erholung des biologischen Systems einstellte. Spätfolgen sind aber nicht auszuschließen.

Kampf der Ölpest

Ein wirksames Verfahren, die Ölpest zu bekämpfen, gibt es noch nicht. Untersuchungen und Test haben drei Verfahren zur Bekämpfung empfohlen:

- Das chemische Verfahren.
  Es ist aber sehr umstritten, weil die chemischen Mittel wie Detergenzien, sehr giftig sind. Fische und Wasserkulturen können umkommen. Durch dieses Verfahren wird das Öl zu einer zähen Masse gebunden. Das Öl sinkt auf den Meeresboden ab. Dort stirbt natürlich alles ab. Die Frage stellt sich hier also: Was ist giftiger, das Öl oder die chemischen Mittel.
- Das mechanische Entfernen.
  Das ist sicher das umweltfreundlichste Verfahren, aber nur bei kleineren Verschmutzungen effektiv. Hier wird das Wasser mit dem Öl von der Oberfläche entfernt und dann getrennt. Gefährdete Liegeplätze in Häfen können mit einer Luft- oder Schlauchsperre gesichert werden.

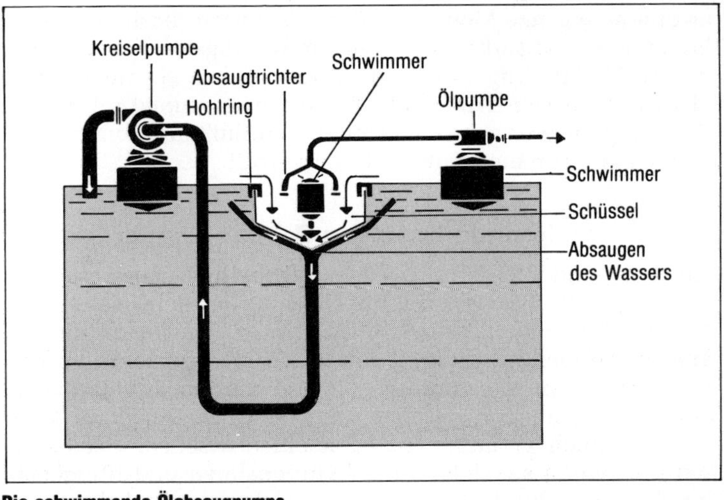

Die schwimmende Ölabsaugpumpe

– Schwimmende Absaugpumpen.
  Hier wird das Öl direkt von der Wasseroberfläche abgesaugt. Ein Trichter wird hier mit Schwimmkörpern ein paar Millimeter unter Wasser gehalten. Der Rand schließt mit einem Hohlring ab. Das Wasser wird in dieser Schüssel ständig durch eine Pumpe gesenkt. Nun sinkt der schwimmende Hohlring und das Öl kann in den Trichter fließen.

Fassen wir zusammen

Wasser ist für alles Leben auf der Welt unentbehrlich. Wir müssen auf das uns zur Verfügung stehende Wasser achten und es beschützen. Wasser kann für uns gefährlich werden und unsere Gesundheit angreifen. Dazu haben wir einige Beispiele gesehen.

Welche Krankheiten ruft Wasser hervor? Wie sehen die Symptome aus? Was können wir dagegen tun? Können wir überhaupt etwas dagegen tun?

Fragen über Fragen. Nicht auf jede gibt es eine Antwort. Aber es gibt eine ganze Menge, was wir für unsere Gesundheit tun können. Zuerst sollten wir aber die wichtigsten Krankheiten, die in Verbindung mit dem Wasser stehen, kennenlernen. Natürlich können wir nicht alle aufführen, zumal schlechtes Wasser ja unsere ganze Umgebung beeinflußt und somit natürlich viele Krankheiten indirekt hervorruft.

Amöbenruhr bringt den Darm in Aufruhr

Amöben sind kleine, einzellige, kernhaltige Lebewesen. Es sind kleine Blutsauger, die ihre Nahrung aus der gefäßreichen Darmschleimhaut herausnehmen. Unter „günstigen" Bedingungen können sie sich zu Millionen im Dickdarm entwikkeln. Und wenn sie dann dort bleiben würden, könnte man ja eigentlich ganz froh darüber sein, denn im Dickdarm kann man sie noch verhältnismäßig leicht erwischen. Gefährlich wird es, wenn sie sich in die Lymphbahnen und Blutgefäße begeben und durch den Pfortaderkreislauf in die Leber wandern. Jetzt ist höchste Alarmstufe. Es kann eine Amöbenhepatitis daraus werden. Die Folgen sind schlimm. Abszesse können sich bilden. Besonders gefährdet ist der rechte Leberlappen. Die Nachkrankheiten können sich über Jahre ziehen. Aber auch im Darm sind schon schwere Schäden verursacht worden. Verengungen oder Verdickungen des Darmrohrs, oder sogar Verwachsungen sind bei der Amöbenruhr festgestellt worden.

So schlecht fühlt man sich gar nicht

Kein Grund zur Freude. Eben weil man sich zuerst nicht so schlecht fühlt, wie es einem eigentlich gehen sollte, wird die Amöbenruhr am Anfang oft unterschätzt.

Die Kennzeichen für diese Krankheit sind ein dünner, wäßriger Stuhl mit weißlich trüben Schleim und Fieber. Man hat mit ziemlicher Sicherheit eine Bazillenruhr. Spürt man aber nichts außer einem etwas unangenehmen Druckgefühl in der Magengegend und ist der Stuhl von einem glasigen, himbeerartigen Schleim mit Blutbeimengungen überzogen, besteht Verdacht auf Amöbenruhr. Sofort zum Arzt. Werden die schleimartigen Stühle häufiger, dann steht eigentlich schon fest, daß es sich um die Amöbenruhr handelt.

Weitere Begleiterscheinungen können sein, daß der Kranke sehr stark abmagert, von Schwächegefühlen heimgesucht und sehr blaß wird. Spätestens jetzt sollte ein Arzt gerufen werden. Denn Amöbenruhr kann lebensgefährlich werden!

Schuld hat der Zweite Weltkrieg

Die Amöbenruhr soll im Zweiten Weltkrieg von Südrußland und Afrika eingeschleppt worden sein. Da es heutzutage aber fast jedem möglich ist, warme Länder zu besuchen, kann sie jeder von uns einschleppen.

Man kann aber etwas dagegen tun. Die Faustregeln in südlichen oder tropischen Ländern sind:

– Kein ungekochtes Wasser trinken.

- Nicht unhygienische Abortanlagen benutzen, lieber in die freie Natur gehen. Besonders Aborte meiden, die nicht fliegensicher sind.
- Keine rohen Salate essen.
- Früchte kurz ins heiße Wasser tauchen, bevor man sie ißt.
- Nicht alles anfassen. Auch nicht jedem die Hände schütteln. Auf jeden Fall aber am Abend die Hände desinfizieren.
- Nach jeder Mahlzeit sollte man entweder Papayakerne (ein halber Teelöffel genügt) schlucken oder ein Stück vom Papayablatt essen.

Das bewahrt nicht nur von einer Amöbeninfektion, sondern hilft auch Eiweiß zu verdauen. Ein weiterer Vorteil ist, daß es sich um völlig harmlose Mittel handelt.

In den Tropen ist alles ein wenig extremer. Mit diesen „Hausmitteln" ist es da nicht immer getan. Da muß man dann schon mal zu stärkeren Mitteln greifen. Am besten fragen Sie vor einer Reise in die Tropen den Arzt.

Was kann man tun, um von der Amöbenruhr in Ruhe gelassen zu werden?

Wenn man sie erst einmal bekommen hat, ist sie nicht wieder so leicht wegzubringen. Solange die Amöben noch im Dickdarm sind, kann man die Krankheit auch selber heilen. Erstes Gebot ist eine eiweißreiche Diät:

- Viele gekeimte Sojabohnen
- Sauermilch
- Quark mit etwas Meerrettich
- Weißes Fleisch
- Gekochten frischen Fisch
- Täglich ein Dreiminuten-Ei.

Der Nahrung kann auch etwas Knäckebrot beigefügt werden. Ansonsten sollten die aufgeführten Nahrungsmittel den Speiseplan bestimmen. Süßigkeiten, rohe Früchte und Salate sind bis zur vollständigen Heilung zu unterlassen.

Schwieriger wird es, wenn die Krankheit schon weiter fortgeschritten ist. Jetzt kann nur noch der Arzt helfen. Die Mittel sind aber nicht gerade ungefährlich. Nebenwirkungen können Übelkeit, Kreislaufstörungen, Leber- oder sogar Herzschädigungen sein.

Äußerste Hygiene ist also anzuraten, damit wir uns nicht mit diesen Parasiten herumschlagen müssen.

Typhus abdominalis – eine unliebsame Infektionskrankheit

Typhus abdominalis wird der Bauchtyphus genannt, weil sich bei dieser Art von Typhus am Bauch rote Flecken bilden. Im Gegensatz zum Paratyphus. Hier bilden sich die Flecken am ganzen Körper.

Wenn auch keine Tropenkrankheit, kommt Typhus doch in heißen Ländern mehr vor als in kalten.

Ursache dieser gefährlichen Infektionskrankheit ist, wie so oft bei Infektionskrankheiten, mangelnde Hygiene. Das birgt aber natürlich einen großen Vorteil in sich: Man kann sich dagegen schützen.

Entdeckt wurde der Bazillus erst ziemlich spät, 1880. Das änderte aber nichts daran, daß die Menschen weiter an Typhus starben. Interessanterweise sind Kinder unter einem Jahr und Erwachsene über 30 Jahre durchwegs weniger gefährdet. Aber bleiben wir bei der Geschichte. Wie Typhus eingeschleppt worden ist, ist nicht bekannt. Es könnte Cortez gewesen sein, der die Krankheit von Spanien nach Süd- und Mittelamerika brachte. Vielleicht war Typhus aber auch schon den Azteken bekannt.

Als sicher gilt, daß Einwanderer im 18. Jahrhundert Typhusbakterien nach Amerika und Kanada eingeschleppt haben. Viele starben. Aber auch den Indianern war diese Krankheit bekannt. Sie nannten sie „el tabartillo". Aus dem 20. Jahrhundert weiß man, daß Typhus vor allem nach dem Ersten Weltkrieg verheerendes Unheil anrichtete. Betroffen waren Polen, Rußland und die Balkanländer. Alleine in Rumänien starben Millionen.

Meist kam Typhus in Flüchtlingslagern und Katastrophengebieten vor. Das enge, oft unhygienische Zusammenleben vieler Menschen auf engstem Raum, ermöglicht leicht eine Übertragung. Besonders gefährdet sind die, die sich am wenigsten wehren können. Die Kranken und schlecht Ernährten.

Typhus ist also oft die Krankheit der Armen gewesen.

„Brett vor dem Kopf"

So ungefähr fühlt man sich, wenn man Typhus hat. Angesteckt hat man sich durch direkte Übertragung von Person zu Person, also direkt am Stuhl, Urin oder Auswurf eines Kranken, durch infizierte Lebensmittel oder Wasser.

Nach 10 bis 14 Tagen stellen sich ähnliche Krankheitssymptome ein wie bei der Grippe. Kopfschmerzen, Gliederschmerzen, Unwohlsein und Frösteln. Verstopfung ist möglich. Jetzt kommt auch das Fieber. Es steigt langsam aber sicher auf ungefähr 40 Grad Celsius an. Auf dieser Höhe bleibt das Fieber dann zwei Wochen. Erst in der vierten Krankheitswoche fällt es langsam wieder auf die Normaltemperatur zurück.

Dieses gleichmäßig verlaufende Fieber, auch „Continua" genannt, ist dem Arzt wesentlich behilflich bei der Diagnose. Weitere Hinweise auf Typhus sind:

- Die Milz ist vergrößert.
- In der zweiten Krankheitswoche, also nach neun bis zehn Tagen treten auf dem Bauch rote Flecken auf. Sie werden als Roseolen bezeichnet. Beim Paratyphus wären diese Flecken über den ganzen Körper verteilt.
- Die weißen Blutkörperchen verringern sich.
- Der Puls verlangsamt sich auffallend.

Wichtige Funktionen des Körpers werden in Mitleidenschaft gezogen

Am schlimmsten wird der Dünndarm belastet. Die Lymphgefäße schwellen an. Es bilden sich geschwürige Veränderungen des Darms. Und schon hier kann es zu ernsthaften Komplikationen kommen. Es besteht die Gefahr auf:

- Durchbruch eines Geschwürs aus der Darmwand zur Bauchhöhle.
- Blutungen im Darm.

Im Normalfall stellt sich aber ein starker Durchfall ein. Mit dem ist aber nicht zu spaßen. Er kann dem Körper „das Wasser abdrehen", der Körper trocknet regelrecht aus. Das belastet Herz, Kreislauf und Nervensystem. Oft verlieren die Erkrankten sogar die Kopfhaare. Für die Männer schon schlimm genug, für die Frauen eine fast unerträgliche Begleiterscheinung der Krankheit. Allerdings nur eine Weile. Denn Gott sei Dank stellt sich der Haarwuchs nach Abklingen der Krankheit wieder ein.

Die Inkubationszeit von Typhus ist verhältnismäßig lange: 1 bis 6 Wochen. Natürlich kann man sich auch gegen Typhus impfen lassen. Zu beachten ist aber, daß man sich bei bestimmten Krankheiten nicht impfen lassen sollte, oder die Impfung verschieben sollte. Bei

- Zuckerkrankheit,
- Nierenentzündung,
- Blutkrankheiten,
- aktiver Lungentuberkulose
- oder anderen fieberhaften Erkrankungen.

Kinder überwinden Typhus leichter als Erwachsene

Und das ist kein Wunder, wenn wir bedenken, daß der Kreislauf bei Typhus besonders angegriffen wird. Je älter der Erkrankte ist, umso behutsamer und sorgfältiger muß die Behandlung sein. Bei Kreislaufstarken Patienten mit einem gesunden Herz kann man eine Bäderbehandlung gegen die hohe Körpertemperatur durchführen. Diese Behandlung kommt aber wirklich nur für Menschen mit einem guten Herz- und Kreislauf in Frage.

Auf jeden Fall müssen aber Mittel
- gegen Durchfall,
- zur Unterstützung von Herz und Kreislauf
- und gegen das Durchliegen

genommen werden.

Besonders gefährlich kann eine Lungenentzündung werden, weil sie den Körper noch mehr schwächt.

Vorbei ist noch lange nicht vorbei

Hat man den Typhus endlich überwunden, sind noch eine ganze Zeit lang bestimmte Regeln zu beachten.
- Die Darmschleimhäute sind sehr mitgenommen und darum muß eine gewisse Ernährung eingehalten werden. Das heißt, keine scharfen Gewürze und Fruchtsäfte oder anderes, was die Darmträgheit unterstützt bzw. die Darmschleimhäute reizen kann.
- Auch wenn im Stuhl, Urin oder Blut keine Bazillen mehr gefunden werden, könnten sich noch immer Krankheitserreger in der Gallenblase verstecken. Man fühlt sich zwar gesund, wird aber zum Dauerausscheider und gefährdet damit andere. Es müssen Mittel genommen werden, die die Galle verflüssigen.
- Sind die Erreger auch nach allen Mitteln noch in der Gallenblase, ist zu überlegen, diese zu entfernen. Auf den ersten Blick eine sehr drastische Maßnahme, die aber dadurch gerechtfertigt wird, daß die Todesrate bei Typhuserkrankten noch immer hoch liegt. Sie liegt bei 1%. Trotzdem gibt es aber in der Bundesrepublik Deutschland 10000 Dauerausscheider von Typhus und Paratyphus.

  Diese Ausscheider dürfen nicht in der Lebensmittelindustrie beschäftigt werden.

Zum Schluß bleibt noch zu sagen, daß eine Typhusimpfung kein 100prozentiger Schutz ist. Dieser Schutz hält außerdem nur ein Jahr an.

Am besten ist es also noch immer, daß, wenn man sich in heiße Gebiete begibt, die Hygiene ganz, ganz stark beachten sollte. Lieber einmal zu pingelig sein, als später den Schaden zu haben.

Das Schwarzwasserfieber trifft meist die Weißen

Und warum, ist noch immer nicht genau geklärt. Eigentlich ist das Schwarzwasserfieber eine Fortführungskrankheit der Malaria. Vom Schwarzwasserfieber werden aber wie gesagt die schwarzen Eingeborenen nicht heimgesucht, sondern fast ausschließlich die weiße Bevölkerung. Und hier wiederum diejenigen, die schon oft von Malariaanfällen geplagt wurden oder deren Krankheit schlecht bzw. ungenügend behandelt wurde.

Warum heißt das Schwarzwasserfieber aber dann Schwarzwasserfieber?

Das Schwarzwasserfieber erkennt man an der Verfärbung des Urins. Er wird braun bis schwarz. Bedingt wird dies dadurch, daß große Mengen Blutfarbstoff frei werden, weil die Krankheit die roten Blutkörperchen zerstört.

Übrigens kommt das Schwarzwasserfieber vor allem in Gebieten vor, in denen auch die Malaria haust. Also in Südamerika, Südostasien und Afrika.

Was aber tun, wenn es einen erwischt hat?

Man kann eine Menge tun, oder besser gesagt nicht tun. Von Medikamenten ist abzuraten. Jede starke Medikamentation kann zum Tode führen. Die einzigen Medikamente, zu denen zu raten ist, sind die gleichen Mittel, die bei Malaria empfohlen werden. Herz und Kreislauf unterstützende Mittel.

Ganz wichtig ist eine vollkommene Ruhigstellung. Strenge Bettruhe. Der Kranke darf auf keinen Fall transportiert werden. Zu dieser absoluten Ruhe gehört keine Aufregung.

Der Kranke benötigt viel Flüssigkeit. Am besten mischt man gleich die Herz- und Kreislaufmittel hinzu.

Akupunktur und Homöopathie

Eine weitere Behandlungsmöglichkeit stellt die chinesische Methode der Akupunktur dar. Ist ein Arzt dieser „Kunst" mächtig, kann er durch eine Nadel an der richtigen Stelle wahre Wunder wirken. Zum Beispiel bei einer, beim Schwarzwasserfieber leicht auftretenden Nebenerkrankung, namentlich einer der Nieren, kann Akupunktur helfen. Sie kann der Niere wieder zur Funktion verhelfen.

Eine andere Behandlungsmöglichkeit, die der Naturheilkunde, sieht vor, dem Kranken feuchtheiße Wickel zu verpassen. Dadurch wird die Hauttätigkeit angeregt. Diese Methode hat schon manchem Todkranken wieder auf die Beine geholfen.

Auf keinen Fall darf eine Bluttransfusion vorgenommen werden. Bei einer umfangreichen Bluttransfusion kann das Spenderblut dick werden, also koagulieren, was oft zum Tode führt. Früher war die Behandlungsmethode noch gang und gäbe.

Nach der Krankheit vorsichtig sein

Nach Überstehen des Schwarzwasserfiebers ist besonders die Anämie, also Blutarmut, zu bekämpfen. Neben Medikamenten bieten sich verschiedene Pflanzen an:

- Alfalfaklee,
- grüne Haferstauden und
- Brennesseln.

Diese Pflanzen müssen gut zerkleinert und der Nahrung beigemengt werden. Man kann eine Suppe daraus machen. Zu empfehlen ist auch Randensaft.

Da die Leber in Mitleidenschaft gezogen sein könnte, sollte man vorsorglich für sie etwas unternehmen.

Auf etwas ganz Wichtiges müssen wir aber noch hinweisen. Sollte das Schwarzwasserfieber erfolgreich überstanden sein, sollte der Geheilte die Tropen verlassen und in ein milderes Klima zurückkehren.

Die Ansteckungsgefahr ist nämlich nach dem Gesunden noch immer sehr groß. Eine zweite Erkrankung kann den Tod bedeuten, denn der Kreislauf wird der Krankheit ein zweites Mal kaum standhalten können. Wem sein Leben lieb ist, sollte also das Schicksal nicht herausfordern und nach Hause reisen.

Bilharzien können den ganzen Körper verseuchen

Bilharzien sind ein bis zwei Zentimeter kleine Würmer. Sie leben im Körpergewebe des Menschen. Man unterscheidet drei Arten von Bilharzien. Die Bilharzia hämatobia kommt in

- Afrika
- Madagaskar
- Südarabien
- Iran
- Irak

vor. Als Unterschied zu den anderen zwei Arten, befinden sich hier die Eier im Urin des Menschen.

Die Bilharzia mansoni kommt in

- Brasilien
- Venezuela
- Porto Rico
- Afrika
- Yemen
- Unterägypten
- Sudan
- Madagaskar

vor. Die Eier der Parasiten werden bei dieser Art der Bilharzien im Stuhl gefunden.

Die letzte Art ist die Bilharzia japonicum. Sie kommt hauptsächlich in

– Japan
– Philippinen
– Thailand

vor. Auch hier werden die Eier im Stuhl festgestellt. Daß diese Art auf Formosa nur bei Tieren festgestellt wird, heißt aber nicht, daß der Mensch hier verschont bleibt. Immun scheinen hier nur die Chinesen, die hier schon seit Generationen leben, zu sein. Wenn wir also nach Formosa fahren, werden wir uns genauso leicht oder schwer anstecken wie anderswo.

Infektionsmöglichkeiten gibt es leider sehr viele. Da die Eier einen Zwischenwirt zur Entwicklung brauchen, bedienen sie sich einer Schneckenart, die in Kanalisationsrohren, Kanälen, feuchten Gräben und vor allem im Wasser angesiedelt ist. In diesen Schnecken werden aus den Eiern kleine kaulquappenartige Würmer, ausgerüstet mit einem Schwanz, der ihnen auch die Möglichkeit zur Fortbewegung bietet.

Mit der menschlichen Haut in Berührung gekommen, dringen sie durch das Gewebe ein und stoßen ihren Schwanz ab. Sie wandern über die Blut- und Lymphwege in die Leber. Innerhalb weniger Wochen werden sie hier geschlechtsreif und nisten sich dann in den Venengeflechten des kleinen Beckens fest.

Lebensdauer ein Vierteljahrhundert

Es ist wirklich beängstigend, daß die Bilharzien 20 bis 30 Jahre alt werden. Natürlich nur, wenn es der Erkrankte überhaupt so lange aushält.

Aber zurück zu den Infektionsgefahren. Wo kann man sich denn überall anstecken? Überall wo man mit ungekochtem Wasser in Berührung kommt.

– Beim Baden in Seen, Bächen, Flüssen und Schwimmbekken, die Frischwasserzufuhr haben.
– Beim Waschen mit ungekochtem Wasser.
– Beim Zähneputzen.
– Beim Trinken von ungekochtem Wasser.

Erstes Gebot ist also: Kein ungekochtes Wasser. Wenn es nicht anders geht, muß man sich halt einmal die Zähne mit Orangensaft oder irgend etwas anderem Flüssigen putzen. Ein bißchen Erfindergeist kann nicht schaden.

In besonders gefährdeten Gebieten, wie dem Nil-Delta-Gebiet sollen schon über 80 Prozent an Bilharzien erkrankt sein. Unvorstellbar viel.

Das Fieber kommt erst nach vier bis sieben Wochen

Zuerst meldet sich aber eine Blasenentzündung. Was einen schon mal zu denken geben muß, weil bei der Hitze eine solche Entzündung eigentlich nicht vorkommen dürfte. Man muß öfter Wasser lassen und hat Schmerzen und Brennen dabei. Der Urin ist verfärbt. Er ist trüb und mit Blut vermischt. Schon wenige Minuten nach der Infektion, dem Eindringen der Würmer, reagiert die Haut mit einem starken Beißen.

Erst wenn die Würmer geschlechtsreif geworden sind, reagiert der Körper. Es stellt sich Fieber ein. Außerdem schmerzen Kopf, Nacken und Glieder. Man fühlt sich matt.

Bei den Arten Mansoni und Japonicum kann es zu blutigen Durchfällen kommen.

Das Heimtückische an der Krankheit ist, daß die Milliarden von Eiern durch den Blutkreislauf in andere Organe getragen werden. Besonders gerne bleiben sie in den feinen Gefäßen der Lunge und Leber. Dort können sie Mikroabszesse bilden. Einen Verschluß oder eine Verödung können sie aber auch in den Gefäßen der Lungenarterie und der Pfortader bewirken. Wucherungen sind ebenfalls im Dickdarm und in der Blase zu befürchten.

Sind die Würmer tot, sind sie noch nicht harmlos. Sie vergiften die Körperzellen.

Diese kurze Aufzählung zeigt uns schon, daß wir es mit einer wirklich sehr gefährlichen Krankheit zu tun haben. Aber selbst die Diagnose ist nicht einfach.

Krebs durch Würmer

Die anfänglichen Symptome von Bilharzien ähneln denen anderer Tropenkrankheiten. Eine eindeutige Diagnose ist erst nach Untersuchen des Blutbildes möglich. Im Harn lassen sich die Eier bei der Bilharzia hämatobia erst nach zwei bis vier Monaten feststellen, bei den anderen beiden Arten nach vier bis sechs Wochen. Weitere Folgen:

– In Ägypten bringt man 20 Prozent aller Blasenkrebserkrankungen mit Bilharzien in Verbindung.
– Auch das Gehirn und das zentrale Nervensystem kann angegriffen werden. Meist handelt es sich dann um Japonicum.
– Bei Mansoni und Hämtobia kann das Rückenmark von den Parasiten befallen werden.
– Interessant ist, daß mehr Männer von Bilharzien befallen werden als Frauen.

Was kann man tun?

Nicht in den genannten Ländern in verseuchten Gebieten baden. In Schwimmbädern nur dann, wenn sie chloriert sind. Das riecht dann zwar etwas unangenehm, aber es schützt vor diesen gefährlichen Parasiten. Das Baden im Meerwasser ist ebenfalls ziemlich ungefährlich, außer man badet an einer Flußmündung.

Hundertprozentig wird man sich nie vor den verschiedenen Arten der Bilharzien schützen können. Aber Vorsicht und Bedacht können eine Erkrankung von einem abwenden.

Elephantiasis hat auch etwas mit Elefanten zu tun

Weil wir gerade bei Wurm- und Tropenkrankheiten sind, sollten wir auch schnell einen Blick auf die Elephantiasis werfen, die durch eine weitere Wurmart, die Filarien, übertragen wird. Filarien sind wesentlich größer als die vorher beschriebenen Bilharzien. Wenn auch so dünn wie ein Haar, werden sie fünf bis acht Zentimeter lang. Die Inkubationszeit, die Zeit bis die Krankeit ausbricht, kann mehrere Jahre dauern. Das macht eine Diagnose sehr schwer.

Die Übertragung kann die unterschiedlichsten Wege gehen:
- von Mensch zu Mensch,
- von Tier zu Tier,
- von Tier zu Mensch,
- von Mensch zu Tier.

Voraussetzung ist nur, daß eine weibliche Stechmücke einen erkrankten Körper sticht. Wenn sie das verseuchte Blut erst einmal aufgenommen hat, überträgt sie es bei einem weiteren Stich.

Im Blut angekommen, vermehren sie sich zu Millionen und rufen Fieber und Lymphschwellungen hervor. Mit der Zeit können diese Schwellungen die Gliedmaßen zwei- bis dreimal so groß anschwellen lassen wie im normalen Zustand. Daher erhielt diese Krankheit auch ihren Namen: Elephantiasis. Weil die Beine von oben bis unten wirklich wie Elefantenbeine aussehen.

Die Behandlung dieser schweren Krankheit ist nicht leicht. Und es kann lange dauern, bis sie abgeklungen ist.

Arbeitsunlust durch Würmer

Eine halbe Milliarde Menschen leiden unter Hakenwürmern. Oder anders ausgedrückt, jeder fünfte Mensch auf der Welt leidet unter Hakenwürmern. Wenn man sich aber dann auf die gefährdeten Gebiete konzentriert, steigt die Prozentzahl natürlich an.

Vorwiegend kommen diese gefährlichen Eingeweidewürmer in tropischen und subtropischen Gebieten der Erde vor. In trockenen Gegenden, wie der Wüste, kann sich der Hakenwurm nicht halten. Vielmehr in feuchten und niederschlagsreichen Zonen, denn der Hakenwurm liebt Wärme und Feuchtigkeit.

Wie viele andere Wurmarten wird der Hakenwurm sehr alt. Er kann bis zu 10 oder 15 Jahren im menschlichen Körper bleiben. Über solch eine lange Zeit verursacht er oft irreparable Schäden. Kann sogar bis zum Tode führen.

Dauert die Krankheit länger, ruft sie oft Kopfschmerzen, Ohrensausen, Schwindelanfälle oder sogar Arbeitsunlust hervor. Wenn wir jetzt von den Auswirkungen und Begleiterscheinungen der Hakenwurmkrankheit reden werden, wird dem einen oder anderen aber diese „Ausrede“ zum Arbeiten schnell vergehen.

Der Hakenwurm holt sich nur das Feinste

Ein Hakenwurm ist so ungefähr ein Zentimeter lang und sieht aus wie ein Madenwurm. Das täuscht. Die beiden haben nicht viel gemeinsam. Der Hakenwurm besitzt im Mund zahn- und plattenförmige Haftorgane. Mit diesen Werkzeugen hält er sich an der Darmwand fest. Dort nimmt er sich dann aus dem Blut nur das Beste – die Nahrungsstoffe und Sauerstoff. Durch die Absonderungsorgane wird das nicht völlig ausgewertete Blut wieder ausgeschieden. Der menschliche Körper nimmt den „Abfall“ wieder auf.

Dadurch wird der Mensch geschwächt, denn der Eisenvorrat des Blutes ist schnell ausgeschöpft. Es ist, als hätte man sich in den Finger geschnitten und es würde die ganze Zeit bluten. Es stellt sich also eine Blutarmut ein. Die sogenannte Hakenwurmanämie.

Merkmale der Krankheit sind weiter:
- Blutspuren im Stuhl,
- Verstopfung,
- Verdauungsstörungen,
- Sodbrennen,
- Blähungen und
- Schmerzen im Oberbauch.

Die zuletzt genannten Schmerzen täuschen oft eine Gastritis oder ein Geschwür vor. Die sichere Diagnose ist nur dann möglich, wenn man im Stuhl die typischen Hakenwurmeier vorfindet. Und dafür braucht man keinen Arzt. Man kann sie mit bloßen Augen erkennen. Es sind ja auch genügend da. Der Hakenwurm legt täglich zwischen 10000 und 30000 Eier.

Sofortige Behandlung ist besonders bei Kindern und Schwangeren angebracht. Kinder können von den Würmern im Wachstum gehindert und in ihrer Entwicklung gehemmt werden. Hat eine Schwangere Hakenwürmer, wird nicht nur sie gefährdet, sondern es schadet auch dem ungeborenen Kind.

Hakenwürmer dringen durch die gesunde Haut

Die Ansteckung kann zwar durch verletzte Haut begünstigt werden, aber meistens erfolgt die Ansteckung durch die gesunde, unverletzte Haut. Der häufigste Ansteckungsort ist der Strand. So schön das Barfußlaufen am Strand sein mag, wenn man vom Bereich der fortwährend vom Meerwasser durchspült wird abweicht, lauern die Hakenwürmer. Der Grund dafür ist schnell gefunden. In vielen südlichen Ländern wird es mit der Hygiene nicht so streng genommen. Hinter Büschen, Dünen oder direkt am Strand findet man Fäkalien, die natürlich eine Brutstätte für viele Krankheiten sind.

Ist man infiziert, nehmen die, da noch kleinen Larven, einen Weg durch den ganzen Körper. Haben sie sich erst einmal in die Haut gebohrt, werden sie von dem Blutstrom in die rechte Herzkammer gespült. Von dort geht es weiter in die Lunge. Dann lassen sie sich von der Schleimhäuten in die Speiseröhre bringen und gelangen in den Dünndarm.

Darf man nicht mehr am Strand romantische Spaziergänge unternehmen?

Das schon. Aber man sollte, auch wenn es anfangs sehr stört und es noch so heiß ist, Schuhe tragen. Nur so kann man sich richtig vor diesen Schmarotzern schützen. Besonders wenn man sich in den folgenden Gebieten befindet, sollte man auf äußerste Hygiene achten:

- In den Tropen
- Mittelmeerländern (Nordafrika, aber auch Spanien und Italien)
- Südstaaten von Nordamerika.

Ammoniumverbindung gegen Hakenwurm

Die Behandlung gegen Hakenwürmer ist heute nicht mehr so gefährlich wie früher. Damals mußte man gesundheitsschädliche Mittel verschreiben, um den Kranken von seinem Unheil zu befreien. Oft auf Kosten einer anderen Krankheit.

Das Mittel, das heute meist angewendet wird, ist eine Ammoniumverbindung. Am Ende des zweiten Hungertages muß am Abend ein aus einem ganzen Hering gemachter Heringssalat ohne irgendwelche Beilagen gegessen werden.

Der dritte Tag ist der Kurtag. Das vom Arzt verschriebene Bandwurmmittel ist ein Gift, und darf daher nur in den vom Arzt genannten Dosen verwendet werden. Etwa eine Stunde nach dem Einnehmen wird ein starker Stuhldrang einsetzen. Der am Darm angesaugte Wurm geht ab. Nach zwei Stunden muß dann unbedingt ein starkes Abführmittel genommen werden, um das Gift wieder aus dem Darm zu spülen.

Wenn es auch unangenehm ist, sollte folgender Rat auf jeden Fall befolgt werden. Für den Wurmabgang sollte ein Eimer mit warmen Wasser und einem halben Liter Milch benützt werden. Der Grund ist ganz logisch. Der Bandwurm soll getäuscht werden. Er darf den plötzlichen Wechsel zwischen dem warmen und feuchten Darm nicht merken. Er könnte sich sonst mit seinen Saugnäpfen am Kopf im Darm festhalten. Die Folge wäre, daß der Kopf nicht abgeht und die Kur keinen Erfolg hätte. Wenn man diese Kur also macht, dann sollte man sie richtig machen. Auch wenn es unappetitlich sein sollte.

Um ganz sicher zu gehen, sollte man den Inhalt des Eimers durch ein Tuch gießen. Der Wurm wird übrig bleiben. Das heißt aber noch lange nicht, daß die Kur auch Erfolg hatte. Auf den Kopf kommt es an. Durch eine Lupe kann man ihn an einem Ende des Wurms an einer leichten Verdickung erkennen. Außerdem sind die Saugnäpfe typisch. Jetzt ist er sicher weg.

Ist der Kopf aber im Darm geblieben, ist eine Wiederholungskur nötig. Damit muß man aber unbedingt vier, fünf Monate warten. Außerdem gibt es mittlerweile Mittel, die den Bandwurm töten. Der Wurm wird dann einfach verdaut. Wer nichts gegen stärkere Medikamente hat, sollte diese Methode wählen. Wenn auch der Erfolg nicht so spektakulär ist.

Diese Mittel schaden Kindern und Schwangeren nicht mehr. Außerdem ist die Behandlung erfolgreicher als früher.

Nach der Entwurmung ist besonders darauf zu achten, daß dem Körper wieder Nährstoffe zugeführt werden. Vor allem der Eisengehalt muß durch gute Ernährung wie Randen- oder Karottensaft aufgebaut werden. Wenn die Behandlung heute, wie gesagt, einfacher und risikoloser ist, sollte man sich durch geeignete Maßnahmen vor diesen schlimmen Parasiten schützen. Sie sind mehr als unangenehm.

Bandwürmer werden bis zu zehn Metern lang

Unter den Parasiten des Darms befinden sich auch die Bandwürmer. Sie lassen sich vor allem dann im Darm nieder, wenn rohes, nicht frisches Fleisch, gegessen wurde. Es gibt zwei Arten von Bandwürmern:

- Den Rinderbandwurm, er wird zwischen fünf und zehn Meter lang.
- Den Schweinebandwurm, er wird zwischen drei und fünf Meter lang.

Der Schweinebandwurm ist viel seltener als der Rinderbandwurm. Die noch bekannten Fischbandwürmer und Hundebandwürmer treten sehr selten auf. Der Hundebandwurm macht sich allerdings schmerzhaft bemerkbar. Erbrechen, Koliken, Überempfindlichkeitsquaddeln und eine Gelbfärbung der Haut kündigen ihn an. Er kommt nur bei Tieren vor. Die anderen Bandwürmer bemerken wir erst, wenn die Bandwürmer zu groß sind und abgehen. Es werden dann kleine Stücke von drei bis fünf Zentimeter Länge und ein Zentimeter Breite ausgeschieden. Was kann man aber dagegen tun?

Die Bandwurmkur ist hart

Die Kur dauert drei Tage und erfordert äußerste Disziplin. Während der ganzen Zeit ist strenge Bettruhe von Nöten.

Die ersten zwei Tage sind zwei Hungertage. Überhaupt keine Nahrung darf aufgenommen werden. Zu trinken gibt es nur ungezuckerten schwarzen Tee.

Egel sind eklig

Im Zusammenhang mit den verschiedenen Wurmkrankheiten müssen wir auch an die Egel denken. Von ihnen gibt es viele verschiedene Arten. Drei von ihnen wollen wir kurz besprechen, um auf die Gefahren hinzuweisen und zu zeigen, wie leicht man sich oft schützen kann.

Warum jeder zweite Südchinese einen Leberegel hat

Hier wird oft roher Fisch gegessen. Dies ist sicherlich ein Grund dafür, daß ungefähr jeder zweite Südchinese an Leberegeln leidet.

Der Wurm ist ungefähr ein Zentimeter lang und einen halben Zentimeter dick. Auch lebt er sehr lange. Bis zu 25 Jahren. Außer in Südchina kommt diese Egelart in Korea, Japan und auf Formosa vor.

Vom Leberegel befallen, stellen sich beim menschlichen Körper einige Krankheitssymptome ein:

- Darmstörungen,
- Appetitlosigkeit,
- Blutarmut,
- leichte Gelbsucht und
- Abmagerung.

Die Diagnose ist schwer, weil sich keine Eier im Stuhl befinden.

Auch die Therapie ist nicht leicht. Man hat noch kein sicheres und ungefährliches Mittel gefunden. Am besten ist also Vorbeugen. Die Faustregel dabei ist, keinen rohen Fisch zu essen. Das Braten und Kochen von Fisch sollte sehr vorsichtig durchgeführt werden. Die Temperatur von 70 Grad darf während des gesamten Kochvorgangs nicht unterschritten werden.

Der Lungenegel kann auch zum „Gehirnegel" werden

Der Lungenegel ist nicht länglich wie der Leberegel. Er ist eiförmig aber genauso groß wie der Leberegel. Das gefährliche an dieser Egelart ist, daß der Egel wandern kann. Er setzt sich also nicht nur in der Lunge fest, sondern auch an den Bronchien oder sogar im Gehirn. Die Folgen sind auf jeden Fall schlimm.

Oft wird der Lungenegel aber auch als Lungentuberkulose diagnostiziert. Die Krankheitserscheinungen sind nämlich so ziemlich die gleichen. Der Lungenegel kommt hauptsächlich in

- Asien
- Zentralafrika
- Südamerika

vor.

Der Riesendarmegel ist fast so groß wie ein Fünfmarkstück

Genau zwei Zentimeter breit und fünf Zentimeter lang. Auch er kommt zum größten Teil in Asien vor. In

- Südvietnam
- Thailand
- Formosa
- Südchina
- Assam und Bengal.

Infiziert wird man durch den Genuß der Wassernüsse. Die Kulturen dieser Wassernüsse werden meist mit Fäkalien gedüngt. Wenn diese Wassernüsse gegessen werden, müssen sie unbedingt vorher mit heißem Wasser abgewaschen werden. Gründlich!

Wenn nicht, kann es einem passieren, daß man zwei Monate später von krampfhaften Schmerzen und Durchfällen mit Erbrechen geplagt wird. Ziemlich schnell setzen dann Kräftezerfall und Abmagerung ein. Die Papayapräperate können dann wahre Wunder wirken. Ob als Medikament oder als Samen bzw. Kerne eingenommen, verhelfen sie zur Gesundung. Auch als Vorbeugemittel sind sie gut geeignet. Auf jeden Fall sollte man sie in tropischen Gebieten immer dabei haben.

Noch immer gefährlich: die Cholera

Etwas ausführlicher wollen wir auf eine Krankheit zu sprechen kommen, die man auch in gemäßigteren Gebieten der Erde antrifft: die Cholera.

Wie gefährlich diese Krankheit ist, belegen die Zahlen der letzten zehn Jahre. Jährlich erkranken 30000 bis 60000 Menschen an Cholera. Ein Viertel von ihnen stirbt an der Krankheit.

Infizieren kann man sich besonders durch verunreinigtes Trinkwasser. Der Ausbruch der Krankheit erfolgt kurz darauf. Die Inkubationszeit beträgt ein bis fünf Tage, kann aber auch nur Stunden betragen. Betroffen sind vor allem geschwächte oder unterernährte Menschen. Man bekommt es mit verschiedenen Symptomen zu tun:

- Erbrechen,
- Bauchschmerzen,
- starker Durchfall,
- starker Flüssigkeitsverlust,
- starker Mineralsalzverlust und
- kein Fieber, sondern Untertemperatur.

Den stark geschwächten Körper plagen daraufhin
- Krämpfe,
- heisere Stimme und
- ausgetrocknete, faltige Haut.

Zuerst ist der Stuhl dünnflüssig und mit einem Fäulnisgeruch verbunden. Bald darauf ist er ganz wäßrig und mit Schleimhautfetzen des Dünndarms vermischt. Zur gleichen Zeit wird der Kranke von einem ebenfalls wäßrigen Erbrechen geplagt. Am Anfang schmeckt das Erbrochene noch sauer und bitter, später ändert sich der Geschmack. Das Erbrochene ist nicht mehr mit Galle vermischt, dafür aber mit Blut. Ein gelblicher Belag überzieht die Zunge, Lippen und die Mundschleimhäute werden trocken. Bedingt durch den starken Flüssigkeitsverlust bekommt man unerträglichen Durst.

Für die eindeutige Diagnose ist eine Untersuchung des Stuhles trotzdem sehr wichtig. Nur ein bakteriologischer Befund der Erreger gibt eindeutig Aufschluß über die Cholera.

Holzasche gegen Cholera

Wenn schon Krämpfe eingesetzt haben, ist eine sofortige, wirkungsvolle Behandlung unbedingt nötig, um den Patienten zu retten. Besonders wichtig ist es, den Wasserverlust zu decken. Wenn zur Hand, sollte auf jeden Fall frisches sauberes Quellwasser oder Mineralwasser verwendet werden. Sollte es nicht zur Verfügung stehen, muß man sich mit einem milden Kräutertee begnügen. Weiter sind zu beachten:

- Bettruhe;
- nur leichte Kost;
- stimulierende Mittel wie Tee, Kaffee oder Glühwein;
- Wärme;
- heiße Bäder;
- große Gaben Herzmittel;
- große Gaben Kreislaufmittel.

Eine weitere große Hilfe kann, so komisch es auf den ersten Blick auch aussehen mag, Holzkohle sein. Sie hilft den Darm zu beruhigen und nimmt außerdem etwas Vibrionen mit und ersetzt damit die verlorenen Alkalien und Basen. Wenn keine Holzkohle da ist, kann auch Kaffeekohle verwendet werden.

Des weiteren sollte der Kranke jeden Morgen zwei bis drei Kelptabletten zusammen mit einer Messerspitze Meersalz einnehmen. So wird der Blutdruck gehoben und der Salzverlust etwas ausgeglichen.

Die Verwendung von chemischen Medikamenten hat sich bei der Cholera nicht unbedingt durchgesetzt. Besonders Versuche mit Penicillin haben nicht den erhofften Erfolg gebracht.

Auch bei der Cholera gesunde Bazillenträger

Leider gibt es auch bei der Cholera, wie zum Beispiel beim Typhus, sogenannte Bazillenträger. Das sind Menschen, die, obwohl sie angesteckt sind, nicht unter der Krankheit leiden. Sie sind aber imstande andere anzustecken, die dann natürlich erkranken können.

Den für den internationalen Reiseverkehr schon obligatorischen Weg der Schutzimpfung sollte man gehen. Wenn die Wirkung auch im gesteigerten Maße von der Intensität des Wirkstoffes abhängt, scheint dies doch die einzige Möglichkeit zu sein, sich wirkungsvoll vor der Cholera zu schützen. Es sei aber darauf hingewiesen, daß diese Schutzimpfung nur ca. sechs Monate vorhält.

Die Cholera hat schon in der Geschichte Geschichte gemacht

Die Cholera ist indischen Ursprungs. Und in Indien wird sie wohl auch nie ganz ausgerottet werden können. Zwar werden die Leichen der Choleraopfer verbrannt, aber noch vorher mit dem als heilig geltenden Ganges in Berührung gebracht. Folge: Die etwas weiter flußabwärts badenden Menschen werden gefährdet. Besonders gefährlich, wenn sich die Menschen ihr Trinkwasser aus dem Ganges an dieser Stelle holen.

Weitere „Höhepunkte“ der Cholera:

- 1817 erste internationale Ausbreitung.
- 1831/32 zweite große Epidemie, in Paris sterben zwei Prozent der gesamten Einwohnerzahl. 18400 Menschen.
- 1883 entdeckt Robert Koch den Choleraerreger. Vibrio cholerate.
- 1892 sterben in Hamburg 9000 Einwohner an der Cholera. Die Ursache war eine verseuchte Wasserleitung.
- 1947 wird die Cholera in Ägypten eingeschleppt. Innerhalb von drei Monaten sterben über 20000 Menschen.
- 1948 dritte Weltepidemie, auch Deutschland wird stark von der Cholera heimgesucht, viele sterben.

Und 1866 verlor die preußische Armee im Feldzug mehr Soldaten durch die Cholera als durch Verwundung durch den Gegner.

Es dürfte also jedem von uns klar sein, wie gefährlich Cholera war und ist. Es ist also äußerste Hygiene und Vorsicht mit Trinkwasser geboten.

Viele, viele Krankheiten durch verschmutztes Trinkwasser

Wie schon anfangs der geschilderten Krankheiten erwähnt, gibt es natürlich eine ganze Menge Krankheiten mehr, die direkt oder indirekt mit verseuchtem Trinkwasser zu tun haben. Viele sind durch den Menschen verschuldet worden, durch Umweltverschmutzung provoziert worden. Einigen von ihnen wollen wir uns noch zuwenden.

Schwermetalle und ihre Folgen

Wie sich Cadmium auf den Menschen auswirken kann und welchen Schaden es anrichten kann, haben wir an der Itai-Itai-Krankheit gesehen.

Was Quecksilber bewirken kann, an der Verseuchung der Minamatabucht.

Jetzt wollen wir uns noch einem anderen Schwermetall zuwenden. Dem Blei. Ober besser gesagt der Bleivergiftung.

Die Gefahren, eine Bleivergiftung zu bekommen, sind größer, als man meinen möchte. Die Krankheit kann dabei akut auftreten oder sich langsam einschleichen. Ursachen einer Bleivergiftung können unter anderen sein:

- Bleistaub;
- Bleidampf;
- Bleihaltiges Trinkwasser;
- Benzin;
- Bleihaltige Lebensmittel;
- Abwässer aus Bleihütten und -fabriken.

Bleihaltiges Trinkwasser kann nicht nur aus Rohren und Leitungen kommen, wenn das Wasser zu lange darin steht. Auch Regenwasser von Bleidächern oder Bleibehältern können bleihaltig sein. Genauso, wenn Wein manchmal in Bleitanks abgefüllt ist. Auch hier ist Vorsicht angebracht. Der Wein könnte bleihaltig sein. Das Blei im Benzin muß ja, wie wir wissen, nicht unbedingt sein. Es gibt auch bleifreies Benzin. Ein Katalysator, der zugegebenermaßen nicht billig ist, kann nahezu jedes Auto für diesen umweltfreundlichen Treibstoff umrüsten. Durch zusätzliche steuerliche Vorteile wird vom Staat ein weiterer Anreiz geschaffen. Leider müssen sich nur alle EG-Partner dieser Deutschen Idee anschließen, denn nur dann hätte diese Maßnahme wirklich einen Sinn.

Blei auch im Teewasser

Blei ist nicht allein die Sache der Arbeiter, die in Bleifabriken und Bleihütten arbeiten. Das giftige Schwermetall ist auch in unserem Teewasser, im Kaffeewasser, in der Suppe zu finden. Warum? Ganz einfach. Schwachstellen sind im Haushalt vor allem die Trinkwasserleitungen. Gerade Wasser, das über Nacht in den Rohren gestanden hat, ist gefährlich. Denn in vielen alten Häusern gibt es noch heute Bleirohre, durch die wir unser Trinkwasser bekommen. Die sogenannte „Dienerkrankheit" ist ein gutes Beispiel dafür, wie schädlich sich das Blei auf unseren Organismus auswirken kann.

Jetzt fragen wir uns natürlich, wie wir es verhindern können, daß wir uns ganz langsam vergiften. Zuerst ist es wichtig festzustellen, ob unsere Wasserrohre aus einer Bleilegierung hergestellt worden sind. Die Hausverwaltung müßte so etwas wissen. Dann sollte man den exakten Bleigehalt im Trinkwasser von einem Labor feststellen lassen. Die Kosten dafür sind nicht so hoch. Ein Analyselabor verlangt im allgemeinen etwa 70 DM dafür. Soviel sollte uns unsere Gesundheit wert sein.

Wenn es wirklich zu einer akuten Bleivergiftung kommt, muß der Arzt verständigt werden. Man kann natürlich etwas dagegen tun:

- Milch verabreichen;
- Magenspülungen;
- Abführmittel einnehmen;
- Calciumchlorid einnehmen, denn es verdrängt das Blei;
- Der Arzt nimmt Infusionen mit Calcium-edetat-Natrium vor. Es bildet mit Blei ein schwer lösliches Komplexsalz und sorgt so für die Ausscheidung des Bleis.

Neben den bereits bekannten Beschwerden wie Müdigkeit, Appetitlosigkeit, Kopfschmerzen, Koliken im Bauchraum, Bleianämien, Nervenlähmungen können weitere Symptome auftreten:

- Krämpfe der Gefäße hinterlassen im menschlichen Körper schwere Schäden;
- Das sind vor allem Krämpfe, die die Niere betreffen und eine Schrumpfung dieses wichtigen Organs bewirken. Es kommt zu einer sogenannten Schrumpfniere;
- Bei der Leber können diese Gefäßkrämpfe sogar eine Gelbsucht herbeiführen;
- Wird das Gehirn betroffen, kann es bis zur Epilepsie führen.

Mit Blei ist also nicht zu spaßen. Deshalb hat der Gesetzgeber bereits 1930 strenge Bestimmungen erlassen. Bleifarben dürfen nicht zum Innenanstrich verwendet werden und sie dürfen nicht ohne Schutzmaske vor dem Gesicht gespritzt werden. Außerdem ist es verboten, Jugendliche unter 18 Jahren in Betrieben mit bleihaltigen Produkten oder Arbeitsvorgängen zu beschäftigen (Lehrlinge dürfen allerdings in diesen Betrieben ausgebildet werden).

Noch einmal zurück zum Haushalt. Der Bleigehalt in unserem Trinkwasser hängt nicht allein vom Vorhandensein einer Wasserleitung aus Blei ab. Weitere drei Faktoren bestimmen die Konzentration des Schwermetalles im Wasser:

- von der Chloridkonzentration;
- der Wasserhärte;
- dem pH-Wert.

Vorsicht ist geboten bei einem Härtegrad unter 5° dH, also extrem weichem Wasser und einem pH-Wert unter 5,5. Das gesetzliche Höchstlimit je Liter ist bei 40 Mikrogramm festgelegt.

In der kleinen Übersicht kann man herausfinden, ob man in einer Stadt mit hohen Chloridgehalt des Trinkwassers wohnt. Ist die Stadt außerdem noch mit einem „s“ gekennzeichnet, bedeutet das, daß der Gehalt sogar sehr hoch ist.

Bayern:	Erlangen-Höchstadt
Berlin:	Stadt Berlin
Baden-Württemberg:	Heidelberg Mannheim
Hamburg:	Stadt Hamburg
Hessen:	Kassel
Niedersachsen:	Aurich Gifhorn Hameln-Pyrmont Hannover Holzminden Lüchow-Dannenberg (s)

	Osnabrück
	Salzgitter
	Wittmund
Nordrhein-Westfalen:	Düsseldorf (s)
	Duisburg
	Eftkreis
	Gütersloh
	Herford
	Köln
	Krefeld
	Leverkusen (s)
	Mettmann
	Minden-Lübbecke
	Münster
	Soest
	Steinfurt
	Viersen
	Wesel
	Wuppertal
Rheinland-Pfalz:	Alzey-Worms
	Cochem-Zell
	Koblenz (s)
	Mainz (s)
	Mainz-Bingen
	Mayen-Koblenz
	Rhein-Hunsrück-Kreis (s)
Schleswig-Holstein:	Plön
	Steinburg

(*Quelle:* Trinkwasseratlas der Bundesrepublik Deutschland, Bundesgesundheitsamt 1980)

Schadstoffe und ihre Folgen

Die Reihe der verschiedenen Krankheiten möchten wir nun abschließen. Es erscheint nun aber noch wichtig, auf verschiedene Schadstoffe und ihre Auswirkung und vor allem Gefährdung für den Menschen hinzuweisen. Die Grenzwerte, die wir hier angeben, sind von der Weltgesundheitsorganisation (WHO) festgelegt worden.

Schadstoff	Grenzwert	Mögliche Gefährdung des Menschen/der Umwelt
Blei	0,1 mg/l	chronische Bleivergiftung
Arsen	0,05 mg/l	Arsenvergiftung
Selen	0,01 mg/l	Selenvergiftung
Chrom	0,05 mg/l	chronische Chromvergiftung
Cadmium	0,01 mg/l	Itai-Itai-Krankheit
Cyanide	0,05 mg/l	Blausäurevergiftung
Quecksilber	0,001 mg/l	Minamata-Krankheit
Barium	1,0 mg/l	Bariumvergiftung
Fluoride	1,5 mg/l	Fluorose
Nitrate	50,0 mg/l	Methämoglobinamämie des Säuglings
Kupfer	0,05 mg/l	Korrosion, Verfärbung
Eisen	0,1 mg/l	Korrosion, Verfärbung
Mangan	0,05 mg/l	Korrosion, Verfärbung
Zink	5,0 mg/l	u.a. Magen-Darm-Krebs
Magnesium	30,0 mg/l	Geschmack, Härte
Sulfate	250,0 mg/l	gastrointestinale Störungen
Schwefelwasserstoff	0,05 mg/l	Geschmack, Geruch
Chloride	200,0 mg/l	Korrosion
Phenole	0,001 mg/l	Geschmack, vor allem in chloriertem Wasser
Anionische Detergentien	0,2 mg/l	Geschmack, Schaumbildung
Ammonium	0,05 mg/l	Störung der Biozönose
Aromate	0,2 mg/l	kanzerogen, mutagen

Jetzt aber genug mit Zahlen und Tabellen. Es drängt sich uns eine viel wichtigere Frage auf. Wir haben jetzt eine ganze Menge über die verschiedensten Krankheiten erfahren, die mehr oder weniger mit Wasser zusammenhängen. Wir haben weiter erfahren, wie wichtig Wasser für uns, unser Leben, die Tiere und die Flora ist. Weiterhin haben wir erfahren, daß wir Wasser nicht im Überschuß besitzen. Also müssen wir uns fragen, ob wir nicht jeder ein wenig dazu beitragen könnten, unser Wasser zu schützen und sorgsam damit umzugehen. Das können wir sicher. Ein wenig Vorsicht, ein wenig Rücksichtnahme und ein wenig Einschränkung können unseren Wasserhaushalt in Ordnung bringen.

Dazu müssen wir am Anfang unserer Tips zum richtigen Wasserverbrauch ein paar Zahlen nennen.

So hoch ist der Anteil an der Gesamtbelastung der Nahrung
(in Prozent)

Nahrungsmittel	Blei	Cadmium	Quecksilber	Verzehr in kg pro Jahr
Gemüse und Gemüseprodukte	26,0	10,3	1,6	52,8
Pilze	2,2	6,9	5,3	2,4
Obst und Obstprodukte	35,3	8,6	5,3	91,8
Getreide (ohne Brot)	2,8	7,7	1,9	22,6
Brot	2,2	9,0	10,4	57,9
Kartoffeln und Kartoffelprodukte	4,6	14,3	3,5	61,4
Zucker	3,6	9,5	10,4	35,6
Wein	3,4	0,9	0	23,4
Bier	5,4	4,7	2,1	150,8
Pflanzliche Fette und Öle	1,6	1,7	2,7	15,7
Pflanzliche Produkte, Summe	87,1	73,6	43,2	
Milch und Milchprodukte	5,0	5,6	13,6	92,3
Fleisch (ohne Geflügel)	4,8	11,6	23,1	68,1
Leber	0,6	2,8	1,1	2,4
Geflügelfleisch	0,2	0,2	0,5	9,1
Wild	0,1	0,2	0,3	0,42
Eier	1,0	3,0	3,2	17,1
Tierische Produkte, Summe	11,7	23,4	41,8	
Seefische	0,6	1,5	11,2	3,8
Krusten-, Schalen-, Weichtiere	0,4	1,3	0,3	0,4
Süßwasserfische	0,2	0,2	3,5	0,8
Fische, Summe	1,2	3,0	15,0	

Quelle: *natur* 5/1983

Schwermetallgehalte in Getränken

	Cadmium	Blei	Arsen
Weißwein	1,9	149[1])	8
Rotwein	2,9	104[1])	14
Bier	3,0	42[2])	–
Apfelsaft	8,0[2])	39	24
Orangensaft	8,9[2])	31	31
schwarzer Johannisbeersaft	8,1[2])	46[2])	24
roter Traubensaft	9,1[2])	101[2])	44[2])
weißer Traubensaft	9,2[2])	96[2])	41[2])
Trinkwasser	1,4	10	–

[1]) keine Überschreitung der Wein-Verordnung, aber Überschreitung der Trinkwasser-Verordnung

[2]) Überschreitung der Trinkwasser-Verordnung

Die Toilette schluckt das meiste Wasser

Wenn auch natürlich die Industrie der größte Wasserverbraucher ist, muß es einem trotzdem zu denken geben, was wir in unseren Haushalten an unserem kostbarsten Gut, verbrauchen. Im Durchschnitt verbrauchen wir 130 Liter pro Kopf. Die Menge richtet sich stark nach dem Komfort, der in der Stadt wesentlich größer ist. So verwundert es nicht, daß der Verbrauch an Wasser in Städten deutlich höher liegt, als der in ländlichen Gebieten. Er liegt ca. zehnmal so hoch. Wieviel Wasser wird aber nun im Durchschnitt täglich wofür verbraucht:

Toilettenspülung	31 Liter
Wäschewaschen	30 Liter
Baden und Duschen	30 Liter
Auto und Garten	15 Liter
Körperpflege	12 Liter
Geschirrspülen	4 Liter
Putzen	3 Liter

Es gibt also vieles, an dem man sparen kann

Wenn wir uns die Zahlen einmal genauer ansehen, werden wir schnell feststellen können, wo wir überall sparen können.

Fangen wir oben an. Brauchen wir wirklich so viel Wasser für unsere Toilettenspülung? Es ist leider wahr, wir können es aber ändern. Ohne Klempner, ohne große Kosten. Zuerst müssen wir einmal eines wissen. Der Gesetzgeber hat genau festgelegt, wieviel die Mindestmenge an Wasser für den Spülvorgang zu betragen hat:

Bei Spülkästen, DIN 19542	9 Liter
Bei Flach- und Tiefspültoiletten	9 Liter
Bei Absaugtoiletten	14 Liter
Bei Druckspüler, DIN 3265	6–14 Liter

Die Mindestspülmengen werden in vielen Toilettenanlagen weit überschritten. Die Spülkästen haben ganz einfach ein zu großes Wasservolumen, wir können gar nichts dafür. Was kann man also tun.

Zum einen kann man den Spülkasten auf sparsameren Betrieb umbauen. Die fertigen Bausätze kosten um die 10 Mark und sind ganz leicht und von jedermann einzubauen. Der Vorteil dieser Einrichtungen ist es, daß die Wassermenge dosiert werden kann. Für das „kleine Geschäft" muß man ja auch wirklich nicht soviel spülen. Informationen, wo man diese Wassersparer erhalten kann, können Sie unter folgender Adresse erfahren:

Bund Naturschutz Bayern Naturalien GmbH
Schönfeldstraße 10
8000 München 22

Man kann aber selbst etwas dagegen tun. Die eine Möglichkeit ist so einfach wie wirkungsvoll. Man legt ganz einfach ein oder zwei Ziegelsteine in den Spülkasten. Der Nachteil bei dieser Methode ist allerdings, daß der Inhalt nicht verändert werden kann. Die durch die Ziegelsteine festgelegte Wassermenge bleibt.

Eine andere Möglichkeit zeigt unsere Abbildung. Normalerweise wird ja durch den Knopfdruck ein Schwimmer angehoben, der die Wassermenge dann durch das Rohr durchlaufen läßt. Der Mechanismus ist ganz einfach, es ist ein Gelenk. Da der Fließdruck des Wassers größer ist als der vom Schwimmer ausgelöste Druck, schließt er sich erst dann wieder, wenn das gesamte Wasser ausgeflossen ist. Wenn man dieses Gelenk nun mit einem Draht zu einem durchgehenden Stab werden läßt, kann man auch den Spülvorgang nach Belieben unterbrechen.

Eine andere Möglichkeit wäre es, den Schwimmerhebel mit einem Gewicht zu beschweren. Die Folge: Es fließt nur solange Wasser, solange auch der Hebel gedrückt ist.

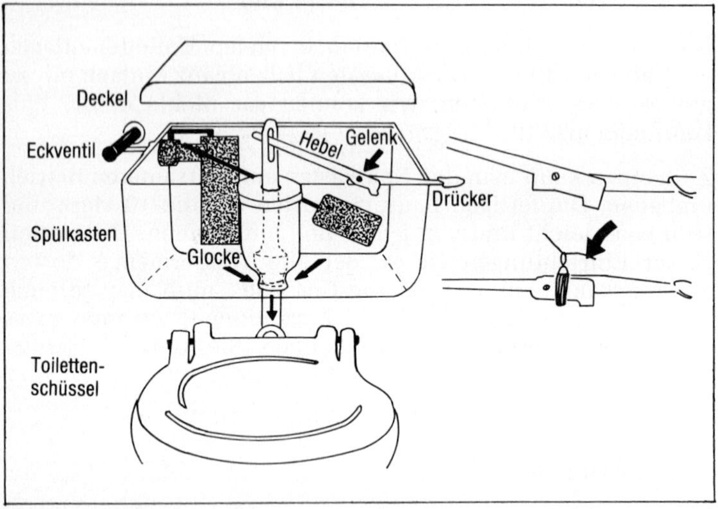

Weniger spülen heißt auch weniger zahlen

Neben den ganzen ökonomischen Gründen spricht auch noch ein ganz anderer für das Wassersparen. Das Geld. In einem Vier-Personen-Haushalt zum Beispiel werden durch die

Toilettenspülung ca. 150 Liter Wasser verbraucht. Im Jahr sind das an die 60 Kubikmeter Wasser. Bei einem Wasserpreis von 1,50 Mark pro Kubikmeter sind das immerhin 90 Mark im Jahr. Zuzüglich der Abwassergebühr. Stellt man seinen Wasserverbrauch nun um ein Drittel ein, was durchaus möglich ist, spart man im Jahr 60 Mark. Das klingt auf den ersten Blick nach nicht viel, aber einmal mehr Essen gehen mit der Familie, oder ein Pullover ist es auch.

Man muß nicht „im Wasser baden“

Aber auch im Bad ließe sich eine ganze Menge Wasser einsparen. Ein oft genanntes Beispiel ist die Sache mit dem Duschen und Baden. Sie ist immer noch aktuell.

Für ein Vollbad braucht man etwa dreimal soviel Wasser als wie für einmal ausgiebig Duschen von sechs Minuten. Das gleiche gilt natürlich auch für den Energieverbrauch. Beim Duschen kann man zusätzlich die sparenden Duschköpfe benutzen – das senkt den Wasserverbrauch noch einmal um ein Drittel. Hochdruckduschköpfe sind allerdings Wasserverschwender.

Luxus im wahrsten Sinne des Wortes sind auch tropfende Wasserhähne. Nur zehn Tropfen pro Minute bedeuten, daß im Monat 170 Liter kostbares Trinkwasser verloren gehen.

Wasserverschwendung für Auto und Garten

Das schönste Auto wird nicht schöner, wenn es jeden Tag gewaschen wird. Auch muß man darauf achten, daß man nur auf den vorgeschriebenen Stellplätzen seinen Wagen reinigt. So verhindert man, daß Benzin und Ölreste in das Grundwasser gelangen.

Zum Blumengießen kann man Regenwasser verwenden. Die Pflanzen mögen es viel lieber. Den Anschluß an die Regenrinne kann jedermann leicht bauen und der Kanister ist nicht teuer. Es muß nicht der aus dem Fachhandel sein. Ein Plastikeimer tut es oft auch.

Saubere Wäsche – dreckige Umwelt?

Wenn Wäschewaschen auch einen ganz wesentlichen Posten bei dem Wasserverbrauch ist, liegt die große Umweltbelastung hier. Die Übeltäter sind die Waschmittel. Schauen wir uns doch erst einmal an, was im Waschmittel eigentlich alles drinnen steckt:

– Waschaktive Substanzen.

  Sie sind beim Waschen das wichtigste. Sie lösen den Schmutz aus den Geweben. Es sind meist Seifen oder Tenside. Was bei der früher noch verwendeten Kernseife leicht möglich war, geht bei den synthetischen Tensiden nicht mehr. Problemloses Abbauen in der Kläranlage.

– Enthärter.

  Ist das Wasser zu hart, wird das Wasser mit diesen Enthärtern weicher gemacht. Sonst würde sich an der Wäsche ein Belag bilden und die Heizstäbe der Waschmaschine würden verdrecken.

– Bleichmittel.

  Bleichmittel werden gebraucht, damit die Wäsche nach mehrmaligem Waschen nicht grau wird. Es ist meist Perborat oder das unschädliche Perkarbonat. Die volle Wirkung dieser Bleichmittel wird aber erst bei Temperaturen von über 60 Grad Celsius erreicht.

– Aufheller.

  Diese optischen Aufheller sind eine ganz besonders raffinierte Erfindung der Waschmittelhersteller. Es sind Chemikalien, die unsichtbares ultraviolettes Licht in sichtbare blaue Strahlung umwandelt. Die leicht blau eingefärbte Wäsche sieht dann frischer aus. Diese Stoffe schaden der Umwelt nicht, können aber beim Menschen auf der Haut zu allergischen Reaktionen führen.

Welche Waschmittel sind ökologisch empfehlenswert?

aus: „Umweltschutz zuhause“, E. Koch

Produkt-name	Hersteller	Waschaktive Substanz	Enthärter	Bleich-mittel	Sonstiges	Anmerkungen	Urteil
Biofein	Bio-Impex, Meinhardt GmbH Bahnhofstraße 1 5419 Herschbach	Molke und synt. Tenside	kein Phosphat	nein	Milchzucker	wird auch von der Firma Conli vertrieben (ohne Milchzucker), ist dann aber etwas teurer	bedingt empfehlens-wert
Biolac	Biolac-Reform-waren GmbH Rhein-Mosel-Str.25 5401 Hungenroth	Molke und synt. Tenside	kein Phosphat	nein	Milchzucker	Wollwaschmittel, Reste von Milchzucker belasten die Umwelt	bedingt empfehlens-wert
Bio-Weiss	Anton Hübner GmbH Schloßstraße 7801 Ehrenkirchen 1	Seife und synt. Tenside	kein Phosphat	ja	optische Aufheller, Zitronen-säure	Tenside, Bleichmittel (Perborate) und optische Aufheller sind unökologisch	bedingt empfehlens-wert
Dixan	Henkel AG	synt. Tenside	kein Phosphat, dafür Zeolith, geringe Mengen NTA und Phosphonate	nein	optische Aufheller	einziges „konventionelles“ Waschpulver ohne Phosphat, aber mit anderen nicht unbedenklichen Stoffen	bedingt empfehlens-wert

Produktname	Hersteller	Waschaktive Substanz	Enthärter	Bleichmittel	Sonstiges	Anmerkungen	Urteil
Lavexan	Bio-Dienst Weiss GmbH Brandströmstr. 5 7290 Freudenstadt	Seife	kein Phosphat	Perkarbonat		günstig: Perkarbonat als Bleichmittel; bei hartem Wasser muß Lavexan-Enthärter zudosiert werden; nicht für Niedrigtemperaturprogramme geeignet (schlecht löslich)	für Kochwäsche und bei 60° C empfehlenswert
Lavawoll	Bio-Dienst (s. o.)	Tenside aus Rinderhäuten	kein Phosphat	nein	nein		empfehlenswert
Liz	Henkel AG	etwas Seife, synt. Tenside, ⅓ nichtionische Tenside	kein Phosphat, dafür Phosphonate	nein	optische Aufheller	flüssiges Waschmittel	bedingt empfehlenswert
Neutralseife	Haka-Werk Postfach 1280 7035 Waldenbruch	hauptsächlich normale anionische synt. Tenside	wenig Phosphat	nein		seit 35 Jahren Direktvertrieb, nicht besser oder schlechter als Liz und Vizir, neuerdings vom Hersteller als nicht für Waschmaschine geeignet bezeichnet	bedingt empfehlenswert

Produktname	Hersteller	Waschaktive Substanz	Enthärter	Bleichmittel	Sonstiges	Anmerkungen	Urteil
Sonett	Werner Geibel Storzlerstr. 18 7701 Hilzingen	Seife	kein phosphat	nein		für hartes Wasser wird Sonett-Enthärter angeboten (auf Zeolith-Basis), für Bleichen empfiehlt sich Sonett-Bleichkomplex	empfehlenswert
Vizir	Procter & Gamble	etwas Seife, synt. Tenside, ⅓ nichtionische Tenside	kein Phosphat	nein	optische Aufheller	flüssiges Waschmittel	bedingt empfehlenswert

Die Enthärter sind schuld

Wasserenthärter sind fast reine Phosphate. Die Käranlagen sind nicht imstande, diese chemische Verbindung vollständig vom Wasser zu trennen bevor es wieder in die Gewässer gelangt. Über die Auswirkungen haben wir schon berichtet. Durch die Phosphate vermehren sich die Algen, die wiederum den Sauerstoff verbrauchen. Das bedeutet, daß den Fischen die Luft ausgeht. Das Gewässer kippt um.

Ein paar Zahlen geben auch hier schnell Auskunft darüber, wie gefährdet unsere Umwelt durch Phosphate ist.

- Pro Person werden in der Bundesrepublik Deutschland zehn Kilogramm Waschmittel in die Waschmaschine geschüttet.
- Der Gesamtverbrauch liegt bei 700 000 Tonnen.
- In Gewässer werden daraus 70 000 Tonnen Phosphat geleitet.

Interessant dürfte sein, daß in den Vereinigten Staaten von Amerika Phosphat in den Waschmitteln verboten ist. In Japan sind nur 10 Prozent der Waschmittel mit Phosphat versetzt. Amerikaner und Japaner sind deswegen nicht nur sauber, sondern auch nicht weniger glücklich.

Es ist also an uns, den Waschmittelverbrauch einzuschränken. Seit 1984 schreibt ein Gesetz zwar vor, daß nur noch 50 Prozent der vorherigen Phosphatmenge beigemischt werden dürfen, aber diese Maßnahme reicht nicht aus.

Das „Sparprogramm" muß nicht immer sparen

An ein paar Faustregeln sollten wir uns halten:

- Nur Waschen, wenn eine ganze Maschine zusammen kommt.
- Nicht immer mit dem Sparprogramm waschen, weil es pro Kilogramm Wäsche mehr Wasser, Energie und Waschmittel verbraucht.
- Kein zusätzlichen Enthärter verwenden. Beim Wasserwerk die Wasserhärte erfragen.

- Bei gewöhnlicher Wäsche ist der Vorwaschgang unnötig.
- Bei Handtüchern auf jeden Fall auf den Weichspüler verzichten.
- Flecken mit Gallseife vorbehandeln.
- Waschmittelmenge nach Härtegrad dosieren:

Härtebereich 1	bis 7° dH	75% der für den Hauptwaschgang angegebenen Menge, in der Regel 1 Becher
Härtebereich 2	7 bis 14° dH	75% der für den Hauptwaschgang angegebenen Menge, in der Regel 1¼ Becher
Härtebereich 3	14 bis 21° dH	75% der für den Hauptwaschgang angegebenen Menge, in der Regel 1½ Becher
Härtebereich 4	über 21° dH	75% der für den Hauptwaschgang angegebenen Menge, in der Regel 1¾ Becher

Kuschelweich auf Kosten der Umwelt

1982 wurden ca. 400000 Tonnen Weichspüler in bundesdeutsche Waschmaschinen geschüttet. Ein einsamer Weltrekord. Da kann keiner mithalten. In 85 von 100 Haushalten werden diese Weichspüler verwendet. Das beruhigt das Gewissen einer jeden Hausfrau. Tut es das wirklich?

Wenn man einmal genau betrachtet, was diese Weichspüler eigentlich bewirken, stößt man auf interessante Tatsachen. Die im Weichspüler hauptsächlich enthaltenen Tenside zum Beispiel gefährden bestimmte Tierarten, weil die Kläranlagen diese Schadstoffe nicht ganz vernichten können. Außerdem hilft dieses Weichspülen kaum. Bei Handtüchern muß man sogar den Nachteil in Kauf nehmen, daß 20 Prozent der Saugfähigkeit verloren gehen. Schön weich, aber schön dumm.

Wer von uns umweltbewußt waschen will und das wollen die meisten, hat verschiedene Möglichkeiten dies zu tun.

- Die meisten Hausfrauen waschen am Montag, so muß zusätzlich Strom erzeugt werden und eine Wasserverbrauchsspitze wird erreicht. Man kann auch an anderen Wochentagen waschen.
- Gründliches Ausschleudern erspart Energie, die der Wäschetrockner braucht. Im Sommer kann man die Wäsche ganz „billig“ im Freien trocknen
- Nicht alles muß gebügelt werden. Richtiges Zusammenlegen oder Ausschlagen glättet Bettwäsche, Unterwäsche und Handtücher ausreichend.

Kampfgas aus dem Klo

So umschrieben Spiegel-Redakteure im September 1980 die Wirkung, wenn beim Reinigen ein stark alkalischer Chlorreiniger auf einen chemischen saueren WC-Reiniger trifft. Sie gingen damals einer misteriösen Zeiterscheinung nach. Immer mehr Hausfrauen kippen beim Putzen einfach um, besonders wenn sie die Marke „Domestos“ benutzt haben.

Man sollte sein Putzsortiment kritisch überprüfen. Es gibt weniger giftige Mittel, mit denen man sauber machen kann. Oft hat man uns eingeredet, daß man für jeden „Dreck“ ein anderes Putzmittel braucht. Die meisten sind gesundheitsschädigend und giftig. Trotzdem ist der Verbrauch an starken Reinigungsmitteln in den Jahren 1979 bis 1982 um das Zwanzigfache gestiegen. Jährlich werden 30000 Vergiftungen von Kindern gemeldet.

Als Faustregel kann man sich merken: Im allgemeinen ist ein Allzweckreiniger wie Scheuerpulver ausreichend und unsere Umwelt wird es uns danken, wenn wir sie mit schädlichen Substanzen wie Phosphate, organische Lösungsmittel und Ammoniak verschonen.

Auch das gute Spülmittel für das Geschirr ist nicht ohne. Man sollte damit sparsamer umgehen und das Gespülte noch einmal kurz mit heißem Wasser abspritzen. Spaghetti mit Spülmittel sind wirklich keine Delikatesse.

Die Toilette muß nicht zum Operationstisch werden

Über 40000 Tonnen WC-Reiniger und über 20000 Sanitärreiniger werden jährlich bei uns verbraucht. Während die WC-Reiniger mit saueren Säuren und Duftstoffen noch recht harmlos sind, wird es bei den Sanitärreinigern schon fast kriminell. Sie enthalten aktives Chlor und reagieren alkalisch.

Wie schon beschrieben, dürfen beide auf keinen Fall zusammen oder kurz nacheinander benutzt werden. Haarausfall und Atemnot können die Folgen sein.

Übrigens – Fachleute halten Sanitärreiniger für überflüssig, da ständige Keimfreiheit im Haushalt nicht notwendig ist. Wenn man sie trotzdem benutzt, muß man Hände und Augen mit Handschuhen und Brille schützen.

Müllschlucker Toilette

Leider wird die Toilette zu oft von uns als Müllschlucker benutzt. Das hat nicht nur verstopfte Rohre zur Folge, auch unsere Umwelt wird belastet, da die Kläranlagen nicht mehr in der Lage sind, die Abwässer zu reinigen. Es gibt eine ganze Reihe von Dingen, die wir zwar gerne los werden wollen, die aber nicht einfach heruntergespült werden dürfen: zerkleinerter Müll, Glas, Sand, Schlamm, Küchenabfälle; Zigarettenkippen, Tampons und Binden, Kinderwindeln, Watte und Verbandsstoffe, Textilien, Zement, Gips, Kunstharze, Benzin, Spiritus, Öle, Farben, Lacke, Unkraut- und Schädlingsbekämpfungsmittel, Haushaltschemikalien, Teeblätter, Kaffeesatz, Katzenstreu und Medikamente.

Für alle die aufgeführten Stoffe gibt es andere Möglichkeiten, wie man sie beseitigen kann. Medikamente werden beispielsweise in den Apotheken wieder zurückgenommen und dort einer Sondermüllverwertung zugeführt. Man sollte daran denken, daß allein ein Teelöffel von Altöl zum Beispiel 5000 Liter Wasser verderben kann.

Wer außerdem einer Verstopfung mit starken Abflußreinigern zu Leibe rücken will gefährdet sich durch das gefährliche

Ätznatron. Man sollte Augen und Hände davor schützen. Oft ist der Abfluß schon mit einer Saugglocke wieder freizubekommen.

Hilfe, mein Kind hat Reinigungsmittel geschluckt

Vergiftungen mit Haushaltschemikalien gehören zu den häufigsten Unfällen bei Kindern. Anscheinend sind die Warnungen, alle Reinigungs- und Putzmittel gut versteckt aufzuheben, oft umsonst. Die kindersicheren Verschlüsse können zwar die Zahl der Unfälle um 35 Prozent vermindern. Dies haben Untersuchungen in den USA gezeigt. Gleichzeitig aber gehen Eltern mit „kindersicher“ verschlossenen Chemikalien sorgloser um und lassen sie einfach herumstehen. Kinder sind erfinderischer und geschickter als wir denken. Also Vorsicht. Wenn es aber passiert ist, was dann? Im Anhang sind für diesen Fall einige wichtige, vielleicht sogar lebensrettende Tips aufgeführt. Wichtig ist immer, daß man weiß, was die Kinder verschluckt oder womit sie in Berührung gekommen sind.

Zuviel Energie für warmes Wasser

Wir verbrauchen nicht nur zuviel Wasser, wir verbrauchen für warmes Wasser auch unnötig viel Energie. Der Verbrauch von warmem Wasser liegt dabei durchschnittlich zwischen 50 bis 80 Litern täglich pro Kopf. Abgesehen davon, für welche Art von Anlage wir uns entschieden haben, etwa Sonnenkollektoren, herkömmliche Heizungen, gibt es einige Tricks, wo man sparen kann:

- Die Temperatur des Warmwasserspeichers soll nie höher als 45° Celsius sein. Das reicht für Anwendungszwecke im Haushalt und verringert die lästige und energiekostende Kalkbildung. Je wärmer, desto mehr Kalk.
- Isolieren von Warmwasserspeicher und Leitungen.
- Bei einer Urlaubsfahrt Warmwasserbereitung ganz abschalten.

Die verschiedenen Geräte haben einen unterschiedlichen Nutzungsgrad. Die folgenden Zahlen geben an, in welchem

Umfang die Geräte die Gesamtenergie, die sie verbrauchen, in Wärme umsetzen.

– Boiler, elektrischer Warmwasserspeicher	28
– Elektrischer Durchlauferhitzer	33
– Kohlegefeuerter Wassererhitzer	35
– Ölgefeuerter Wassererhitzer	45
– Gasgefeuerter Wassererhitzer	50
– Gasdurchlauferhitzer	54
– Sonnenkollektor	33 bis 55

(*aus:* Energie-Spartips, B. Ruske und D. Teufel,
„Das sanfte Energie-Handbuch", Reinbeck 1980)

Teil 3: ERNÄHRUNG – NAHRUNGSMITTEL

Unser tägliches Brot gib uns heute ...

In diesem Gebiet ist nicht nur der Wunsch nach einem Stück Brot miteingeschlossen worden, unsere Mahlzeit ist unseren Erwartungen entsprechend viel reichhaltiger und abwechslungsreicher. In unserer Republik muß im Augenblick kaum jemand hungern, wir leiden eher an einem Zuviel an Nahrung und an dem, was wir unfreiwillig zu uns nehmen.

Diese unfreiwillige Schadstoffaufnahme beginnt bereits im zarten Säuglingsalter. Auch wenn das Pflanzenschutzmittel DDT in Deutschland bereits längst verboten ist, so haben wir es aus früheren Zeiten noch in unserem Fettgewebe mit eingelagert oder reimportieren DDT aus Ländern der Dritten Welt z. B. mit exotischen Früchten. Als Folge weist die Muttermilch von stillenden Frauen oft Gehalte von diesem Gift auf, die sie im Sinne des Nahrungsmittelgesetzes ungenießbar macht. Das ist natürlich nur das erste Mal in unserem Leben, daß wir erfahren, daß unser „tägliches Brot" nicht ganz unbedenklich ist.

Erstmals wurde Anfang der siebziger Jahre amtlich bemerkt, daß bei der Mast von Schweinen, Rindern und anderen Tieren Sexualhormone benutzt werden. Die Tiere werden mit Antibiotika vollgepumpt, die sie und uns auf die Dauer resistent gegenüber den manchmal lebensrettenden Medikamenten macht. Auch Psychopharmaka sind für unsere „Schnitzellieferanten" kein Fremdwort. Anders könnten sie die Belastungen in ihrem Dasein, enge Stallhaltung und die Angst vor dem Schlachthof, kaum überstehen.

Dann gibt es noch etwas besonders „Feines", womit wir uns füttern lassen: Konservierungsstoffe, Farbstoffe, Nitrat, Nitrit,

Nitrosamine, Antioxidantien, Emulgatoren, Verdickungs- und Geliermittel und einige weitere Zusatzstoffe. Darüber hinaus sind vor allem unsere Fische, Krebse und Muscheln eine wahre, noch nicht ausgebeutete „Lagerstätte", in der wir sämtliche Schwermetalle von Quecksilber über Blei und Cadmium finden können. Nur gesund, gesund ist das eben alles nicht und wie wir im Verlauf der nächsten Kapitel erfahren werden, ist das lange nicht alles.

Statistische Auswertungen haben ergeben, daß etwa 80 Prozent aller Gifte, die wir regelmäßig freiwillig und unfreiwillig zu uns nehmen, in der Nahrung versteckt sind. Das ist ganz schön viel. Wer sich anfangs optimistisch gab und dem Ernährungsdilema mit „gesunden" Salaten, Spinat und Obst zu entgehen suchte, mußte bald erfahren, daß auch vor diesen die Giftstoffe nicht Halt gemacht haben. Ist das aber nun ein Grund zu verzweifeln, die Hände resigniert in den Schoß zu legen und nichts mehr zu unternehmen? Im Gegenteil. Die Zahl „80 Prozent" sollte uns Mut machen. Im Gegensatz zu anderen „Lebensmitteln" wie der Luft und dem Wasser, haben wir in diesem Falle entschieden mehr Möglichkeiten, uns vor Unerwünschtem zu schützen und können einen hohen Wirkungsgrad erzielen. Wer in unserer derzeitigen kritischen Umweltsituation etwas für sich und seine Gesundheit tun will, der kann es ganz besonders und mit großem Erfolg bei seiner Ernährung.

Essen ist eine Notwendigkeit

Essen und Trinken sind zwei Dinge, die uns Freude bereiten. Es ist schon ein Vorteil, wenn uns einmal ein Muß Spaß macht. Die Nahrung, die wir zu uns nehmen, hilft uns, unsere Körpertemperatur aufrechtzuerhalten. Sie gibt uns die nötige Energie, um zu arbeiten und die Stoffe zum Aufbau neuer Zellen. Essen und Trinken sind aber nicht so kinderleicht, wie es scheint. Auf das richtige Maß der Dinge kommt es an. Jährlich erkranken Millionen von Menschen und sterben früh, weil sie zuviel und falsch essen. Auf der anderen Seite verhungern Millionen.

Die Energie, die wir aus unserer Nahrung beziehen können, wurde lange Zeit in Kilokalorien angegeben. (Jetzt hat man sich international auf „Kilojoule“ geeinigt.) Wieviele Kilokalorien wir zu uns nehmen sollten, ist natürlich individuell verschieden. Als Grundwerte sollten gelten:

- Ein Mann mit etwa 70 kg Körpergewicht sollte bei mittelschwerer Arbeit einen Gesamtumsatz von 2700 kcal pro Tag haben.
- Eine Frau mit etwa 58 kg Körpergewicht kommt dagegen ebenfalls bei mittelschwerer Arbeit mit weniger, mit 2200 kcal aus.

Tatsache aber ist, daß bei Erhebungen 1972 herauskam, wie sehr sich die Bundesbürger über 15 Jahre fehlernähren. Sie nahmen durchschnittlich 3300 kcal pro Tag zu sich. Wer würde sich nun über das häufige Übergewicht wundern.

Statistische Untersuchungen haben darüber hinaus ans Tageslicht gebracht, was sich in den letzten 80 Jahren an unserer Ernährungsweise geändert hat:

- Der Verbrauch an Eiweiß insgesamt ist gleich geblieben, der Anteil des tierischen Eiweißes aber gestiegen.
- Der Fettverbrauch stieg von 90 g auf 140 g pro Tag.
- Die Aufnahme von Kohlenhydraten sank von 442 g auf 352 g.
- Der Verbrauch von Getreideprodukten und Kartoffeln ist auf die Hälfte zurückgegangen.
- Der Konsum von Zucker hat sich verdoppelt.
- Wir essen heute zweimal soviel Gemüse als vor 60 Jahren.
- Der Deutsche von heute ißt viermal soviel Obst als seine Großväter.
- Der Sonntagsbraten ist kein einmaliger Schmaus mehr, unser Fleischkonsum hat sich nämlich verdoppelt.

Diese große Zahl von nur quantitativen Werten ist aber nicht entscheidend für die Qualität unserer Ernährung. Es muß vor allem auf Wert und Umwert dessen geachtet werden, was wir uns in den Mund stecken genauso wie auf die biologischen Funktionen der Lebensmittel.

Die „wertvollen" Fleischtöpfe

Jahrzehntelang waren wir der Meinung, daß Fleisch etwas besonders Gutes in unserer Nahrung ist. Tierisches Eiweiß wurde uns als vollwertiger verkauft. So hat sich unser Fleischkonsum immer mehr erhöht. 1816 aß ein Deutscher 14 kg Fleisch, um 1900 44 kg, 1913 dann bereits 52 kg und 1974 waren es bereits 81 kg Fleisch pro Jahr. Davon waren etwa zwei Drittel vom Schwein und ein Drittel vom Rind. Der erhöhte Fleischkonsum hat sich auch wirtschaftlich ausgewirkt, denn die Fleischproduktion ist beinahe eine Verschwendung zu nennen: etwa fünf Getreidekalorien ergeben erst eine Fleischkalorie. Das ist mit einer der Gründe, warum wir trotz einer intensiven Landwirtschaft Getreide importieren müssen.

Gleichzeitig war der Schnitzel-Boom eine Chance für die Hersteller, das heißt für die Viehzüchter. Immer mehr neue Methoden hat man sich einfallen lassen, damit das Fleisch an den Rippen der Tiere mehr, schneller mehr, zarter, magerer wird. Sieht man sich den Katalog der verabreichten Mittelchen an, glaubt man beinahe, daß ihnen dabei jedes Mittel recht war und ist.

Die DES-Töchter

Im Jahr 1971 wurde es erstmals ruchbar, was bislang nur die Insider wußten: in Niedersachsen wurden bei 91% aller Kälber Sexualhormone verwendet. In der Hauptsache war es das DES (Diäthylstilböstrol), ein synthetisches Hormon. Das Ergebnis ist bis zu 30 Prozent mehr Fleischansatz bei den Tieren. Diese Droge ist zwar verboten, wurde aber dennoch angewandt. Die Reihe der Vorkommnisse häuften sich in den nächsten Jahren, ohne daß etwas wirksames gegen DES geschah. Erst als das Hormon in Italien in der Säuglingsnahrung auftauchte, wurde man wirklich aufmerksamer und zog die beanstandeten Produkte vom Markt zurück, denn auch in Deutschland hatte man DES in der Babynahrung gefunden.

Man hat Erfahrungen mit DES aus der Humanmedizin. Überwiegend wurde es zur Erhaltung der Schwangerschaft verordnet bei einem drohenden Abort. Die Erfolge des Mittels waren nicht allzu groß und es stellten sich gesundheitsschädigende Wirkungen heraus. Man benutzte es auch in seiner zweiten, der abtreibenden Wirkung, als „Pille danach". Bald darauf stellte man fest, daß DES Gebärmutterkrebs verursachen kann. Aber es kam noch viel schlimmer. Die Folgen haben auch die Kinder der Mütter zu tragen, die während der Schwangerschaft mit DES behandelt worden waren. Die sogenannten „DES-Töchter" zeigen die schrecklichen Wirkungen des Hormons:

- Sie erkrankten bereits in einem Alter von 15 bis 22 Jahren an Krebsgeschwülsten in der Scheide. Die Mißbildungen von Scheide und Gebärmutter sind in diesem Alter ungewöhnlich. Man kennt heute 300 Fälle. Einige der jungen Frauen sind gestorben.
- Die DES-Töchter erleben jetzt Schwangerschaften, von denen nur die Hälfte komplikationslos verläuft.
- Bei diesen Schwangerschaften sind außerdem Abgänge, Früh- und Fehlgeburten sowie Totgeburten zwei- bis dreimal häufiger als üblich.

Auch die Söhne von DES-Mütter sind nicht ungeschädigt davongekommen:

- Zysten an den Nebenhoden ist eine der Fehlentwicklungen, die man bei ihnen festgestellt hat.
- Oft ist der Penis unterentwickelt.
- Der Samen ist bei einigen krankhaft verändert, was bis zur Unfruchtbarkeit führen kann.
- Man vermutet, daß ein häufigeres Auftreten von Hodenkrebs auf DES zurückzuführen ist. Wegen der längeren Latenzzeit kommt er erst jetzt zum Ausbruch.

Tierversuche haben die am Menschen festgestellten Auswirkungen bestätigt. DES ist als Medikament in Deutschland verboten. Es wird für die Tiermast aber unter der Hand weiterhin verwendet. Man kann damit rechnen, daß man beim Verzehr nur eines Kalbschnitzels gleichzeitig die Östrogendosis von mehreren Anti-Baby-Pillen mitbekommt.

DES wird auch bei der Rindermast und bei Hühnern verwendet. Eine direkte Reaktion zeigten Frauen, die drei Tage lang täglich vier bis fünf Hühnerlebern zu sich nahmen und danach ihre Menstruation bekamen. DES wird in der Medizin heute in einigen Ländern nur noch als Medikament gegen Prostatakrebs eingesetzt. Hier überwiegt, nach allgemeinem Kenntnisstand, der Nutzen den möglichen, aber bei Männern ungewissen, Schaden.

Der Hormon-Horror

Nach den eindeutig schädigenden Auswirkungen des DES wurde es 1981 in der Bundesrepublik für die Tiermedizin verboten. Statt dessen gibt es zwei neue, unerlaubte, Hormone: Dienöstrol und Hexöstrol, die ähnlich wie das DES wirken. Die schwarzen Schafe unter den Mästern haben dabei dazugelernt: sie verwenden jeweils knapp unter der analytischen Nachweisgrenze einfach mehrere Sexualhormone nebeneinander: DES, Dienöstrol, Äthinylöstradiol, Östron, Östriol, Alpha-Östradiol, Beta-Östradiol, Testosteron und Androsteron.

Diese Hormone, die in Abwandlungen in der Anti-Baby-Pille in geringen Mengen zu finden sind, verursachen beim Anwender Nebenwirkungen, wie sie im Begleittext jeder Pillenpakkung aufgeführt sind:

- Psychische Auswirkungen wie Depressionen.
- Thrombosen und Embolien. Das Risiko erhöht sich um das neun- bis zehnfache.
- Auch ein Herzinfarkt wird wahrscheinlicher.

Hormone können außerdem:

- den Fötus während der Schwangerschaft schädigen und
- eine gutartige Lebergeschwulst begünstigen.

Diese äußerst seltenen Geschwulste werden auch gutartige Adenome genannt. Sie gelten als typische Folge einer längeren Behandlung mit Sexualhormonen und sind gefährlich. Eine ganze Reihe von meist jungen Frauen verbluten innerlich, nachdem ein Adenom aufgebrochen war.

Antibiotika werden mißbraucht

Die allein „wirtschaftliche“ Intensiv- und Masttierhaltung hat die Viehzüchter vor Probleme gestellt. Je enger und unbeweglicher die Tiere aufeinander leben müssen, umso aggressiver werden sie, um so leichter breiten sich Krankheiten aus. Der Ausweg aus dem Dilemma dafür ist bereits gefunden worden: Vorsorge durch Antibiotika. Das hat interessante Vorteile:

– Antibiotika hemmen und hindern die Bakterien.
– Nützliche Nebenwirkung der Medikamente: sie fördern das Wachstum von Schweinen, Kälbern und Hühnchen.

Von dieser Möglichkeit wird reichlich Gebrauch gemacht. Die Hälfte der gesamten Weltproduktion an Antibiotika wird heute in der Tierzucht verwendet. Das Arzneimittel hat weitere Vorteile:

– Minderwertiges Futter wird aufgebessert.
– Mangelerscheinungen bei den Tieren können verdeckt werden.

Antibiotika hemmen nicht nur die Bakterien sondern sie haben sehr nützliche Nebeneffekte. Sie fördern das Wachstum von Schweinen, Kälbern und Hühnchen. Von dieser Möglichkeit wird auch reichlich Gebrauch gemacht. Die Hälfte der gesamten Weltproduktion an Antibiotika wird heute in der Tierzucht verwendet. Der dritte Vorteil des Arzneimittels ist, daß es minderwertiges Futter aufbessert und Mangelerscheinungen verdeckt werden können. Kontrollen auf diese Hemmstoffe werden bei uns in der Bundesrepublik zwar an ein Prozent aller Tiere durchgeführt. Das ist wenig. Zum Teil fehlen die analytischen Möglichkeiten festzustellen, ob beispielsweise nach einer Behandlung die vorgeschriebenen Wartezeiten bis zur Schlachtung eingehalten wurden.

Bis jetzt haben wir eigentlich nur Vorteilhaftes über diese Methode, unser Nahrungsmittel Fleisch gesund zu halten, gehört. Aber es gibt einen Haken an der Sache, einen äußerst gravierenden. Antibiotikas haben, wie wir auch aus der Humanmedizin wissen, die Eigenschaft, daß sie selbst in ganz geringen Konzentrationen, zur Resistenz von Bakterien führen. Das bedeutet, nach einiger Zeit werden die Krankheitserreger unempfindlich gegen die angewandten Medikamente. Die Folge ist, daß auch die Tiere bald eine resistente Bakterienflora aufweisen, und wir nach dem Genuß des Fleisches ebenfalls. Die katastrophalen Folgen sind nicht ausgeblieben:

- 12000 Menschen starben 1968 in Guatemala an der Ruhr. Mit Antibiotika konnte ihnen nicht mehr geholfen werden. Der Krankheitserreger war gegen die gebräuchlichen Mittel bereits resistent.
- 1972, vier Jahre später, sterben in den USA und in Mexiko 14000 Menschen an Typhus. Auch dieser Infektionserreger war bereits resistent.
- 1974 tritt erstmals ein Salmonellosenerreger auf, dem man mit Antibiotika nicht mehr beikommen kann.

Wir schneiden uns ins eigene Fleisch, indem wir unbedacht mit Medikamenten umgehen, die dazu bestimmt sind, uns das Leben zu retten. Der Fehler ist leider auch nicht mehr gut zu machen. Bakterien, die einmal resistent geworden sind, erlangen diese Fähigkeit nie wieder empfindlich auf Antibiotika zu reagieren.

Salmonellen sind weiterhin aktiv

Die Annahme, die Salmonellen gäbe es nicht mehr, ist falsch. Die Anzahl der auf Salmonellen zurückgehenden Lebensmittelvergiftungen ist in den letzten Jahren eher noch gestiegen. 45000 Erkrankungen wurden 1980 gemeldet, die Dunkelziffer dürfte gut das Vierfache betragen, denn zahlreiche leichte Salmonellosen werden als solche erst gar nicht erkannt. Der Anstieg der Erkrankungen hängt vor allem mit der Massentierhaltung zusammen. Mit der bereits erwähnten Antibiotikabehandlung hat man das Problem nicht aus der Welt geschafft, sondern in der Zukunft wohl noch eher verschärft. Man nimmt an, daß etwa ein Drittel der Tiere infiziert ist. Würde man das Fleisch roh essen, was man glücklicherweise zumeist nicht tut, müßte man erkranken.

Die Salmonellose kann sich ganz unterschiedlich auswirken. Sie kann als leichter Durchfall auftreten. Verschiedentlich kommt es zu einem schwerem Brechdurchfall mit ernstzunehmendem Krankheitsbild. Die Zeit vom Verzehr eines infizierten Lebensmittels bis zum Ausbruch der Krankheit beträgt oft nur wenige Stunden. Vor allem, wenn in der Speise sehr viel Salmonellen waren, sind die Symptome schwer:

- Wir haben das Gefühl ziemlich schwer krank zu sein.
- Kopfschmerzen stellen sich ein.
- Wir haben heftige Leibschmerzen.
- Häufiges Erbrechen ist eine sehr unangenehme Begleiterscheinung.
- Etwas später setzen Durchfälle ein.
- Meistens bekommen wir Fieber.
- Der Stuhl kann blutig sein.
- Bei empfindlichen Personen sind schwere Kreislaufbeschwerden möglich.
- Der Mineralhaushalt ist gestört, wir haben einen hohen Wasserverlust.

Vor allem von der Höhe des Wasserverlustes und der Störung des Mineralhaushaltes hängt es ab, wie schwer der Krankheitsverlauf ist.

Es gibt natürlich auch einige Mittel, um wieder gesund zu werden:

- Teefasten. Bei einer „harmlosen“ Magenverstimmung ist es ausreichend, ein, zwei Tage ein Teefasten zu machen.
- Der Arzt kann zusätzlich zum Teefasten krampflösende Medikamente verordnen. Manchmal wird er eine Apfeldiät empfehlen.
- In sehr schweren Fällen werden Antibiotika verschrieben.

Solche Fälle sind außerdem beim Gesundheitsamt meldepflichtig, damit die Behörde den Ursprung der Vergiftung ausfindig machen kann.

Wer von uns so eine kräftige „Magen- und Darmverstimmung“ miterlebt hat, weiß, wie unangenehm diese Stunden und Tage sein können. Vorbeugen ist somit das beste Gegenmittel.

- Beim Auftauen von Geflügel kommt man mit besonders vielen lebensfähigen Salmonellen in Berührung. Äußerste Sauberkeit ist angebracht. Das Geflügel sollte sofort nach dem Auftauen durchgebraten werden.
- Mayonnaise und Eiergerichte sowie Milchprodukte dürfen nicht mit rohem Fleisch zusammen kommen. Sie stellen einen idealen Nährboden für die Infektionserreger dar.
- Vorsicht bei Tartar und Mett. Sie bestehen aus rohem Fleisch und müssen frisch durchgedreht und sofort verzehrt werden.
- Beim Warmhalten von Fleischgerichten über längere Zeit vermehren sich die Krankheitserreger besonders gut. Besser ist es, das Gericht nach einiger Zeit noch einmal neu aufzuwärmen.
- Das äußerliche Anbraten von Fleisch bringt nichts, jedenfalls nichts Gutes, im leicht angewärmten Inneren fühlen sich die Salmonellen besonders wohl. Dies ist eine ungeeignete Konservierungsmethode.

Depressionen, Halluzinationen und Ohrensausen

Unsere Haustiere haben allerdings in einer anderen Richtung all dies, was wir mit ihnen angestellt haben, damit ihr Fleisch zarter, mehr und magerer wird, nicht unbeschadet überstanden. In der Folge sind sie „psychisch“ kaum mehr belastbar, was sich vor allem auswirkt, wenn sie zum Schlachthof transportiert werden und sie ihre gewohnte Umgebung verlassen müssen. Zum einen werden sie mit Psychopharmaka getröstet, weiter verbreitet sind aber die Beta-Rezoptoren-Blocker. Wir kennen diese Medikamente, denn sie werden bei Angina pectoris, bei Herzrhythmusstörunggen und bei Bluthochdruck uns Menschen verschrieben. Kurz vor dem Transport also bekommen die Tiere noch schnell eine Spritze, damit sie keinen Herzinfarkt erleiden und sich Verschlechterungen der

Fleischqualität vermeiden lassen. Wenn sie Stunden später geschlachtet werden, sind diese Medikamente natürlich noch nicht abgebaut.

Die Auswirkungen auf uns Menschen beim Genuß dieses Fleisches in dem Beta-Blockerstecken, sind nicht genau bekannt. Aus der Humanmedizin, die die mit diesen Medikamenten behandelten Patienten beobachtet hat, lassen sich aber folgende Auswirkungen ableiten. Bei rund einem Fünftel aller (behandelten) Patienten stellte man

- Müdigkeit,
- Depressionen,
- Ohrensausen,
- sogar Halluzinationen

fest. Beta-Blocker werden außerdem nicht bei

- Asthma bronchiale,
- Diabetes,
- Herzinsuffizienz und
- Heuschnupfen

verordnet. Es kann zu lebensbedrohlichen Komplikationen kommen. Und diese Medikamente mit all ihren Folgen nehmen wir „unfreiwillig“ mit unserer Nahrung in uns auf.

Unser Fleisch wird „vorverdaut“

Niemand will sich an einem Steak die Zähne ausbeißen und jede Hausfrau ist mit Recht verärgert, wenn sie ein zähes Stück Fleisch aus dem Bratentopf holt. Diesem Wunsch wird von Züchtern und Metzgern Rechnung getragen. Zartmacher heißen die Enzyme wie Papain, Bromelin und Ficin, die das Fleisch quasi vorverdauen. Diese Extrakte aus tropischen Pflanzen werden vor allem Rindern vor dem Schlachten gespritzt. Das beschleunigt den Reifungsprozeß des Fleisches und die Abhängezeiten werden kürzer. Da die Enzyme aus Eiweiß bestehen, sind sie der Definition nach kein Fremdstoff und bedürfen keiner amtlichen Zulassung.

Bislang sind keine ernsten Unglücksfälle publik geworden. Zu denken geben sollte uns aber eines. Der Körper verwendet eiweißspaltende Enzyme sehr vorsichtig und sie werden erst da, wo sie wirken sollen, in unserem Organismus aktiviert. In dem Fleisch nehmen wir aber bereits aktivierte Enzyme zu uns und über die Auswirkungen ist uns nur wenig bekannt. Eine Tatsache steht aber fest: der wichtigste Zartmacher, das Papain, wird aus der Papaya-Frucht hergestellt. In Indien sagt man, daß schwangere Frauen dieses Obst nicht essen dürfen. Die Papaya-Frucht soll stark abtreibend wirken. Mediziner haben jetzt festgestellt, daß nicht gereinigtes Papain für den Embryo Gift ist und Mißbildungen erzeugt.

Würste mit reichem Inhalt

Um die Rezepte für Würste werden manchmal große Geheimnisse gemacht. Wenn man aber über ihren Inhalt wirklich Bescheid weiß, dann wünscht man sich, nicht so neugierig gewesen zu sein. Nicht alles, was man mit Appetit als Wurstbrot zu sich nimmt, entspricht dem schönen Schein. Das fleischhaltige Ausgangsmaterial ist meist nur wenig an der Wurst beteiligt und von ziemlich minderer Qualität. Dazu kommen Wasser, Pökelsalz, Umrötehilfsmittel, Gewürze, Geschmacksverstärker, Schnellreifemittel, Starterkulturen und für die Streichfähigkeit Emulgatoren sowie Antioxidantien für die Haltbarkeit.

Über die Herstellung von Wurst kann man vielleich streiten und es ist sicher nicht leicht wettbewerbs- und geschmacksfähig zu sein. Wichtig für uns als Verbraucher ist es aber, wie sehr diese ganzen Zusatzstoffe unsere Gesundheit negativ beeinflussen können.

Ein wichtiger Bestandteil der Wurst ist das Phosphat. Dieser Stoff verhindert, daß zum Beispiel Kochschinken zuviel an Flüssigkeit, sprich Wasser, verliert. Das gibt der Wurstindustrie die Chance, aus etwas Wasser zusätzlich etwas mehr an Wurst zu gewinnen. 1959 wurde die Verwendung von Phosphat bei der Wurstherstellung verboten. 1969 wurde sie wieder erlaubt, allerdings besteht Deklarationspflicht. Dieses Phosphat kann auf unseren Organismus verschiedene Wirkungen haben.

Das Phosphat ist oft mit Schwermetallen verunreinigt. Wir kommen mit Arsen, Fluor, Zink und Blei in Berührung. Schwerwiegend ist, daß das Phosphat

- unser Calcium-Phosphat-Gleichgewicht stören kann.
- Das führt zu einer Art Entkalkung des Organismus.
- Die Niere kann geschädigt werden.

Bei Kindern kann das Phosphat vermutlich eine Hyperaktivität hervorrufen:

- Diese Kinder zeigen eine ständige Unruhe in ihrer Bewegung.
- Sie sind besonders impulsiv.
- Ihre Konzentrationsfähigkeit wird verringert, sie sind leicht ablenkbar.
- Die Aggressivität wird erhöht.

In vielen Fällen hat Kindern mit diesen Symptomen eine Diät geholfen, die auf phosphathaltige Lebensmittel, Kunst- und Aromastoffe verzichtet.

Statt des Phosphates wird seit einiger Zeit bei der Wurstherstellung Citrat verwendet. Die Eigenschaften beider Stoffe sind ähnlich. Ähnlich sind leider auch ihre Auswirkungen. Unser Organismus wird daran gehindert in gewohntem Umfang Calcium aufzunehmen, das heißt, daß die Knochenbildung bei Kindern verzögert wird.

Das China-Restaurant-Syndrom

Die Stoffe Glutamat, Inosinat und Guanylat werden als Geschmacksverstärker im Fleisch und in der Wurst verwendet. Die Glutaminsäure ist eigentlich ein Bestandteil unseres natürlichen Eiweißes, allerdings sind die Auswirkungen als freie Glutaminsäure gelangt es sofort ins Blut. In China-Restaurants, wo oft zusätzlich mit Glutamat gewürzt wird, ist

es dabei immer wieder zu dem sogenannten China-Restaurant-Syndrom gekommen. Die Merkmale sind:
– Taubes Gefühl im Nacken und in den Beinen;
– Druckgefühl im Brustkorb;
– Kopfschmerzen;
– Bauchschmerzen;
– Starker Durst;
– Seltener treten Übelkeit und Schläfrigkeit auf.

In Tierversuchen hat man folgendes festgestellt:
– bei regelmäßigem Glutamatgenuß trat Fettleibigkeit auf;
– bei erhöhten Konzentrationen wurden Fortpflanzungsstörungen und Mißbildungen bei Neugeborenen beobachtet.

Lange Zeit wurde Glutamat auch als Konzentrationsmittel auf den Markt gebracht. Eine solche positive Konsequenz bei Einnahme dieser „Wunderpillen" konnte in Experimenten nicht nachvollzogen werden, vielmehr kam es bei allzu hohen Dosen von Gluamat zu Hirnschädigungen.

Die Konservierung

Die Konservierung von Fleisch und Wurst ist schon seit Jahrhunderten ein Problem für uns. Bis ins 16. Jahrhundert hinein pökelte man mit Salz Fleisch und Fische ein. Dann stieg man auf das gefährlichere Nitrat und Nitrit um. Eine andere alte Methode ist das Räuchern und Grillen. In den letzten Jahren hat man darüber hinaus immer mehr Antioxidantien und Bestrahlung für das Haltbarmachen zusätzlich verwendet.

Bei aller Nützlichkeit dieser Methoden sollten wir eine Überlegung nicht aus den Augen verlieren. Überwiegt der Nutzen den Schaden?

Antioxidantien contra Vitamine

Je weniger Fleisch und je mehr Fettanteile eine Wurst hat, umso wichtiger ist ihre Konservierung. Fett reagiert sehr leicht mit Schwermetallen zu Hydroperoxiden. Voraussetzung ist, daß es im Tageslicht oder bei Wärme mit dem Sauerstoff der Luft in Berührung kommt. Die neuen Verbindungen können wir weder schmecken noch riechen, aber sie sind giftig. An diesem Punkt setzen die Antioxidantien ein. Sie verlängern den Prozeß der Hydroperoxidbildung, wie beispielsweise das Ranzigwerden.

Die Antioxidantien wie Ascorbinsäure und die Tocopherole sind in der Bundesrepubik nicht zulassungsbedürftig. Sie sind ihrer Natur nach „Vitamine", also eher gesund. Aber ein Zuviel des Guten ist ebenfalls schädlich. Vitamine besitzen Eigenschaften, die einen geordneten Elektronentransport im Organismus aufrechterhalten und damit die biochemischen Vorgänge kontrollieren. Wie sich derartige Ungleichgewichte in unserem Körper auswirken, zeigt ein Beispiel aus den USA.

In einem Kinderkrankenhaus erkrankten zahlreiche Kinder plötzlich an Skorbut. Nach einer Weile kam man dem Rätsel auf die Spur. Sie hatten ein Präparat aus Lebertran und Zitronensaft eingenommen. Der Vitamin-A-Überschuß zerstörte dabei das Vitamin C. So konnten sie an einer Vitamin-C-Mangel-Krankheit leiden. Die Medizin kennt noch andere vitaminzerstörende Vorgänge durch Vitamine. Vitamin C kann, in großen Mengen, Vitamin B_{12} vernichten.

Das „Wiener-Würstchen-Kopfweh"

Das Pökeln von Wurst und Fleischwaren gehört im Augenblick leider zu den fragwürdigsten Konservierungsmethoden. Bis ins 16. Jahrhundert hinein verwendete man dafür einfaches Kochsalz. Doch dann entdeckte man, daß das Fleisch mit Nitrat als Zusatzstoff seine appetitliche rote Farbe erhält und voller entfaltet. Zahlreiche Vergiftungsfälle ereigneten sich anfangs unseres Jahrhunderts, als man statt des Nitrates (Salpeter) begann, Nitrit einzusetzen. Zeitweise war die Verwendung von Nitrit untersagt. Seit 1981 darf laut Verordnung das Nitrit-Pökelsalz maximal ein halbes Prozent des Stoffes enthalten. Das Nitrat darf nur noch bei der Herstellung von Schinken (0,6 %) und bei Rohwurst (0,3 Promille) verwendet werden.

Die Hersteller von Wurst- und Fleischwaren verweisen immer darauf, daß sie vor allem ein Ziel vor Augen haben. Sie wollen den Botulismus verhindern, eine sehr seltene Fleischvergiftung. Dieses Argument scheint nicht ganz stichhaltig zu sein. Ausgerechnet Länder mit außerordentlich strengen Nitrit- und Nitratverwendungsvorschriften haben die niedrigste Rate an Botulismus-Vorfällen. Dagegen leiden bei uns in Deutschland jährlich knapp 80 Menschen an dieser Vergiftung. Etwa drei von ihnen sterben deswegen. Wichtig ist für uns zu wissen, daß heutzutage 95 Prozent aller Wurstwaren mit Nitritpökelsalz behandelt sind. Das bedeutet, daß etwa 60 Prozent des gesamten Fleisches in unserer Nahrung Nitrit enthält. Statistisch gesehen sind das ein Kilogramm Nitritpökelsalz pro Kopf und Jahr in Deutschland.

Massenvergiftungen ereigneten sich in Deutschland vor allem nach dem letzten Krieg. Oft waren falsche Dosierungen von Nitrit daran schuld. Die Betroffenen fühlten sich schwindelig und schwach, es wurde ihnen schwarz vor Augen, sie bekamen Kopfschmerzen, Ohrensausen und Herzklopfen. In den Nachkriegsjahren waren meist Kleinkinder und Babys die Opfer von Nitritvergiftungen. Schuld waren in zunehmendem Ausmaß nitratreiches Gemüse und Trinkwasser (Stickstoffdüngung auf Feldern).

In niederen Dosierungen aber richtet Nitrat leider ebenso Schaden an. Das Leben der Versuchstiere wurde durch diese Verbindung deutlich verringert. Nitrat und Nitrit gefährden die Vitaminversorgung, besonders bei Vitamin A und E, was Mangelerscheinungen, gehemmtes Wachstum und Störungen in der Fortpflanzung zur Folge hat. Es kann dem Organismus das nötige Eisen sozusagen wegnehmen und beeinträchtigt die Blutbildung. Aufgrund der Tierversuche hat sich Nitrat auch als mutagen erwiesen. Das heißt, es verändert die Erbsubstanz, es steigert auch die Aggressivität und erhöht die Anzahl der Fehl- und Totgeburten um das Zehnfache. Eine Tatsache, die man auch bei schwangeren Frauen feststellen konnte. Das Risiko einer Fehlgeburt stieg mit dem Nitritgehalt im Blut.

Manche von uns können auch schlichtweg allergisch auf diese Konservierungsstoffe reagieren, wie zahlreiche Fälle aus der ärztlichen Praxis beweisen. Immer wieder erscheinen Patienten bei ihrem Arzt und schildern, daß sie manchmal, aber nicht jedesmal nach dem Essen, starke Schmerzen haben. Zusammen mit dem „Kranken" geht man die Speisen durch, die er jeweils vor den Schmerzen zu sich genommen hat. Tatsächlich konnten oft die Verursacher ermittelt werden. Es waren Schinken, Salami und auch Wiener Würstchen. Es handelt sich dabei um eine Nitrit-Allergie, die die Ärzte schlichtweg das „Hot-Dog-Kopfweh" oder die „Wiener-Würstchen"-Krankheit nannten. Verzichteten die Patienten auf Nitrit-Gepökeltes, blieben sie gesund.

Selbstgemachter Magenkrebs

Seit etwa 50 Jahren kennen wir eine stark kanzerogene Verbindung, die Nitrosamine. Es stellt sich heraus, daß diese Substanz giftiger ist als alle bislang bekannten Leberkrebsgifte. 1968 fanden Wissenschaftler heraus, daß Nitrosamine auch in gepökelter Wurst und im Schinken sind. Aber woher kam das Gift?

In der Natur kommen Nitrosamine eigentlich nicht vor, deshalb auch nicht im frischen Fleisch. Erst durch die Zugabe von Nitrat und Nitrit können sich die Nitrosamine in unserer Nahrung bilden, oft erst, wenn die Ware gekocht oder gebraten wird. Es muß aber gleich gesagt werden, daß unter Verwendung von einwandfreien Materialien Wurst, die mit Nitrit gepökelt wird, keine Nitrosamine aufweist. Das Gift entsteht also erst, wenn minderwertige Rohstoffe gebraucht werden. Durch beste Ausgangsstoffe bei der Wurst ist aber das Problem leider noch nicht gelöst.

In unserem Magen bestehen nämlich die besten Voraussetzungen für eine Nitrosaminsynthese aus Nitrit und Nitrat. Außerdem haben wir die Fähigkeit, Nitrat zu Nitrit umzuwandeln. Nitrosamine verursachen hauptsächlich

– Magenkrebs und werden zumindest teilweise für

– Speiseröhrenkrebs und
– Karzinome im Bereich von Nase und Rachen verantwortlich gemacht.

Und das ist noch nicht alles. Bei Tierversuchen hat man festgestellt:

– Nitrosamine schädigen die Keimzellen.
– Sie können Mißbildungen beim Embryo hervorrufen.
– Krebserkrankungen der Muttertiere können auf die Nachkommenschaft übertragen werden oder der Krebs kommt erst bei den Jungtieren zum Ausbruch.

Es gibt bereits einige Mediziner, die einen Zusammenhang zwischen dem verstärkt auftretenden Krebs bei Kindern und Nitrosaminen sehen. Ein ernstes Problem, wenn man bedenkt, daß heute Krebs bei Kindern die zweithäufigste Todesursache sein soll. Die Formulierung muß deshalb so vorsichtig gewählt werden, da Krebs bei uns noch nicht meldepflichtig ist und wir über keine genauen Statistiken verfügen.

Auch die Muttermilch, so hat man festgestellt, kommt als Nitrosaminübertrager in Frage. Es ist die Frage, ob man mit Schwellenwerten, die „verträglichen" Höchstwerte von Schadstoffen, auskommen kann. Kleine Mengen verschiedener Giftstoffe können gemeinsam gigantische Folgen haben. Vor allem die polychlorierten Kohlenwasserstoffe, die heutzutage beinahe in jedem Nahrungsmittel nachweisbar sind, verstärken die Wirkung der Nitrosamine um einiges. Bösartige Tumore bilden sich schneller, wenn PCB ebenfalls im Organismus anzutreffen ist. Ein weiteres Beispiel ist das Zusammenwirken von Nitrosaminen und Spuren von Quecksilber. Versuchstiere zeigten mehr Totgeburten, eine erhöhte „Säuglings"-Sterblichkeit und eine verkürzte Lebenserwartung der Nachkommenschaft.

Die Frage, wie wir uns und unsere Kinder vor den Konsequenzen dieser Schadstoffe wirksam schützen können, ist kaum zu beantworten. Wir treffen Nitrat, Nitrit (und als Folge Nitrosamine) in beinahe allen fleischhaltigen Lebensmitteln, im

Fleisch, im Gemüse, im Wasser. Ganz ohne Nahrung und Wasser können wir aber nicht leben. Es ist eine Forderung an den Gesetzgeber, den Verbraucherschutz noch ernster zu nehmen, der ja per definitionem Vorrang vor allen wirtschaftlichen Interessen haben soll.

Abschied vom Schwarzgeräucherten?

Pressemeldungen überraschen uns immer wieder: Schwarzgeräuchertes ist kanzerogen. Das Räuchern, das wir als eine sehr alte und bewährte Konservierungsmethode kennen, soll also auch schädlich sein. Das kann uns nicht kalt lassen, denn etwa 40 Prozent aller Fleischerzeugnisse werden in der Bundesrepublik geräuchert. Die Hälfte davon gelangt als Schwarzgeräuchertes auf den Ladentisch.

Die Kalträucherung ist eine sehr arbeitsintensive Technik. Über zwei bis sechs Wochen werden die Fleischstücke, Würste oder auch Fisch in dünnen und kalten Rauch gehängt. Dies ergibt den besonderen Geschmack und die längere Haltbarkeit und das alles ohne chemische Zusatzmittel. Das klingt gut, aber für die Industrie ist der Zeitaufwand zu groß und ebenfalls ist dies der Gewichtsverlust der Fleischwaren. Deshalb hat man sich für Heißräucherung mit Temperaturen zwischen 60 und 90 Grad Celsius entschieden. Da dabei die Haltbarkeit etwas zu kurz kommt, müssen zusätzliche Konservierungsstoffe in die Wurst. Etwas haben diese Produkte mehr als ihre kaltgeräucherten Pendants. Sie enthalten wesentlich mehr von der krebserzeugenden Substanz 3,4 Benzpyren. Die rußige und schwarze Oberfläche, die eine echte Räucherung vortäuscht, enthält den größten Benzpyren-Gehalt.

Die polycyclischen Kohlenwasserstoffe, zu denen das Benzpyren gehört, sind Verursacher für Krebserkrankungen wie beispielsweise dem sogenannten Schornsteinfeger-Krebs und sie schädigen darüber hinaus die Erbsubstanz. Wir selbst bleiben gesund, aber unsere Kinder erkranken an Krebs. Eine üble Sache. Dabei wären diese hohen Benzpyren -Gehalte gar nicht nötig.

Ernährungswissenschaftler an der Bundesanstalt für Fleischforschung wollten es nämlich ganz genau wissen. Sie haben nachgewiesen, daß man Schwarzgeräuchertes herstellen kann – ohne besondere Techniken – das nicht einmal ein Fünftel der erlaubten Rückstandsgehalte aufweist. Erhöhte Benzpyren-Werte müssen also die Folge von bestimmten Manipulationen sein.

Was soll nun die Konsequenz sein? Kein Schwarzgeräuchertes auf dem Speisezettel?

- Grundsätzlich ist gegen „richtig" Geräuchertes nichts einzuwenden. Solche Waren gibt es allerdings selten. Man sollte auf jeden Fall kalt geräucherte Nahrungsmittel bevorzugen.
- Eine weitere Möglichkeit, den Schadstoffen aus dem Weg zu gehen, ist bei Koch- und Rohschinken die äußerste, schwarze Schicht zu entfernen. Damit kann man den Benzpyren-Gehalt um maximal 80 Prozent verringern.
- Als Faustregel sollte gelten: dunkle Nahrungsmittel nicht häufiger als zweimal in der Woche essen.

Haltbarkeit und Nutzen

Außer den bereits erwähnten Konservierungsmitteln und -methoden gibt es eine ganze Reihe anderer Substanzen, die Lebensmitteln zugegeben werden, damit diese länger frisch und gut bleiben. Wenn sie hier nicht mehr alle so genau erwähnt werden, heißt es leider nicht, daß sie unbedenklich sind. Im Gegenteil. Man weiß es nur noch nicht genau, welche Auswirkungen sie auf den menschlichen Organismus haben können.

Die Atomwirtschaft bemühte sich in den fünfziger Jahren, ihre „strahlenden" Abfallprodukte eventuell zur Konservierung von Lebensmitteln zu nutzen. Ratten, die man mit solcher Nahrung verköstigte, wiesen

- geringe Fruchtbarkeit,
- erhöhte Sterblichkeit,

– weniger rote Blutkörperchen auf und
– die Erregbarkeit des zentralen Nervensystems wurde herabgesetzt.

Die US-Armee nahm daraufhin von einer solchen Truppenkost Abstand. Doch gibt es Länder, in denen bestrahlte Lebensmittel wie Speck, Weizen, Kartoffeln, Erdbeeren, Garnele, Kakaobohnen, Zwiebeln und Tiefkühlmahlzeiten im Handel sind. In der Bundesrepublik gibt es dieses Verfahren nicht, in Österreich ist es verboten. Aber in den Importgütern befindet sich in den letzten Jahren immer wieder strahlenkonservierte Ware.

Ein ebenfalls kritischer Fall ist die Benzoesäure, die bereits 1928 in einem Lehrbuch der Toxikologie als ungeeignetes Konservierungsmittel bezeichnet wurde, aber bei uns häufig angewandt wird.

Eine Ausnahme in der Familie der Zusatzstoffe scheint die Sorbinsäure zu sein. Bislang konnte man nämlich keine negativen Auswirkungen für uns feststellen. Unser Organismus ist in der Lage, die Sorbinsäure auf dem ganz natürlichen Stoffwechsel weitgehend abzubauen. Es ist schade, daß die Sorbinsäure nicht überall eingesetzt werden kann, darüber hinaus existieren Schimmelpilzarten, die sie wieder abbauen können.

Fleisch – das vollwertigste Nahrungsmittel?

Über die Frage, ob das Fleisch nun wirklich das vollwertigste Nahrungsmittel ist, wird seit langem teilweise erbittert gestritten und manche haben eine regelrechte Ideologie daraus gemacht. Aber was ist nun dran, am Fleisch?

Es wird uns seit langem als der wichtigste und „echteste" Eiweißlieferant angepriesen. Das ist nicht richtig. Wir könnten auch von pflanzlichem Eiweiß leben. Aber es ist günstiger, eine möglichst ausgewogene Nahrung in bezug auf ihre Eiweißquellen zu uns zu nehmen. Wir können des Guten zuviel tun.

Der steigende Fleischkonsum wird wegen seines Ballaststoffmangels für die Steigerung der Dickdarmkrebsrate verantwortlich gemacht. Ein Zuviel an Eiweiß, das nicht abgebaut werden kann, erhöht die Eiweißbestandteile im Blut. Aber was geschieht dann?

- Das Blut greift zur Selbsthilfe, um wieder einen normalen Eiweißspiegel zu erreichen.
- Das Eiweiß wird in den Kapillaren, den feinen Verzweigungen der Blutgefäße, abgelagert.
- Die Kapillaren werden langsam für Stoffe wie den Blutzukker undurchlässig.
- Deshalb erhöht unser Organismus – um den Mangel zu beheben – die Konzentration des benötigten Stoffes im Blut (hier der Blutzucker) so lange, bis es dem Stoff gelingt, die Kapillarwände zu durchdringen.
- Eine negative Folge sind zum Beispiel ein erhöhter Cholesterin- oder Blutzuckerspiegel.
- Bluthochdruck läßt sich auf diese Weise oft erklären.
- Im allerschlimmsten Fall, wenn vielzuviel Eiweiß gegessen wird, lagert sich das Eiweiß an den Innenflächen der Arterien ab. Das kann zum Herzinfarkt führen.

Fettreiches Fleisch ist auf keinen Fall gesund. Man nimmt heute an, daß besonders fett- und cholesterinreiche Nahrung den Hormonhaushalt in unserem Körper beeinflussen kann. Fehlgesteuerte Hormone aber stehen unter dem Verdacht, Krebserkrankungen

- der Brust,
- der Gebärmutter,
- der Prostata

zumindest zu fördern, wenn nicht sogar zu verursachen.

Das Ei des Kolumbus

Das Frühstücksei von Christoph Kolumbus sah sicherlich anders als das heutige aus. Er mußte auf die heute üblichen Zugaben verzichten:

Toxische Spurenelemente wie Blei, Cadmium, Arsen und Quecksilber. Dazu kommen zahlreiche Pestizide, vereinzelt organische Schadstoffe aus der Kunststoffindustrie und sogar das Lösungs- und Reinigungsmittel Perchloräthylen. Außerdem waren die Hennen zu Kolumbus Zeiten nicht gerade fleißig und legten eher ab und zu ein Sonntagsei. Das hat sich geändert.

Die „statistische Europahenne" legte 1952 durchschnittlich 101 Eier. 1970 schaffte sie bereits 171. Die deutsche Henne hatte im harten Wettbewerb allerdings ihren Schnabel ganz weit vorne. 1965 brachte sie es bereits auf 189 und 1972 auf 223 Eier. Diese Steigerung wurde nicht zuletzt durch geeignete medikamentöse Behandlung und die Haltung der Tiere in Legebatterien erreicht. Die Schadstoffbelastung des Eies ist eine Folge eines meist minderwertigen Futters. Kein Wunder also, daß Eier in größeren Mengen ungesund sind. Ernährungswissenschaftler halten zwei Eier pro Woche für mehr als ausreichend.

Damit sind wir noch einmal bei einem ganz wichtigen Punkt angelangt. Wieviel Eiweiß braucht der Mensch. Im vorigen Kapitel haben wir gesehen, daß zuviel Eiweiß Herzinfarkte und Bluthochdruck bewirken kann. Aber was ist zuviel? Manche Experten geben als Eiweißoptimum täglich 100 g an. Naturvölker brauchen nur 40 g und leben gesünder ohne alle Zivilisationskrankheiten und können dabei sogar noch schwere körperliche Arbeit leisten.

Die verschiedenen Eiweißarten sind aus unterschiedlichen Aminosäuren aufgebaut, davon sind zehn in der Nahrung unentbehrlich, da sie unser Körper nicht selbst synthetisieren (herstellen) kann. Um die biologische Verwertbarkeit der verschiedenen Eiweißarten untereinander vergleichen zu können, setzt man das Hühnerei gleich 100, Fleischeiweiß und Milcheiweiß haben dann etwa 70, die Sojabohne 60 und so weiter. Ganz neu ist allerdings die Erkenntnis, daß Mischungen des vollwertigen Eiproteins mit einer minderwertigeren Kartoffelprotein eine höhere Wertigkeit ergibt als sie das Ei alleine besitzt. Das scheint auch die Erklärung zu sein, daß Naturvölker bei geeigneter Nahrung mit weniger Eiweiß auskommen können.

Es gibt Gesundheitsgefahren bei Eier-Genuß, die bakterieller Natur sind. Sie können Enteritissalmonellen beinhalten. Besonders infiziert sind allerdings nicht die Hühnereier, sondern die Eier von Möven und Enten. Die „Enteneiverordnung" schreibt deshalb die Kennzeichnung dieser und das Kochen von über 10 Minuten vor. Eine erhöhte Infektionsgefahr und damit verbunden für uns eine Lebensmittelvergiftung zu bekommen, besteht durch Gefrier- und Trockeneier. Vorsicht ist auch bei Mayonnaisen und Cremes geboten, die aus Eiern hergestellt werden.

Die gute Milch

Wie gesund Milch ist, das bekommen wir schon als Kleinkinder zu hören. Wenn wir keine Muttermilch mehr bekommen, dann sollten wir auf Kuhmilch umsteigen. Daß Milch gut ist, ist übrigens keine Binsenweisheit. In der Milch finden wir:

- Proteine;
- Kohlenhydrate;
- Fett;
- Mineralstoffe;
- Vitamine, die teilweise an das Fett gebunden sind.

1 Liter Milch enthält beispielsweise 1,2 mg Vitamin A (Tagesbedarf eines Erwachsenen: 1,8 mg), 2 mg Vitamin B_2 (2 mg) und 10 mg Vitamin C (75 mg). Vor allem der Calcium-Gehalt der Milch ist mit 120 bis 130 mg pro Liter sehr hoch und vor allem für die Knochenbildung wichtig. Es gibt Hinweise dafür, daß die Milch schädlichen Schwermetalleinflüssen entgegenwirken kann. Aber die Umweltverunreinigung hat leider vor der Milch nicht Halt gemacht.

Die Futtermittel, die den Kühen verabreicht werden, stammen oft aus Ländern der Dritten Welt, die ihre Ernteerträge mit dem bei uns längst verbotenen DDT sichern. Das DDT, das wir ihnen verkaufen, bekommen wir also wieder zurück. Vor allem bei der Maissilage können im Verlauf der Gärung PCB, polychlorerte Biphenyle herausgelöst werden und gelangen in das Futter und in die Milch. Eine weitere Quelle, um mit chemischen Schadstoffen die Milch zu verunreinigen, ist im Stall. Oft werden Insektizide nicht allein zur Reinhaltung des Stalles, sondern direkt am Tier zu Parasitenbekämpfung eingesetzt, besonders bei der Massentierhaltung. Dabei erreicht man in den meisten Fällen am Ende mit Pestiziden und Umweltchemikalien genau das Gegenteil, nämlich geschwächte Abwehrreaktionen beispielsweise gegen

- Typhus,
- Malaria,
- Wundstarrkrampf,
- Herpesviren,
- Grippe und
- andere Infektionskrankheiten wie Masern.

Nach den Angaben der Immunforscher haben wir ebenfalls ein höheres Krebsrisiko zu tragen. Da die Kühe oft verschimmeltes Kraftfutter aus Erdnuß- oder Sojaschrot erhalten, geben sie die Schimmelpilze, die stark krebserzeugenden Aflatoxine, an die Milch weiter. Die Werte in der uns verkauften Milch an Aflatoxinen sind nicht selten doppelt so hoch als tragbar.

Die Milch ist natürlich nicht nur für ein hervorragendes Nahrungsmittel, sondern ebenfalls für Mikroorganismen ein ausgezeichneter Nährboden. Als Krankheitserreger, die vom Menschen direkt auf die Milch übergehen und an andere übertragen werden können, gelten

- Salmonellen,
- Diphteriebakterien,
- Scharlacherreger,
- Tuberkelbakterien und
- Polioviren (Kinderlähmung).

Diese Tatsache hat einige Konservierungsverfahren wie das Pasteurisieren ins Leben gerufen. Nachdem es aber zahlreiche der genannten Erreger von frei übertragbaren Krankheiten wie Tuberkulose in unseren Rinderbeständen nicht mehr gibt, besteht kaum mehr eine Gefährdung des Konsumenten. Damit dient das Pasteurisieren allein der Haltbarkeit, da die Milch erst zur Molkerei transportiert, dort verarbeitet (Fettgehalt einstellen, pasteurisieren, homogenisieren, verpacken) und dann die Geschäfte beliefert werden. Das kostet Zeit, die wir als Milchtrinker mit einem Verlust an Vitaminen und einer Teildenaturierung des ernährungsphysiologisch wertvollen Milcheiweißes bezahlen müssen. Während der Verarbeitung steigt außerdem der Cadmiumgehalt auf das Fünffache des ursprünglichen Wertes an.

Behandelte Milch hat deshalb Auswirkungen auf unsere Gesundheit. Überhitzte Milch schwächt die Widerstandsfähigkeit zum Beispiel gegen Salmonellen. H-Milch senkt die Zahl der weißen Blutkörperchen, die einen wichtigen Bestandteil unseres Infektabwehrsystems darstellen, noch stärker als die pasteurisierte.

Milch ist ein wichtiges Nahrungsmittel, wenn es nicht manipuliert wird und von Tieren stammt, die nicht mit allzuviel Chemie behandelt werden. Eine entrahmte Milch ist längst nicht mehr so gesund als es die Vollmilch ist, da ihr die an das Fett gebundenen Vitamine fehlen. Am Fett sollte man also bei anderen Lebensmitteln sparen. Das gleiche gilt für die übrigen Milchprodukte Joghurt, Sahne oder Speisequark.

Fisch mit Allem

Der Fisch gehört zu den wichtigen Eiweißlieferanten in unserer Nahrung. Sein Fleisch ist wasserhaltiger und etwas eiweißärmer als das von Rind und Schwein, aber es besitzt einen hohen Gehalt an essentiellen Aminosäuren. Der Fettgehalt schwankt zwischen 1 bis 30 Gramm und die Vitamine A, B_2, und D sind reichlich vorhanden. Im Gegensatz zum anderen Fleisch ist der Sättungsgrad geringer. Die Verdaulichkeit ist gut; deshalb sollte er, so meinen zahlreiche Ernährungswissenschaftler, öfters gegessen werden; obwohl wir fast 80 kg

Fleisch im Jahr essen, stehen nur etwa 5 kg Fisch und Muscheln auf unserem Speiseplan. Die Hauptschuld daran trägt der schlechte Ruf des Fisches, er ist zurecht ins Gerede gekommen. Man kann ihn zu Recht als „Fisch mit Allem“ bezeichnen; auf der Suche nach Schadstoffen ist man schnell fündig geworden: Mineralöle, Quecksilber, Cadmium, polychlorierte Biphenyle (PCB), Pestizide, polycyclische Kohlenwasserstoffe wie Benzpyren und radioaktive Elemente. Wenn man von den Hochseefischen absieht, gibt es vor allem bei den Süßwasserfischen eine regelrechte Fischzucht, die in ihren Methoden direkt mit der Tiermast zu vergleichen sind. Dabei gelangen unter anderem in den Speisefisch die drei A's: Antibiotika, Antiparasitika und Antioxidantien. Und an allen diesen schönen Verbindungen und Stoffen dürfen wir „mitnaschen“.

Die Fische sind außerdem für die Wissenschaft sehr gut verwendbare Bioindikatoren, die sehr empfindlich auf jegliche „Fremd“-Stoffe reagieren. Beispielsweise hat man beim Fischsterben zwei Jahresmaxima beobachten können. Eines im Mai und ein zweites im Oktober. Das hat nur bestätigt, was bereits seit langem vermutet wurde. Im Mai beginnen die landwirtschaftliche Aktivitäten, vor allem das Jauchen. Im Oktober dagegen ist es die Silagebrühe, die oft unerlaubt in die Gewässer eingeleitet wird.

Die „schweren Jungs“

Eine besondere Gefahr sind die Schwermetalle, die die Fische zu „schweren Jungs“ machen. Vor allem in küstennahen Gewässern ist die Belastung im Bereich der Mündungsgebiete der Flüsse mit Quecksilber, Cadmium und Arsen bedenklich. Katastrophen wie in Minamata oder die Itai-Itai-Krankheit in Japan haben uns nicht viel gescheiter gemacht. Wir müssen die negativen Folgen auch nicht in diesem Ausmaß miterleben. Immerhin ist eine maskierte oder larvierte Schwermetallvergiftung sehr viel häufiger, als man gemeinhin annimmt.

Man hat noch kein typisches Krankheitsbild gefunden. Im allgemeinen verschlechtern Schwermetalle das Allgemeinbefinden zum Beispiel durch

- Kopfschmerzen,
- Müdigkeit,
- Reizbarkeit,
- Angstgefühle,
- Beschleunigung des Alterungsprozesses,
- Verminderung der Widerstandsfähigkeit des Körpers gegen Infektionskrankheiten,
- Bluthochdruck wird gefördert wie auch,
- Arteriosklerose,
- Krebs und
- Diabetes.

Während der Schwangerschaft behalten die werdenden Mütter die Schadstoffe nicht in ihrem eigenen Organismus. Sie werden vielmehr verstärkt an den Embryo weitergegeben. Der Fötus hat deshalb sehr viel höhere Schadstoffkonzentrationen in sich und er ist leichter zu schädigen. In Schweden warnt deshalb die Gesundheitsbehörde schwangere Frauen eindringlich, während der neun Monate keinesfalls Fische aus Binnengewässern und der Ostsee zu verzehren, da diese stark erhöhte Quecksilberwerte haben. Dem geschädigten Kind drohen:

- verminderte Intelligenz;
- Lernschwierigkeiten;
- ein Beeinträchtigung des geistig-seelischen Gleichgewichtes, die manchmal erst später im Erwachsenenalter auftritt.

Wenn man den in Tierversuchen ermittelten Wert, ab dem eine Schädigung auftritt, auf den menschlichen Organismus umrechnet, so entspricht das einer Gesamtmenge von nur 2,3 Milligramm während einer bestimmten Periode der Schwangerschaft. Eine Bedingung, die bereits mit wenigen Mahlzeiten erfüllt sein kann, denn die Höchstmengenverordnung läßt Gehalte bis zu 1 mg pro Kilo Fisch zu.

Eine geringe, stetige Bleiaufnahme sollte nicht auf die leichte Schulter genommen werden. Beobachtungen an Kindern mit erhöhtem Bleigehalt im Blut, Haaren oder Zähnen haben gezeigt, daß bei ihnen eine Abstumpfung der geistigen Fähigkeiten und chronische Hyperaktivität vorlagen. Bei den verschiedenen Testverfahren schnitten sie schlechter als ihre „bleiarmen" Altersgenossen ab. Also – Finger weg vom Fisch?

So einfach kann man es sich nicht machen. Fisch bleibt im Grunde genommen nach wie vor ein wertvolles Nahrungsmittel. Wir sollten Fische aus besonders belasteten Gewässern von unserem Speiseplan streichen. Dazu gehören vor allem der weiße Heilbutt, Eishai und Heringshai. Deshalb sollte man auch Schillerlocken meiden, die zwar meistens aus Dornhai hergestellt werden mit nur 1,5 Prozent mehr an Quecksilber als erlaubt ist. Manchmal werden aber „verseuchtere" Haiarten verwendet. Den in freier „Wildbahn" gefangenen Aal kann man anhand seiner Schadstoffe einem bestimmten Ursprungsort zuordnen: Zuviel Quecksilber – Elbe, zuviel Pestizide – Rhein. Allein seines Arsengehaltes wegen mit bis zu 35 mg pro Kilo sollte er nicht gegessen werden. Der beliebte Thunfisch überschreitet hin und wieder das Quecksilber-Limit und ist nicht als tägliches Nahrungsmittel zu empfehlen. Bei Süßwasserfischen ist es vorteilhaft, den Fischzüchter und seine Anlage zu kennen.

Ein Problem für den Feinschmecker sind Austern und Miesmuscheln, die besonders gerne Cadmium sammeln. In Miesmuscheln aus der Ostsee kann der vorgeschriebene Wert bis um das Sechzehnfache überschritten werden. Da sich die Muscheln dadurch ernähren, daß sie Eßbares aus dem Wasser herausfiltern, kommen sie natürlich mit allem was darin enthalten ist in Berührung. Sie haben deshalb besonders hohe Konzentrationen auch an chlororganischen Verbindungen (DDT, . . .). Deshalb: Miesmuscheln höchstens einmal in der Woche verzehren, Austern und Krebse noch seltener (Achtung: im dunklen Krebsfleisch ist etwa zehnmal soviel Cadmium enthalten als im hellen).

Brot – Frühstückssemmel, Pausenbrot, Abendbrot

Das Brot ist für uns noch immer eines der wichtigsten Nahrungsmittel. So sind auch Weizen, Roggen, Gerste, Hafer, Reis und Mais als Vegetabilien seit Jahrtausenden eine wichtige Ernährungsgrundlage. Der Anteil von Hirse und Buchweizen ist in den letzten Jahrzehnten kontinuierlich zurückgegangen. Das Brot ist für uns ein wichtiger Kalorien-Lieferant. Den Bedarf an Vitamin B_2 kann es nicht ganz decken, bei Vitamin B_1 besteht meist ein Defizit. Deshalb wird das Brot manchmal vitaminisiert.

Es ist beinahe müßig zu erwähnen, daß die Schadstoffbelastung auch vor dem Getreide nicht mehr halt macht, selbst vor biologisch angebautem Korn nicht. Generell läßt sich sagen, daß Roggen geringer belastet ist als Weizen. Vollkornbrot ist für unsere Verdauung als Ballaststoff wesentlich gesünder, kann aber stärker mit Giftstoffen durchsetzt sein als normales Graubrot.

Früher gab es häufiger Gesundheitsschäden durch das Brot, was durch unsere heutige Hygiene weitgehend vermieden wird. Der zunehmende Konsum von verpacktem Schnittbrot stellt jedoch ein Problem dar. Wegen der stark vergrößerten Oberfläche haben Schimmelpilze größere Chancen sich auszubreiten.

Schimmel macht blöd

Die Giftigkeit von Schimmelpilzen ist bereits seit langem bekannt. Sie konnten in den vergangenen Jahrhunderten sogar die Ursache für Seuchen sein. Wurde für das Brot Getreide verwendet, das vom Mutterkorn (ein spezifischer Getreide-Pilz) befallen war, kam es zu einem massenhaften Auftreten der Kribbelkrankheit und des Antoniusfeuers. Die Kribbelkrankheit führte zu epilepsieartigen Anfällen und im letzten Stadium blieben die Gliedmaßen in unnormaler Stellung verkrampft. „Kalter Brand“ wurde auch das Antoniusfeuer genannt, das zum Absterben einzelner Gliedmaßen und Verblödung führte.

Die letzte große Vergiftung beim Menschen ereignete sich in der Sowjetunion im Zweiten Weltkrieg. Die Opfer erlitten Knochenmarkschädigungen. Wissenschaftler wurden aber erst vor gut zwanzig Jahren zu Rate gezogen, als wie aus heiterem Himmel im Winter 1960/61 in England mehr als 100000 Truthühner starben. Vorkommnisse dieser Art häuften sich auf unerklärliche Weise. Es starben Masttiere und auch die Meerschweinchen, die für den Laborbetrieb gezüchtet wurden. Bald fand man die Ursache für den Tod der Tiere heraus. Alle Tiere hatten verschimmeltes Erdnußfutter erhalten. Diese gefährlichen Schimmelpilze sind in der Lage, sogenannte Aflatoxine als Stoffwechselprodukte zu bilden, die giftig sind. Die Pilzgifte, die zu den stärksten bislang bekanntesten Krebserzeugern gerechnet werden. Vor allem aber haben sie Leberschäden zur Folge. Nachdem man nun erkannt hatte, welches die Todesursache bei den Tieren war, konnten im nachhinein auch einige andere Phänomene geklärt werden. So wurde klar, daß in Mocambique, wo die Bevölkerung die meisten Aflatoxine verzehrt, auch die höchste Leberkrebsrate der Welt auftritt. Ähnlich sieht es in anderen südafrikanischen Ländern aus und in Thailand. Man nimmt heute ebenfalls an, daß die unverhältnismäßig hohen Lebererkrankungen von Kleinkindern in Indien mit der aflatoxinhaltigen Nahrung der Mütter, die ihre Kinder noch stillen, zusammenhängen. Da gerade Nüsse besonders giftig werden können, wenn sie verschimmeln, sind sie in einigen Ländern auch als „Mordinstrumente“ benutzt worden.

Seitdem die Folgen einiger Schimmelpilze bekannt sind, hat der Gesetzgeber reagiert und seit 1977 sind nur bestimmte geringe Mengen in Lebensmitteln erlaubt. In Österreich hat man sogar etwas empfindlicher reagiert und die Einfuhr und den Verkauf von Paranüssen ganz verboten. Die Gefahr, die uns von den Aflatoxinen droht, ist dabei seltener eine akute Vergiftung, vielmehr nimmt man über längere Zeiten geringste Mengen solcher Pilzgifte zu sich und beeinträchtigt dadurch seine Gesundheit. Welche Krankheiten und in welcher

Schwere sie auftreten hängt von Art und Menge des Giftstoffes und vom Ernährungszustand des Betroffenen ab.

Nie wieder Camembert?

Die Pilzkundler haben bis heute ungefähr 100000 verschiedene Schimmelpilzarten bestimmt. Davon können „nur" 120 Arten Giftstoffe bilden. Leider sehen wir es einem Schimmelpilz nicht an, ob er uns wohlgesonnen ist. Deshalb raten Fachleute, die sich manchmal auch nicht ganz sicher sind auf einen Blick die Gefährlichkeit zu erkennen, folgendes: eine verschimmelte Ware oder eine solche, die vermutlich als Rohprodukt verschimmelt gewesen sein muß, ist als verdorben anzusehen. Sie muß vernichtet werden und zwar so, daß keine Kinder oder Tiere sie noch essen können.

Jetzt taucht natürlich die Frage auf, ob die Schimmelpilze auf Camembert, Brie-Käse oder die krümelig-blaue Pilzkultur im Gorgonzola und im Roquefort gut verträglich sind. Sie sind es, sie gehören zu den „gutmütigen" Weiß- und Blauschimmeln, deren Harmlosigkeit wissenschaftlich erwiesen ist. Das Gleiche gilt für die Pilzkulturen, die für die Reifung einiger Rohwurstsorten verwendet werden. (Vorsicht: auf Nahrungsmitteln mit harmlosen Schimmelpilzen können sich bei unsachgemäßer und langer Lagerung auch gefährliche Schimmelpilze ansiedeln.)

Wenn Nahrungsmittel im Haushalt einmal verschimmelt sind, dann sollte man vorsichtig sein. Aus- und Abschneiden der befallenen Stellen reicht meist nicht aus, denn das Pilzgeflecht kann sich bereits unsichtbar in der ganzen Frucht ausgebreitet haben. Befallene Lebensmittel sollten also weggeworfen werden, auch wenn manche behaupten, daß zum Beispiel die Luftlöcher im Brot die Wanderung des Schimmelpilzes verhindern können. Sicher sind wir uns dabei nicht. Eine einzige Ausnahme sind dabei Marmeladen und Konfitüren; ihr hoher Zuckergehalt, das Verhältnis Zucker zu Frucht ist im Endprodukt etwa 60 : 40, hindert die Pilze daran ihre Giftigkeit zu entwickeln und sie können nur an der Oberfläche wachsen. Ebenso oberflächlich ist der Schimmel auf Salami und trockenem Schinken. Ein großzügiges Wegschneiden der befallenen Flächen und Teile kann als ausreichend betrachtet werden. Das gilt allerdings nicht für Diabetiker-Marmelade, da sie zuwenig schützenden Zucker enthält. Befallenes Obst kann außerdem nicht mehr zu Konfitüren und Kompotten verarbeitet werden, da weder Erhitzen noch Ansäuern die Schimmelgifte zerstören. Dagegen ist das Brennen von Obstmaischen aus angefaulten Früchten zum Obstler, was die Schimmelpilze anbelangt, gefahrlos.

Die schöne Helena rümpft die Nase

Blattläuse, Raupen, Apfelwanze und Apfelwickler und Spinnmilben meiden unsere Äpfel bestimmt gerne. Das gesammelte chemische Kampfstoffarsenal gegen Schädlinge verdirbt ihnen schnell den Appetit – und uns ebenfalls. Darüber hinaus wird sich kein Obstbaumkrebs, Rindenkrankheiten oder Lagerfäule an der rotbackigen Frucht vergreifen, für die sogar einmal die Erbsünde begangen wurde. Selbst die schöne Helena hätte den Apfel des Paris ausgeschlagen und somit den Trojanischen Krieg verhindert, wenn sie eine zwanzigmal giftig behandelte Frucht bekommen hätte. Der Apfel von heute erhält im Laufe seines Daseins eine Menge „Medizin", die bereits vorbeugend dem Obstbaum und nach der Blüte der Frucht verabreicht wird. Die chemischen Stoffe gehen in Spuren ins Fruchtfleisch und treffen dort ein wenig Cadmium, das aus dem Boden in die Pflanze gelangt. Das Blei reichert sich in der Hauptsache auf der Schale an. Über die Folgen des Bleis haben wir bereits einiges gehört. 80 % des Schadstoffes gelangt in der Nahrung in unseren Organismus. Wir können allerdings durch gründliches Waschen, Putzen oder am besten durch Schälen die Bleiwerte der meisten Obst- und Gemüsesorten beinahe auf die Hälfte verringern. Das ist nicht unerheblich, denn im Spinat „lauert" das Nitrat aus der Stickstoffdüngung, das wir in unserem Körper zu den krebserzeugenden Nitrosaminen umbilden können. Für Kleinkinder kann das aus Nitrat entstehende Nitrit eine große Gefahr bedeuten, weil es den Sauerstofftransport im Blut behindert.

Die Tabelle des Bundesgesundheitsamtes zeigt, wie der Schwermetallgehalt beim Zubereiten abnehmen kann

(in Prozent)

Nahrungsmittel	Blei						Cadmium					
	beim Putzen	beim Waschen	beim Schälen	beim Schaben	beim Kochen	beim Dämpfen	beim Putzen	beim Waschen	beim Schälen	beim Schaben	beim Kochen	beim Dämpfen
Grüne Buschbohnen	11	44	–	–	20	38	17	17	–	–	17	17
Möhren	27	25	43	52	40	5	-5	9	20	23	30	27
Blumenkohl	49	54	–	–	57	56	0	0	–	–	-11	-22
Kartoffeln	–	76	92	–	92	93	–	9	9	–	27	-35
Wirsingkohl	66	60	–	–	73	–	14	10	–	–	-10	–
Kohlrabi	44	34	44	–	54	41	14	7	14	–	-14	-50
Rosenkohl	55	64	–	–	67	68	-16	11	–	–	21	16

Quelle: Bundesgesundheitsamt, ZEBS-Bericht 3/1982

Anmerkung: Prozentangaben mit einem Minus bedeuten, daß der Schwermetallgehalt zugenommen hat.

„Verbotene Früchte"?

Werden wir in Zukunft also nur noch mit einem schlechten Gewissen, vielleicht sogar heimlich, „verbotene Früchte" essen? Wird der Genuß von Obst und Gemüse zu einer gefährlichen Gratwanderung zwischen gesund und gefährlich?

Gemüse und Obst können wir nicht einfach von unserem Speisezettel streichen. Sie sind arm an Kalorien, können aber einen beträchtlichen Teil unseres Mineral- und Vitaminbedarfs decken. Der Gehalt an Ballaststoffen regt die Darmtätigkeit an. Dies ist eine wichtige Voraussetzung für unsere Gesundheit. Während des Zweiten Weltkrieges machte man eine erstaunliche Entdeckung. Die Kriegskost war gekennzeichnet durch Armut an tierischem Eiweiß und Fett und eine fast ausschließlich vegetarische Kostform, die auf Kartoffeln, Gemüse, Leguminosen, Obst, Brot- und Teigwaren beruhte. In diesem Zeitraum gingen Herz- und Kreislaufschäden, Diabetes, Arthritis, Gallen- und Lebererkrankungen, abgesehen von der infektiösen Gelbsucht, stark zurück. Als nach 1948 die Nachkriegsfreßwelle begann, wurden diese Erkrankungen wieder häufiger.

Die vegetarische Kost ist also notwendig, wir müssen sie aber richtig anbauen und auf jeden Fall geeignet reinigen und zubereiten. Obwohl es stimmt, daß der höchste Mineralstoff- und Vitamingehalt in der Schale der Frucht steckt, empfiehlt es sich, auf die Schale und damit die darin abgelagerten Schadstoffe zu verzichten.

Seeräuber starben an Vitamin-Mangel

Wir kennen die Abenteuergeschichten, als Entdecker und Seeräuber auf den Weltmeeren herumtrieben und schließlich sich nicht gegenseitig umbrachten, sondern vorher an Skorbut starben. Als einer der ersten der christlichen Seefahrt gab der Engländer Francis Drake seiner Mannschaft Zitronen zu essen und die Mangelkrankheit, die bis zum Tode führen konnte, stellte sich nicht ein. Von der wirklichen Ursache, nämlich dem Mangel an Vitamin C, wußte der Kapitän natürlich nichts. Die Erkenntnisse über Vitamine wurden im Laufe der Jahre immer detaillierter. Richtig beschäftigte man sich erst während des Zweiten Weltkrieges mit diesen Stoffen. Schließlich mußte man wissen, womit man Soldaten fit hält. Jetzt profitieren wir „Zivilisten“ von diesen Erkenntnissen.

Vitamine, das sind organische Verbindungen aus verschiedenen Elementen wie Kohlenstoff, Wasserstoff und Sauerstoff. Schon im letzten Jahrhundert wurden Mangelkrankheiten auf ihr Fehlen zurückgeführt und so erklärt sich auch der Name: Vita (lateinisch für Leben) und Amine, also Stickstoffwasserstoffverbindungen. Sie werden von Tieren und Pflanzen zugleich produziert. Vitamine sind in allen Nahrungsmitteln mehr oder weniger vorhanden, aber in so geringen Konzentrationen, daß man sie weder schmecken noch riechen kann. Sie fügen keine zusätzlichen Kohlenhydrate der Nahrung zu. Sie helfen uns jedoch, die in der Nahrung enthaltene Energie aufzuschließen und für uns nutzbar zu machen. Eine andere Funktion der Vitamine ist es, während der Kindheit das Wachstum und die Entwicklung des Körpers zu fördern. Während unseres ganzen Lebens sind sie verantwortlich für die Gesundheit unseres Organismus, für das Heilen von Wunden und Verletzungen. Vitamine sind praktisch an allem, was in unserem Körper abläuft beteiligt und deshalb unverzichtbar.

Es gibt außerdem zwei Arten von Vitaminen. Die fettlöslichen, und die wasserlöslichen.

Die Vitaminvergiftung

Über den Nutzen der Vitamine gibt es keinen Zweifel, sie sind lebensnotwendig. Das heißt aber nicht, daß wir uns mit Vitaminen vollstopfen sollten. „Je mehr, desto besser“ kann in diesem Fall ins Auge gehen. Die Annahme, daß bei einem Zuviel der Körper die unerwünschten Stoffe einfach ausscheidet, ist unrichtig. Zumindest unrichtig im Falle der fettlöslichen Vitamine, um die es nun geht.

Fettlösliche Vitamine sind nur in Fett, aber nicht in Wasser löslich. Sie werden vom Dünndarm zusammen mit anderen

Fetten resorbiert und anschließend in den Fettgeweben des Körpers eingelagert. Alles, was in unserem Organismus die Verdauung und die Aufnahme von Fetten stört, behindert die Fähigkeit des Körpers, die Vitamine zu verwerten. Diese Vitamine können allerdings auch gespeichert werden und wir müssen nicht täglich Nahrung zu uns nehmen, in denen sie enthalten sind.

Die Speicherfähigkeit unseres Körpers aber kann uns zum Verhängnis werden. Nachdem diese Stoffe in Wasser unlöslich sind, also nicht mit dem Urin ausgeschieden werden können, muß unser Körper auch nach dem Sättigungspunkt versuchen, weiterhin zuviel angelieferte Vitamine zu speichern. Bei den registrierten Vitaminvergiftungen sind meist Kinder betroffen. Ein kleiner Junge wollte beispielsweise schnell „groß und stark" werden und vertilgte eine ganze Schachtel mit Vitaminen; er mußte mit einer Vitamin-A-Vergiftung ins Krankenhaus gebracht werden. In solchen Fällen wissen die Ärzte oft nicht gleich warum das Kind erkrankt ist, da die Symptome einer Vitamin-A-Vergiftung mit den Anzeichen für einen Gehirntumor ganz ähnlich sind.

Das erste fettlösliche Vitamin, Vitamin A, haben wir bereits kennengelernt. Man nennt es auch Retinol. Es ist vorhanden in:

- Leber, Ei, Milch und in großen Mengen im Lebertran.
- Eine Vorstufe dafür ist das Beta-Carotin, das erst in unserem Körper zu Vitamin A umgewandelt wird. Es ist in Karotten als Farbstoff enthalten. Daneben natürlich auch in anderen Gemüsesorten, Obst, im Eigelb und in der Milch.
- Beta-Carotin kann durch Luft und Licht zersetzt, das heißt zerstört werden.
- Ein Mangel an Retinol wirkt sich in Hautschäden, Nachtblindheit und Anfälligkeit gegen Infektionen aus.

Das zweite im Bunde der fettlöslichen Vitamine ist das Calciferol, das Vitamin D. Es ist vorhanden in:

- Fischen, besonders im Lebertran. Weniger dagegen in Fleisch, Butter, Milch und Eiern.

- Ein Provitamin kann in unserem Körper in das Vitamin D umgewandelt werden.
- Das Calciferol ist wichtig für den Kalk- und Phosphorstoffwechsel.
- Bei Kindern führt ein Mangel zu Rachitis.
- Die Symptome der Mangelerscheinungen sind übermäßiges Schwitzen, Magen- und Darm-Störungen. Die Knochen können geschädigt werden, zum Beispiel O-Beine durch weiche Knochen und andere Skelettdeformationen sind typisch. Schlechte Zähne.
- Ein Calciferol-Überschuß ist gefährlich und kann zu ähnlichen Symptomen führen, die es verhütet: das körperliche Wachstum von Kindern und Jugendlichen kann verzögert und die geistige Entwicklung gehemmt werden.
- Erste Anzeichen eines Calciferol-Überschusses sind Übelkeit, Müdigkeit, Unbeholfenheit, Verstopfung und Bluthochdruck.

Das fettlösliche Tocopherol, das Vitamin E, finden wir in

- Getreidekeimlingen. Es ist im Blattgemüse, in der Butter und als Konservierungsstoff in der Margarine enthalten.
- Wenn unser Organismus zu wenig Vitamin E erhält, wirkt sich dies ungünstig auf den Stoffwechsel und die Drüsentätigkeit aus.
- Beim Erwachsenen sind echte Mangelerscheinungen nicht bekannt.
- Im Laufe der Jahre versuchte man dem Tocopherol einige günstige Eigenschaften zuzusprechen. Man verwendete es relativ erfolglos als Heil- und Schutzmittel gegen Krebs, Magengeschwüre, Herzerkrankungen und Hautkrankheiten.
- Da das Vitamin E in den Zellen die Oxidation behindert, glaubte man, daß es den Alterungsprozeß verzögern könne und hat Kosmetika mit diesem Wirkstoff hergestellt und stellt sie noch immer her. Das Altern ist damit nicht verhindert worden.

- 1973 mußte ein Deodorant mit Tocopherol zurückgezogen werden, da zahlreiche Benutzer teilweise sehr starke Hautausschläge nach der Verwendung bekamen.

Das letzte fettlösliche Vitamin, das wichtig ist, ist das Vitamin K. K steht für die Eigenschaft der Koagulation, dem ersten Schritt der Wundheilung:

- Das Vitamin K findet sich vor allem in Spinat, Grünkohl, Tomaten, in Blumenkohl, in pflanzlichen Ölen und in der Schweineleber.
- Wir können es selbst in unserem Darm produzieren, wenn unsere Darmflora nicht durch Medikamente wie etwa Antibiotika gestört ist.
- Als „Koagulations"-Vitamin ist es essentiell für die Blutgerinnung. Es stellt mit der Koagulation oder Gerinnung den ersten Schritt einer Wundheilung dar.
- Allzu hohe Dosen längere Zeit einzunehmen ist schädlich. Die Wirkung ist, daß das Blut zuwenig Prothrombin erhält. Es verliert dadurch die gewünschte Gerinnungsfähigkeit. Nierenerkrankungen sind ebenfalls bekanntgeworden.

Es stellt sich natürlich die Frage, wieviel der einzelnen Vitamine wir benötigen. Es gibt gewiß Angaben darüber. Eine allgemeine Empfehlung auszusprechen ist jedoch nicht ratsam. Eine zusätzliche Vitamineinnahme muß in jedem Fall individuell vom Arzt entschieden werden.

Kochen und Dünsten kontra Vitamine

Die zweite Gruppe der Vitamine ist wegen ihrer Löslichkeit in Wasser besonders gefährdet. Vor allem das Vitamin C „verflüchtigt" sich aus unserer Nahrung beim Kochen, bei Oxidation und beim Trocknen und Lagern. Daher variieren die Vitamin-C-Mengen in Lebensmitteln je nach Länge und Art der Lagerung.

Das Vitamin C ist vermutlich das bekannteste in seiner Familie. Die Ascorbinsäure, wie es noch genannt wird, ist vor allem

– in frischen Früchten und Gemüsen enthalten.
– Ein zuwenig an Vitamin C bewirkt wundes Zahnfleisch und Zahnfleischbluten. Außerdem fühlen wir uns matt, abgespannt und sind müde. Es können Blutungen infolge schwacher Blutgefäßwände auftreten und Schwindelgefühle. Wunden heilen langsamer und schlechter. Das Fehlen von Vitamin C ist auch die Ursache für eine der bekanntesten Mangelkrankheiten, der Skorbut.
– Da die Ascorbinsäure wasserlöslich ist, kann ihr Überschuß im Urin ausgeschieden werden.
– Trotzdem können sich Über- oder Megadosen negativ auswirken. Verschiedene Tests auf Darmkrebs, Magen- und Darmerkrankungen werden von Megamengen des Vitamin C in Frage gestellt. Ein Test kann somit negativ und nicht positiv ausfallen, was zu einer verspäteten ärztlichen Behandlung führt. Deshalb sollte man vor solchen Untersuchungen mindestens drei Tage lang keine zusätzlichen Vitamine einnehmen und auf jeden Fall den behandelnden Arzt darüber informieren.
– Die Wirksamkeit bei einer Grippe und Erkältungsvorbeugung mit Vitamin C ist bis heute nicht belegt.

Beri-Beri

In China wurde etwa 2600 v. Chr. zum ersten Mal eine Krankheit erwähnt, die auf einen Vitaminmangel zurückzuführen ist, die Beri-Beri-Krankheit. Die Betroffenen leben hauptsächlich von Reis. Das nötige Vitamin B_1 ist nur in der Schale des Reiskornes enthalten, wenn dieser allerdings geschält wird, wird das Vitamin mitentfernt. Die Krankheitszeichen sind:
– Eine Entzündung der Nerven, die zur Muskelschwäche und zu Lähmungen führen kann.
– Schwäche des Herzens und des Blutkreislaufes.
– Wäßrige Schwellung (Ödeme).
– Wird der Erkrankte nicht behandelt, wird er zusehends schwächer und stirbt an der Beri-Beri-Krankheit.

Die Krankheit konnte in einigen Landstrichen ausgerottet werden. Dort war man konsequent und schält den Reis nicht mehr.

Die Beri-Beri ist allerdings nur eine Folge des Vitamin-B-Mangels. Bei dem Vitamin handelt es sich in Wirklichkeit um einen ganzen Komplex, der zwölf Vitamine umfaßt. Sie erfüllen eine ganze Reihe von Funktionen in unserem Organismus. Es sind Co-Enzyme oder sie wirken als Co-Enzyme. Enzyme sind organische Katalysatoren, die vom Körper gebildet werden und Veränderungen in den Zellen steuern. Damit sind sie beispielsweise dafür verantwortlich, die Enzyme zu aktivieren, die während des Verdauungsvorganges die Kohlenhydrate, das ist die Stärke, in Glucose (Zucker) umwandeln, denn nur so können wir die Energie aus der Nahrung auch in unserem Körper verwenden. Andere Enzyme können Fette und Eiweiße umwandeln, daß unser Organismus sie resorbieren und verwerten kann. Enzyme sind also lebensnotwendig für unseren Stoffwechsel.

Eine weitere Vitamin-B-Mangelkrankheit wird durch ein zuwenig des Vitamin B_3, dem Niacin, hervorgerufen. Es kommt dann zur Pellagra, die sich durch Hautentzündungen, Magen-Darm-Störungen und neurologische Symptome auszeichnet. Es bedeutet, daß der Patient nervöse Störungen und Schlaflosigkeit mit Verwirrtheit zeigt. Bei weiter fortschreitendem Niacinmangel wird das Nervensystem stärker geschädigt, was zu Wahnsinn und Tod führen kann. Vollkornbrot und andere Vollkorngetreideprodukte haben diese Krankheit bei uns in Westeuropa und in Nordamerika beinahe ausgerottet. Niacin ist außerdem in Fleisch, Geflügel, Fisch, Champignons und anderen Gemüsen und in Obst enthalten. Milch und Eier weisen zwar keine hohen Vitamin-B_3-Werte auf, enthalten aber reichlich Tryptophan, woraus unser Körper selbstständig Niacin bilden kann.

Die übrigen, wichtigen Vitamine aus dem Vitamin-B-Komplex sind das Riboflavin (B_2), Pantothensäure (B_5), Pyridoxin (B_6), Cobalamin (= Cyanocobalamin, B_{12}), Folsäure (B_c) und das Biotin, das manchmal Vitamin H genannt wird. Sie sind sämtlich wasserlöslich. Ein Defizit, beziehungsweise eine Megadosis dieser Stoffe wirkt sich wie folgt aus:

- B_1-(Thiamin-)Mangel:
  Depression, Verwirrtheit, Appetitverlust, Erschöpfung, Verstopfung und Muskelschwäche, Beri-Beri.
  - Überschuß:
    keine negativen Wirkungen
  - Vorkommen:
    Trockenhefe, Weizenkeime (Vollkornmehlprodukte), Obst und Gemüse (z.B. Kartoffeln).
- B_2-(Riboflavin-)Mangel:
  Bindehautentzündung, Tränen der Augen, Lichtempfindlichkeit, Brennen und Jucken, Überanstrengung der Augen, Kopfschmerzen, eingerissene Mundwinkel und wunde Lippen.
  - Überschuß:
    keine Probleme
  - Vorkommen:
    Leber und vor allem Milch; da Riboflavin lichtempfindlich ist, sollte sie in dunklen, nicht durchsichtigen Flaschen gekauft werden. Außerdem findet sich B_2 auch in grünem Blattgemüse und Vollkorngetreideprodukten.
- B_3-(Niacin-)Mangel:
  Pellagra (s. Text)
  (alte Bezeichnung: Nikotinsäure)
  - Überschuß:
    extrem hohe Mengen können den Herzmuskel angreifen, Leberschädigungen werden vermutet.
  - Vorkommen:
    Fleisch, Geflügel, Fisch, Hülsenfrüchte. Milch und Eier enthalten Tryptophan, woraus der Körper Niacin bilden kann.
- B_5- (Pantothensäure-)Mangel:
  Abgeschlagenheit, Kopfschmerzen, Muskelkrämpfe, Magen-Darm-Störungen und Koordinationsstörungen.

- Überschuß:
  bis jetzt keine Auswirkungen bekannt.
- Vorkommen:
  Hefe, (Leber), Kartoffeln, Erbsen, bei geringer Getreidevermahlung Weizen, Roggen, Sojabohnen.

- B_6-(Pyridoxin-)Mangel:
  Reizungen des Mundes, Schwindel, Übelkeit, Erbrechen und Gewichtsverlust.
  - Überschuß:
    es ist bekannt, daß Pyridoxin ausgeschieden wird, aber es existieren keine Forschungen für die Auswirkungen extrem hoher Pyridoxin-Dosen.
  - Vorkommen:
    Schweinefleisch, Hülsenfrüchte, Getreide, Bananen, Kartoffeln.

- B_{12}-(Cobalamin-)Mangel:
  Da es für die Bildung der roten Blutkörperchen verantwortlich ist, führt ein Mangel zu verschiedenen Formen von Anämie. Andere Anzeichen sind Müdigkeit, Schwindel, Kopfschmerzen; bei Frauen kann die Menstruation ausbleiben. Ein Mangel kann auch durch eine gestörte Resorption verursacht werden.
  - Überschuß:
    keine Auswirkungen bekannt.
  - Vorkommen:
    Fleisch, Eier, Milch, aber nicht in Obst und Gemüse.

- B_c- (Folsäure-)Mangel:
  Allgemeine Symptome von Anämien, Magen-Darm-Störungen (sog. Diarrhoe) und Entzündungen oder Brennen der Zunge.
  - Überschuß:
    keine Auswirkungen bekannt.
  - Vorkommen:
    Hefe, Innereien, weiße Bohnen, grünes Blattgemüse, Vollkornprodukte, Milch, Eier.

– Biotin-Mangel:
Tritt sehr selten auf mit leichten Hauterkrankungen, Müdigkeit, Depression, Schlaflosigkeit, Muskelschmerzen.
– Überschuß:
keine Auswirkungen bekannt.
– Vorkommen:
Hefe und Leber.

Vitamingehalt von Brot (μ/100 g Brot)
(nach Scheunert und K. H. Waner)

Ausmahlungsgrad	B_1	B_2	Nikotinsäure	E
		Weizenbrot		
Vollkorn	290	160	3400	2130
94%	175	140	2500	
82%	170	140	2300	
75%	60	80	1500	1500
60%	35	60	1000	
40%	0	0	0	230
		Roggenbrot		
Vollkorn	190	140	560	1300
94%	175	130	500	
75%	140	110	450	
60%	90	100	150	
40%	40	55	120	

Unersetzliche Minerale

Durch die industrielle Verarbeitung unserer Nahrungsmittel gehen leider außer den Vitaminen auch zahlreiche Mineralstoffe verloren. Sie sind jedoch ebenso lebensnotwendig für unseren Organismus wie die Vitamine, können sich in manchen Fällen als Überdosis negativ auswirken.

Calcium

Wir benötigen es für unseren Knochenaufbau, deshalb ist der Bedarf bei Kindern und Jugendlichen an diesem Mineralstoff besonders hoch und wird ebenfalls für die Zähne gebraucht. Ein Mangel kann sich als Rachitis und Osteoporose auswirken; da Calcium ebenfalls für die Blutgerinnung benötigt wird, kann ein Defizit zu Blutgerinnungsunfähigkeit, Muskelzukken, Spasmen und Krämpfen führen. Ein Überschuß führt zur Calcium-Ablagerung in den Gefäßen und vor allem in den Nieren. Calcium findet man vor allem in Milch und Milchprodukten, Bohnen, Blumenkohl, Blattgemüsen, Haferflocken, Orangen und Zitronen.

Chlor

Chlor als eine Natriumchloridverbindung (= Kochsalz) ist für den Stoffwechsel und die Osmose, den Flüssigkeitsstrom zwischen den einzelnen Zellen wichtig. Auswirkungen bei einem Chlormangel sind nicht bekannt, ebenso bei einem Überschuß. Die wichtigste Chlorquelle ist das Kochsalz.

Eisen

Das Eisen benötigen wir zur Bildung von roten Blutkörperchen, ein Mangel führt zur Blutarmut (= Anämie). Die Symptome sind Mattigkeit und Blässe. Ein eventueller Eisenüberschuß wird über den Darm mit dem Stuhl ausgeschieden. Die reichlichsten Eisenquellen sind die Leber vom Kalb, Lamm, Rindern oder Hühnern; da diese aber meist von anderen Schadstoffen überschwemmt sind, sollte man auf Fleisch, Fisch, Geflügel, Kartoffeln, grünes Blattgemüse (Spinat), getrocknetes Obst, Vollkornbrot und Getreide zurückgreifen.

Fluor

Fluor findet man in Knochen und vor allem in den Zähnen, ein Mangel manifestiert sich besonders in Karies, das heißt in einer erhöhten Anfälligkeit gegenüber Zahnschäden. Trotz mancher Überlegungen wird das Wasser in der Bundesrepublik nicht fluorisiert.

Jod

Das Jod ist wichtig für die Vorbeugung der Schilddrüsenvergrößerung, da es bei der Bildung einiger Hormone, die den Stoffwechsel regulieren, benötigt wird. Eine Unterfunktion der Schilddrüse resultiert daraus und der Stoffwechsel ist verlangsamt. Wir fühlen uns lustlos und neigen zu Übergewicht. Zuviel Jod macht uns reizbar und nervös und führt zu Gewichtsverlust trotz eines gesteigerten Appetits. Der Jodgehalt in den einzelnen Lebensmitteln variiert stark, die sicherste Jodquelle ist das jodierte Speisesalz.

Kalium

Das Kalium ist in der Hauptsache in unserer Körperflüssigkeit enthalten und reguliert den richtigen Flüssigkeitsausgleich und damit den Nahrstofftransport zwischen und innerhalb der Zellen. Ein durchschnittlicher Mensch ist kaum von einem Kaliummangel bedroht. Mangelsymptome sind Schwindel, Durst, geistige Verwirrung und Muskelschwäche. Kalium ist in frischem Obst und Gemüse, Erbsen, Bohnen, Mandeln und Bananen enthalten.

Kupfer

Ebenso wie das Eisen ist es mitverantwortlich für die Bildung roter Blutkörperchen. Bei einem Defizit kann es zur Anämie kommen und Wachstum und Atmung werden gestört. Die Auswirkungen bei einem Überschuß sind nicht bekannt. Getrocknete Hülsenfrüchte, Nüsse, Rosinen, Kakao und grüne Blattgemüsearten sind die Haupt-Kaliumlieferanten.

Magnesium

Magnesium aktiviert diejenigen Enzyme, die im Fett-, Kohlenhydrat- und dem Eiweißstoffwechsel benötigt werden. Ein Mangel ist ähnlich dem Calciummangel: Muskelspasmen, Krämpfe, Müdigkeit und Depressionen. Magnesium findet sich in vielen Grundnahrungsmitteln. Auswirkungen bei einem Überschuß sind bislang nicht ausreichend erforscht.

Natrium

Das Natrium reguliert unseren Flüssigkeitshaushalt und bewirkt auch die Aufrechterhaltung des regelmäßigen Herzschlages. In unseren Breiten mit gemäßigten bis kühleren Temperaturen kommt ein Natriummangel infolge von allzustarkem Schwitzen eigentlich nicht vor. Die Folgen bei einer hohen Dosierung von Natrium, das heißt beim starken Salzen (Salz ist Natriumchlorid), wird zunehmend mit dem Bluthochdruck in Verbindung gebracht und kann so eine Ursache für Herzerkrankungen und Herzanfälle sein. Natrium findet sich im Augenblick in allen gesalzten und zahlreichen weiteren Lebensmitteln.

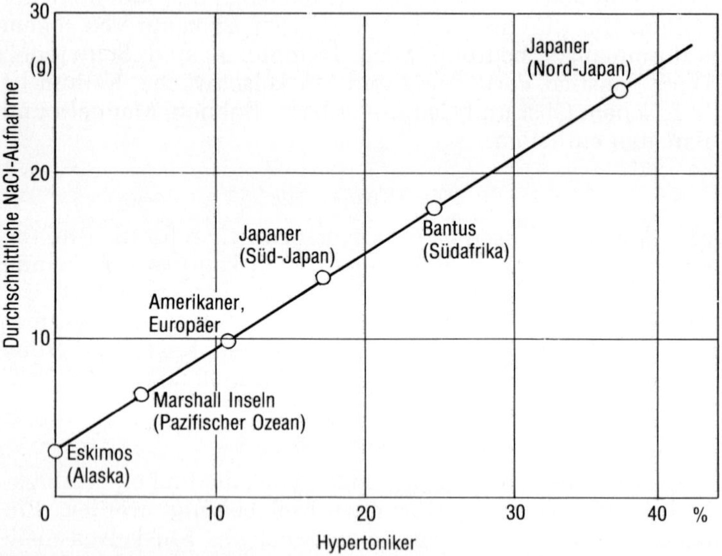

Korrelation zwischen Kochsalzaufnahme und Bluthochdruck
(nach einer Darstellung aus dem Hypertension Bulletin, Ciab-Service, USA)

Phosphor

Das Phosphor ist ein essentielles Mineral für die Bildung, das Wachstum und die Erhaltung gesunder Knochen und Zähne und wichtig für die Verwertung von Fetten und Fettsäuren in unserem Organismus. Ein Defizit wirkt sich bei Kindern durch verlangsamtes Wachstum und verschlechterte Knochen- und Zahnbildung aus. Zu wenig Phosphor kann sich in einem Gewichtsverlust und Müdigkeitsgefühl ausdrücken. Zuviel Phosphor in unserem Körper wird einfach ausgeschieden. Am häufigsten finden wir dieses Mineral in Milch, Eiern, Linsen, Bohnen, Vollkornprodukten, Fleisch und in zahlreichen Gemüsesorten.

Schwefel

Mit dem Schwefel können wir das Keratin bilden, das ein für die Haare und Nägel wichtiges Eiweiß ist, die bei einem Mangel schlecht wachsen. Schwefel ist in allen tierischen und pflanzlichen Eiweißen enthalten. (Einige Schwefelverbindungen in der Industrie sind giftig. Vorsicht bei Schwefeldioxid und Schwefelsäure!)

Zink

Zink ist am Stoffwechsel beteiligt und ein Bestandteil der Haare, der Haut, der Augen, Nägel und Hoden. Außerdem enthält ein wichtiges Hormon, das Insulin, das den richtigen Blutzuckerspiegel kontrolliert, das Mineral Zink. Ein leichter Zinkmangel äußert sich in einem verringerten Geschmackssinn, Appetitlosigkeit, langsamer Wundheilung. In schweren Fällen kommt es zu Zwergwuchs, Anämien. Eine zu hohe Dosis Zink ruft keine Nebenwirkungen hervor. Am häufigsten findet man das Mineral in Rindfleisch, Kakao, Meeresfrüchten, Eigelb, Haferprodukten und Vollweizenprodukten.

Kavaliersdelikt Alkohol

Alkohol ist für viele von uns ein fester Bestandteil des täglichen Lebens. Ein Bier am Abend, ein Glas Wein zum Essen, ein kleiner Sekt, weil der Kollege gerade ein stolzer Vater geworden ist oder ein Kognak einfach zur Entspannung. So oft kann man gar nicht „nein“ sagen. Diese Dinge sind meist vollschmeckend und das wissen die 25 Millionen Alkoholiker, die es weltweit gibt. Dabei sind sich die meisten der Alkoholgefährdeten dieser Tatsache nicht einmal bewußt und die Medizin ist sich leider uneinig über eine Grenze. Sie ist auf jeden Fall individuell verschieden. Trotzdem sollte sich jeder von uns die Frage stellen, ob er mindestens sechs Wochen ohne nur einen einzigen Tropfen Alkohol auskommen kann. Wenn nein, dann sprechen viele Ärzte schon von einer ernsteren Alkoholgefährdung.

Alkoholismus wird bei uns in der Bundesrepublik seit 1968 laut Gerichtsurteil als Krankheit angesehen. Diese Krankheit kostet uns alle jährlich Milliarden an ausgefallenen Produktionszeiten, Betriebs- und Verkehrsunfällen, im Gesundheitswesen und bei Verbrechen. Man muß bedenken, daß bei etwa der Hälfte der tödlichen Verkehrsunfälle und bei einem Drittel aller Selbstmorde Alkohol im Spiel ist und er die Lebenserwartung um 10 bis 12 Jahre verkürzt. Das Wohlstandsgift ist auch bei Kindern und Jugendlichen ein Hit. Jährlich sterben beinahe tausend Kinder an Alkoholvergiftung in Deutschland.

. . . und wirkt wie Opium

Die Karriere, die man in einer durchzechten Nacht machen kann, richtet sich danach, wie tief wir ins Glas schauen:

- Der Alkohol beginnt leicht zu wirken, zunächst auf das Großhirn. Dann setzt er im zentralen Nervensystem vermutlich Endrophine frei. Dies sind in unserem Organismus natürlich vorhandene Opiumstoffe, die uns in einen Rauschzustand versetzen.
- Zweites Stadium. Es schmeckt uns. Noch ein Glas. Jetzt wird das Kleinhirn von der Giftwirkung betroffen. Wir können nicht mehr das Gleichgewicht halten. Wir torkeln. Auch mit dem Sprechen klappt es nicht recht.

- Wir trinken weiter. Es wird ziemlich ernst, denn am nächsten Morgen können wir uns an nichts mehr erinnern. Der berühmte „Filmriß“, die Folge eines Betäubungszustandes, der Gedächtnisstörungen verursacht.
- Bevor wir die Flasche in die Hand nehmen, sollten wir immer daran denken, daß Alkohol akut lebensgefährlich werden kann, wenn man nicht rechtzeitig aufhört. Das Lähmungsstadium setzt Teile unseres Gehirns matt. Darunter sind die Zentren für Atmung und die Steuerung der Herztätigkeit. Die Atemlähmung ist tödlich und tritt bei einem Erwachsenen zwischen vier und fünf Promille Blutalkohol ein. Für ein Kleinkind genügt bereits ein Glas Schnaps.

Das klingt bedenklich und ist es auch. Wie können wir merken, ob wir bereits süchtig sind? Hinweise können wir an uns beobachten, wenn wir aufmerksam sind. Häufen sich kleinere Krankheiten oder Bagatellunfälle wie Stolpern, haben wir öfters einen Magenkatarrh, vegetative Störungen, Nervenentzündungen? Wie sieht es aus, wenn wir zwei, drei Tage „trocken“ sind? Symptome für den Alkoholentzug sind:
- Morgendlicher Brechreiz;
- Zittern;
- Verstimmungen bis hin zur leichten Depression.

Typisch für eine beginnende Sucht sind:
- Morgendlicher Alkoholkonsum;
- Heimliches Trinken;
- Man muß immer etwas flüssiges Hochprozentiges in Reichweite haben.

Haben wir einige dieser Anzeichen an uns bemerkt, ist es Zeit zum Handeln. Alkoholismus, der im Frühstadium erkannt und behandelt wird, ist leichter zu heilen. Schamgefühle sind fehl am Platz, wenn es um unser und das Wohl unserer Familie geht. Ein Arzt kann mit Rat und Tat helfen, genauso wie die Anonymen Alkoholiker (Adressen sind auf den Seiten 286/287 dieses Buches angegeben).

Teurer Trost

Wir brauchen Trost und bezahlen teuer, nicht nur in D-Mark. Männer greifen zur Flasche, so sagen die Statistiken, weil sie sich beruflich und oft auch familiär überfordert fühlen, sie werden damit nicht fertig und empfinden sich als Versager. Bei den Frauen, deren Anteil an den Alkoholkranken im Anstieg begriffen ist, sind es die Einsamkeit, sexuelle Probleme und Überlastung durch Beruf und Familie. Jugendliche werden durch das Beispiel der Erwachsenen, durch eine schillernde Werbung verführt und lernen so ihre Probleme mit Alkohol zu kompensieren.

Diese Sucht kennt Spätfolgen. Eine davon ist die Leberzirrhose, die Schrumpfleber. Sie ist uns ziemlich sicher bei einem Genuß von 180 g reinem Alkohol täglich; das entspricht etwa gut dreieinhalb Liter Bier oder knapp zwei Liter Wein oder 375 Milliliter Spirituosen.

Sterblichkeit an Leberzirrhose in Abhängigkeit vom Alkoholkonsum

	Alkoholkonsum in Litern Reinalkohol pro Kopf und Jahr		Sterbefälle an Leberzirrhose (auf 100000 Einw.)	
	1961	1969	1961	1969
Frankreich	26,8	30	30,1	35,3
Männer		45		50,4
Frauen		15		20,8
Italien	20	24	18,4	28,3
Männer				41,1
Frauen				16,1
Bundesrepublik Deutschland	11,5	14	18,6	24,2
Schweiz	12,5	11	12,4	16,0
Belgien	9,1	10	9,0	11,8
Großbritannien	7,1	10		3,2
Dänemark	6,9	8	8,0	9,0
Schweden	5,6	7	6,0	8,0
Niederlande				4,0

[*Quelle:* „Taschenbuch für Umweltschutz II: Biologische Informationen." Walter L. H. Moll (1983) UTB Reinhardt.]

Beim Alkoholverbrauch pro Kopf sind die Franzosen in Europa ganz weit vorne. Innerhalb Frankreichs lassen sich dann weitere Unterschiede ausmachen. Der meiste Alkohol wird im südlichen Elsaß um Colmar und Mühlhausen und in der Bretagne und der Normandie getrunken. In diesen Landesteilen sterben beinahe doppelt soviele Menschen an Schrumpfleber und chronischem Alkoholismus wie im Durchschnitt.

Hopfen und Malz, Gott erhalt's!

Trotz seines frommen Wahlspruches ist der beliebte Gerstensaft vor gut sechs Jahren in Verruf geraten. Kurz nachdem im französischen Calvados die krebserregenden Nitrosamine gefunden wurden, wurde diese Substanz auch im Bier entdeckt. Diese Verbindung ist organspezifisch und vor allem für den Speiseröhrenkrebs verantwortlich. Überhaupt konnte eine direkte Abhängigkeit von dieser Krebsart mit dem Konsum vom Hochprozentigem aufgezeigt werden. Wer rund 100 Gramm Alkohol pro Tag zu sich nimmt, hat ein zehnmal höheres Risiko zu erkranken. Wenn man außerdem raucht, wird man vierzigmal häufiger Speiseröhrenkrebs bekommen. Betroffen sind zusätzlich die anderen Schluckorgane wie Mund, Zunge, Rachen und Kehlkopf.

Allein die Nitrosamine machen nicht die gesamte Gefährdung aus. Bei zahlreichen Untersuchungen wurden außerdem die Fuselöle als gefährliche Substanzen für Speiseröhren-, Mund- und Rachentumore ermittelt. Zusätzlich haben sie eine hohe mutagene Wirkung. Fuselöle geben alkoholischen Getränken ihre Farbe und finden sich in Likören und vor allem in den verschiedenen Whisky-Sorten.

Von dem schweren Vorwurf, krebserregend zu sein, hat sich das Bier bis heute noch nicht erholt. Denn die Nitrosamine machen nicht die ganze Gefährlichkeit des Gerstensaftes aus. Sie wirken, wie wir wissen, organspezifisch. Nun hat man aber ebenfalls eine Steigerung des Dick- und Mastdarmkrebses festgestellt, ein Tumor, der in Tierversuchen nicht vor Nitrosaminen verursacht wird. Wer ist dann der Übeltäter? Die

Wissenschaftler rätseln noch. Möglicherweise gibt es Substanzen im Bier, die erst zusammen mit Bakterien im Darm einen krebserzeugenden Stoff bilden können. Gegen Nitrosamine im Bier hat die Bierbrauindustrie bereits etwas unternommen. Gegen eine Substanz, die man bislang nicht identifiziert hat, ist man machtlos.

. . . und wir trinken weiter!

Die Schädlichkeit von Alkohol ist im Grunde genommen bereits seit Jahrhunderten bekannt. Trotzdem trinken wir weiter. Die Frage ist, wie bekommt man das Verlangen nach einem kühlen Bierchen oder einem Glas Wein und dem Bestreben einigermaßen gesundheitsbewußt zu leben in den Griff, zumal immer wieder betont wird, daß Alkohol in Maßen genossen sogar positive Seiten hat.

Die erste Regel ist, daß man es auf keinen Fall übertreiben darf. Das bedeutet, nicht mehr als die bereits angegebenen Mengen Alkohol täglich zu verkonsumieren, um einer Suchtgefährdung aus dem Wege zu gehen. Die Schadstoffe zu vermeiden, die zusätzlich in den Getränken zu finden sind, ist schwieriger. Beim Bier sollte man sich zumindest solange etwas zurückhalten, bis es gelungen ist, alle krebserregenden Substanzen zu isolieren und gegebenenfalls auszuschalten, wie das bei den Nitrosaminen bereits geschehen ist.

Ganz wichtig ist, daß wir nicht zuviele Laster gleichzeitig pflegen, damit sind Rauchen und Trinken gemeint. Die Wirkungen der Krebspotentiale, die sowohl im Alkohol als auch im Tabak stecken, können sich zusammen nicht nur sumieren, sondern auch verstärken.

Und als Letztes muß gewarnt werden: Alkohol ist in jedem Fall und in jeder Situation ungeeignet für Kinder und Jugendliche. Auch der Probierschluck ist schädigend.

Falsche Ernährung

Die Giftstoffe in unserer Nahrung alleine sind es nicht, die uns zu schaffen machen. Wir selbst sind es, die uns schädigen. Wir essen zuviel, das Falsche und ein Mangel an Bewegung machen unserem Körper über das Maß des Erträglichen hinaus zu schaffen. Unsere Fettpolster versuchen wir in dramatischen Abspeckaktionen loszuwerden. Gegen den Herzinfarkt wappnen wir uns mit Pillen und auch für die Zuckerkrankheit gibt es einen Krückstock, das Insulin, mit dem wir uns über Wasser halten. Viele dieser unangenehmen bis tödlichen Nebenwirkungen einer Fehlernährung könnten wir uns ersparen, wenn wir bewußter und wählerischer essen würden und es lernten, auf einige Leckerbissen zu verzichten.

Kein Herz fürs Herz

Herz- und Kreislauferkrankungen stehen seit einigen Jahrzehnten im Mittelpunkt des medizinischen Interesses, denn sie sind die am meisten diagnostizierten Leiden und die häufigsten Todesursachen in den wohlhabenden Industriestaaten. Nach vorsichtigen Schätzungen sind davon etwa ein Drittel aller Bundesbürger betroffen. Die Frage nach dem Warum der Erkrankungen ist ziemlich leicht zu beantworten. Der uneingeschränkte Konsum von hochkalorienhaltigen Nahrungs- und Genußmitteln, Nikotin und andere Umweltgifte sowie unsere extreme Bewegungsarmut, sie alle haben unsere Anfälligkeit für Herz- und Kreislauferkrankungen verstärkt. Wer sich intensiver mit dieser „Volksplage" befaßt, stößt immer wieder auf die Fehlernährung. Hier handeln wir am selbstmörderischsten.

Eindrucksvoll zeigt dies der akute Herzinfarkt: 1973 starben daran 71 100 Menschen, im Jahr 1948 dagegen nur 2600. Er ist die Folge der Arteriosklerose, das heißt, der Arterienverkalkung. Die Weltgesundheitsorganisation charakterisiert sie als eine Kombination von krankhaften Veränderungen der Innenwand der Arterien, bestehend aus einer Anhäufung von Kohlehydraten, Fettbestandteilen, fibrösem Gewebe und Ablagerung von Salzen. Eine Arterienverkalkung in Verbindung mit weiteren Risikofaktoren wie die Zuckerkrankheit oder Bluthochdruck (Hypotonie) bedeutet ein stark erhöhtes Infarktrisiko. Nur etwa drei bis vier Prozent der Männer mit einem

Erstinfarkt sind frei von Bluthochdruck, Zuckerkrankheit oder Übergewicht. Außerdem haben Übergewichtige häufig erhöhte Blutfettwerte, insbesondere das Cholesterin, wodurch sie ihr Infarktrisiko potenzieren.

Die fetten Jahre

Auf die mageren Jahre des Zweiten Weltkrieges und den ersten Nachkriegsjahr folgten die fetten Jahre, in denen wir im wahrsten Sinne des Wortes immer noch leben. Unsere Nahrung hat einen hohen Gehalt an Cholesterin und gesättigten Fettsäuren. Wir sind deshalb anfälliger gegen vorzeitige koronare Herzkrankheiten. Es ist durch zahlreiche epidemiologische Untersuchungen gesichert, daß dies eben in den sogenannten Wohlstandsländern der Fall ist. Unterschiede zwischen den Ländern sind durch die verschiedenen nationalen Eßgewohnheiten bedingt. So hat beispielsweise Finnland, in dem viel fettes Fleisch gegessen wird, die höchste Herzinfarkt-Todesrate der Welt, während Italien, Griechenland und Jugoslawien demgegenüber weit zurückliegen. Dieses Problem versucht die finnische Gesundheitsbehörde zumindest teilweise in den Griff zu bekommen, indem sie den Verzehr von Nudeln und Nudelgerichten propagiert.

Der ideale, der gesunde Cholesterinspiegel liegt unterhalb von 200 mg%. Für Frauen scheint ein erhöhter Cholesterinspiegel zumindest in der Zeit der Geschlechtsreife nicht so risikoreich zu sein wie für die Männer. Wenn wir einen erhöhten Cholesterinspiegel haben ist es höchste Zeit zu handeln. Zuerst wird unter ärztlicher Aufsicht eine Diät durchgeführt, die in schwereren Fällen durch Medikamente unterstützt werden kann. Bei Übergewichtigen ist eine Gewichtsreduktion nötig, am besten mit einer fettarmen Diät und einem strikten Alkoholverbot. Zu schaffen machen uns nämlich vor allem die versteckten, unsichtbaren Fette im Gebäck, in Wurstwaren, Eiscreme, Schlagsahne und Schokolade, um nur einige zu nennen:

Cholesteringehalt (mg pro 100 g):	
Hirn	3100
Eigelb	1400

Schweineleber	360
Rinderniere	350
Fischrogen (Kaviar)	300
Butter	280
ein Hühnerei	280
Schweineschmalz	100
Vollfettkäse	90
Huhn	75
Schweinefleisch	70
Kabeljau, Schellfisch	30
Vollmilch	10
Pflanzenmargarine	0
Eiweiß	0

Wir wissen bereits, daß unsere Nahrung unser Krebsrisiko entscheidend beeinflußt. Dabei werden auch Organe, die von der Ernährung nicht berührt werden, in Mitleidenschaft gezogen. Es läßt sich eine ganze Kausalkette erahnen. Der Hormonhaushalt in unserem Organismus steht in einem sehr engen Zusammenhang mit dem Fettanteil des Essens, das wir zu uns nehmen. Man hegt darüber hinaus seit langem den Verdacht, daß ein aus dem Gleichgewicht geratener Hormonhaushalt in der Lage ist, Krebserkrankungen der Brust, der Gebärmutter und Prostata zu fördern, wenn nicht gar auszulösen. Studien in Japan und den USA haben dies untermauert. Die japanischen Frauen, die hauptsächlich vegetarische Kost zu sich nehmen, erkranken im Durchschnitt weniger an Brustkrebs als Frauen in den USA. Sobald Japanerinnen auswandern und andere Ernährungsgewohnheiten annehmen, ist ihr Brustkrebsrisiko erhöht.

Die elegante Umschreibung: Stoffwechselstörungen

Wer von uns wird es schon freiwillig zugeben, daß er zu dick ist, nur weil er sich vor einem gefüllten Kühlschrank oder einer appetitlichen Tafel Schokolade nicht beherrschen kann. Es ist peinlich, als willenloser Mensch zu gelten. Schlimmer aber ist es, wenn wir unsere wirkliche Krankheit nicht erkennen und nichts dagegen unternehmen. Von der Bemerkung

„ich habe Stoffwechselstörungen" wird man weder schlank noch gesund.

1973 wurde in Nordrhein-Westfalen eine Testserie durchgeführt. Das Ergebnis war erschreckend:

- 41 Prozent der Rentner;
- 23 Prozent der Schüler;
- 27 Prozent der Schülerinnen;
- 17 Prozent der Drei- bis Sechsjährigen

waren überernährt und hatten Übergewicht. Das ist eine Folge einer falschen Ernährung mit zuviel an Fett und Zucker und des Bewegungsmangels. Die Zahlen bei den Erwachsenen im Berufstätigenalter fallen eventuell noch ungünstiger aus. Nach einer Untersuchung der Landesversicherungsanstalt in Baden-Württemberg zeigten von 10000 Versicherten, die Heilmaßnahmen in Anspruch genommen hatten, 41,5% der Männer und 72,1% der Frauen Übergewicht. Davon litten bereits 19,5% der männlichen und 38,4% der weiblichen Versicherten an Fettsucht. Wir dürfen diese Angaben nicht auf die leichte Schulter nehmen. Bereits 10% Übergewicht verkürzen unsere Lebenserwartung um 18%, 30% Übergewicht um 50%, denn wir sind anfälliger gegen die Zuckerkrankheit, Bluthochdruck, Arterienverkalkung, Schlaganfall und Krebserkrankungen. Wie ist das zu vermeiden?

Fettsucht – wird sie bereits in die Wiege gelegt?

Ob die Fettsucht vererblich ist, ist noch nicht erwiesen. Trotzdem bestimmen es die Eltern, ob aus ihrem Sprößling ein lebenslänglicher Wonneproppen oder ein Mensch mit einem vernünftigen Normalgewicht wird. Es wird nämlich die Anzahl der Fettzellen in unserem Körper während der letzten Monate vor der Geburt und in den ersten Lebensjahren entschieden. Wer also ein Kind übermäßig füttert, fördert die Bildung von überflüssigen Fettzellen, die das ganze Leben erhalten bleiben. Ein Überfüttern kommt häufig dann zustande, wenn Kinder sehr bald mit fertiger Babykost ernährt werden. Die Mütter halten sich an die in der Anweisung angegebenen Mengen und das Kind entscheidet nicht mehr mit seinem eigenen Instinkt und Steuerungsreflexen über Hunger und Sattsein. Feststeht dagegen, daß Kinder, die im Säuglingsalter gestillt werden, selten fettsüchtig sind. Dagegen ist die Fettsucht bei Kindern, die mit Fertigprodukten ernährt werden, sehr viel stärker verbreitet, besonders dann, wenn ihnen bereits im ersten Lebensmonat Getreideprodukte zugefüttert werden.

Ein weiterer Fehler, den Eltern machen können, ist ihren Kindern zum Trost Süßigkeiten zu spendieren. Ihre Sprößlinge werden auch als Erwachsene Probleme mit gutem Essen und Trinken zu lösen versuchen. Kompliziert wird die Lage, wenn Dicke ihr Schicksal möglichst schnell und radikal zu ändern versuchen. Ihr Organismus ist nämlich durch das Übergewicht bereits so schwer geschädigt, daß ein unkontrolliertes Abnehmen sogar lebensgefährlich sein kann. Sie versuchen ein Abspecken mit Appetitzüglern, Schlankmachern, quellstoffreichen Kalorienbremsern und Abführmitteln – all dies ist zum Teil schädlich oder unwirksam. In diesem Fall kann das erwachte Gesundheitsbewußtsein, dem wir Taten folgen lassen wollen, infolge unserer Unkenntnis von Geschäftemachern ausgenutzt werden.

Saunieren macht beispielsweise nicht wirklich schlank. Der Gewichtsverlust besteht nur aus Wasser, nicht aus Fett, wie wir uns das wünschen. Dabei verlieren wir leider auch wertvolle Mineralien und Kaliumsalze, was, wenn wir sie nicht schnell wieder zu uns nehmen, zu schweren Gesundheitsschäden führen kann.

Die hohe Kunst des Abnehmens: die Nulldiät

Bei der Nulldiät werden unserem Körper nur Wasser und Vitamine zugeführt. Sie bewirkt eigentlich die schnellstmögliche Gewichtsabnahme. Aber wir müssen vorsichtig sein. Eine solche Kur sollte nur unter ärztlicher Aufsicht durchgeführt werden. Bei im Eigenversuch initiierten Nulldiäten ist es in der Vergangenheit sogar zu Todesfällen gekommen. Problemlos ist auch die sogenannte Punktediät nicht. Durch eine sehr einseitige Ernährung – viel Fleisch, Fett und Alkohol sind erlaubt – wird der Appetit auf die Dauer gebremst und so auch die Kalorienzufuhr vermindert. Diese Kur ist vor allem bei stark Übergewichtigen beliebt. Man darf aber nicht vergessen, daß dabei durch den Mangel an Obst und Gemüse unser Organismus zu wenig an Mineralstoffen, Vitaminen und Ballaststoffen erhält. Das fördert den Herzinfarkt und den Schlaganfall. Gegen die Methoden wie FdH („Friß die Hälfte") gibt es leider auch Bedenken, genauso wie gegen den Rat mancher Ärzte, ausschließlich mageres Fleisch in großen Mengen zu essen. Eine solche Diät führt nämlich zu einem erhöhten Harnsäuregehalt und der wiederum begünstigt die Gicht. Diese Krankheit hat sich in den letzten Jahren stark ausgebreitet und gehört in den Katalog der Risikofaktoren für den Herzinfarkt.

Es gibt natürlich einige Regeln, an die wir uns halten können, wenn wir übergewichtig sind:

- Weniger essen.
  Wer sich körperlich immer weniger betätigt, muß auch durch eine Einschränkung der Kalorien in seiner Nahrung die Energiezufuhr verringern.
- Man muß das Richtige essen.
  Das bedeutet, daß wir einiges von unserem Speisezettel streichen sollten: Weißbrot, Kuchen, Gebäck, Nudeln, Süßigkeiten. Darüber hinaus sollten wir tierische Fette mit der Ausnahme von wenig Butter (Vitamine!) zu uns nehmen und dafür auf kaltgepreßte wertvolle Öle aus Oliven, Sonnenblumen, Mais, Disteln und Nüsse umsteigen. Gehärtete Fette bauen sich schlechter in unserem Organismus ab als Öle.
- Der Alkoholgenuß muß eingeschränkt werden.
  Neben den bereits bekannten schädlichen Auswirkungen, vor allem des übermäßigen Alkoholgenusses, ist die hochprozentige Flüssigkeit eine Kalorienbombe allerersten Ranges. Nicht umsonst wurde das Bier als eine Alternative in der Fastenzeit erfunden, die nur die Aufnahme von

Flüssignahrung gestattet. Natürlich sollten auch Liköre gemieden werden und die sogenannten „harten Sachen“ wie Whisky, Wodka oder Cognac. Wein in kleineren Mengen schneidet unter den Alkoholikas am günstigsten ab, wenn es um die Kalorienmenge geht. Wichtig ist: Auf die Menge kommt es an.

– Weniger Salz.

  Salz zieht die Flüssigkeit an und schwemmt so unseren Körper auf. Salz ist nur eine Gewohnheitssache und fördert außerdem den Bluthochdruck.
– Mehr Bewegung.
– Frust und andere seelische Kümmernisse müssen gelöst werden, aber nicht mit einem Stück Torte oder einen Ausflug zum Kühlschrank. Wer aus Kummer ißt, programmiert den nächsten Kummer, nämlich zu dick zu sein, gleich vor.

Diese Punkte bringen eine langsame, aber gesunde Gewichtsreduktion. Wer glaubt, zumindest am Anfang etwas schneller ans Abnehmen gehen zu müssen, sollte sich auf jeden Fall vorher mit seinem Arzt absprechen. Unser Hausarzt kennt unseren Organismus genau. Er weiß, was wir ihm zumuten können, ohne irgendeinen Schaden zu erleiden.

Die Wohlstandskrankheit: Diabetes

Eine wirkliche Zivilisationskrankheit in Ländern mit hohem Lebensstandard ist die Zuckerkrankheit oder genauer die „Diabetes mellitus“. Während 1948 die Zahl der Diabetiker in der Bundesrepublik bei etwa 25 000 lag, wurde sie Anfang der siebziger Jahre auf 3 Millionen geschätzt. Nur ein Fünftel davon wissen, daß sie krank sind. Früher starben Zuckerkranke noch als Kinder und Jugendliche. Seit der Entdeckung des Insulins hat sich das geändert. Allerdings geben wir heute der Krankheit mehr Chancen. Risikofaktoren sind

– Übergewicht,
– Bluthochdruck,
– Bewegungsmangel.

Die Vererbung kann eine gewisse Rolle spielen. Die Folge ist die Störung unseres Zuckerstoffwechsels. Vor dem Essen beträgt der Zuckergehalt des Blutes normalerweise 0,08 bis 0,12 Prozent und steigt danach auf 0,15 Prozent an. Bei einem Diabetiker liegen die Werte nach dem Essen bei 0,25 Prozent. Die Ursache ist ein Mangel des Hormons Insulin, das in der Bauchspeicheldrüse produziert wird. Mit Insulinspritzen versucht man diesen Mangel auszugleichen. Man hat auch Versuche gemacht, dem Zuckerkranken mit Tabletten zu helfen, doch die Nebenwirkungen werden im allgemeinen als zu hoch angesehen. Bei Reihenuntersuchungen in den USA stellte sich heraus, daß in der Gruppe der Diabetiker, die mit Tabletten behandelt wurden, im Jahr beinahe doppelt soviele Patienten an Herz- und Kreislaufschäden starben, als bei denen, die sich ihr Insulin spritzten.

Unsere Ernährung heutzutage gefährdet jeden von uns, an Zucker zu erkranken. Aber die frühzeitige Erkennung der Diabetes ist für den Laien sehr schwierig, da die ersten Symptome wenig auffällig sind:

- Die Diabetes-Kranken ermüden schneller als früher, sie fühlen sich matt und abgeschlagen.
- Wir bekommen häufiger eitrige Ausschläge, Wunden heilen sehr schlecht. Furunkel, Zahnfleischentzündungen und Entzündungen der Geschlechtsorgane sind ebenfalls Anzeichen.
- Als eine Spätkomplikation werden sogar die Augen-Netzhaut und die Nieren geschädigt.

Sollten wir einige dieser Symptome an uns beobachten können, können wir uns mit einem Teststreifen aus der Apotheke selbst auf Zucker untersuchen. Beim Verdacht auf Zucker müssen wir unbedingt zum Arzt gehen. Unter strenger ärztlicher Kontrolle führt ein Zuckerkranker mit einer strikten Diät und eventuell mit Insulinspritzen ein beinahe „normales“ Leben. Wer übergewichtig ist, sollte möglichst ohne Medikamente auskommen und eine Heilung zuerst allein mit einer kalorienreduzierten Diät versuchen. Mit dieser relativ einfachen Methode sind oft Erfolge erzielt worden.

Muttermilch – das giftigste Nahrungsmittel

Die Qualität der Muttermilch ist ins Gerede gekommen. Wieso? Was veranlaßte Wissenschaftler zu behaupten:

> „. . . wird das Produkt Frauenmilch an den Grenzwerten der Verordnung über Höchstmengen an DDT und anderen Pestiziden, wie man es in tierischen Lebensmitteln angibt, gemessen, so wäre seine Verzehrfähigkeit kaum noch gegeben."

So stand es in einer Studie der Deutschen Forschungsgemeinschaft zum Thema Muttermilch.

Man weiß bereits seit gut vierzig Jahren, daß Rückstände von Schädlingsbekämpfungsmitteln auch in der Muttermilch zu finden sind. Das hat für einen Säugling im Augenblick die Folge, daß er in seiner Nahrung etwa viermal so viel DDT in sich aufnimmt, als die Weltgesundheitsorganisation für Erwachsene zuläßt. Oft zeigt die aufgenommene DDT-Menge auch an, in welchem Gebiet die stillende Mutter wohnt. In ländlichen Gegenden ist der Gehalt oft besonders hoch. So erreichten die Durchschnittswerte die in Kiel gefunden wurden nur ein Viertel der in Münster und Bayern. Die chlororganischen Verbindungen, aus denen die Schädlingsbekämpfungsmittel zumeist bestehen, werden meist in Fleisch und Milch und Milchprodukten von den Müttern zu sich genommen. Man fragt sich, wieso man beispielsweise heute noch DDT in der Muttermilch finden kann, die Antwort ist allerdings einfach. Bis in die sechziger Jahre hinein wurde dieses Mittel auch bei uns verwendet und DDT ist ein fettlöslicher Stoff, der nur sehr, sehr langsam von unserem Organismus abgebaut wird.

Zusätzlich importieren wir DDT aus den Ländern der Dritten Welt, zum Beispiel in Orangen. Diese Länder sehen für die Sicherung ihrer Ernte im Augenblick keine andere Möglichkeit als den massiven Einsatz von Schädlingsbekämpfungsmitteln.

In amerikanischen Studien hat sich gezeigt, daß die Ernährungsweise der stillenden Mütter ebenfalls einen Einfluß auf die Pestizidbelastung der Milch hat. Bei Vegetarierinnen wurde oft nur die Hälfte des landesüblichen Durchschnittswertes von Schadstoffen festgestellt. Leider hilft es nichts, während der Schwangerschaft oder der Stillzeit die Ernährung umzustellen und eine sofortige Verbesserung der Milchqualität zu erwarten, da ja die schädlichen Substanzen sehr langsam abgebaut werden. Als eine Alternative werden schon seit langem Fertigprodukte als Säuglingsnahrungsmittel angeboten. Die Nahrung aus dem Glas hat, was die chlororganischen Stoffe anbelangt, wesentlich bessere Werte. Laut Verordnung darf sie maximal 0,01 ppm von jedem Pestizid enthalten und entspricht damit ungefähr der Kuhmilch. Die Muttermilch enthält etwa 10- bis 100mal mehr an den Umweltgiften DDT, HCB, HCH und PCB.

Genauso wird der Säugling von Schwermetallen geschädigt, die allerdings zu etwa gleichen Konzentrationen in der Muttermilch wie in der Fertignahrung vorkommen. Alle Schadstoffe schwächen das Immunsystem der Kleinkinder und die toxischen Schwermetalle beeinflussen ihre spätere Entwicklung nachteilig.

Chlororganische Verbindungen in Frauenmilch (mg/kg Fett); Mittelwerte aus verschiedenen Untersuchungen

	Umweltgutachten Kiel (1978, S. 306)			Münster, Bayern (Literaturverz. XIII, S. 135)		Schweden		Kuhmilch in Butterfett zulässig
Jahr	1970	1975	1973/75	1970/75	1973/74	1967	1976	
α HCH		0,3						
β HCH	0,54	0,56	0,28	0,68	1,1	0,25	0,15	
γ HCH (Lindan)	0,03	0,09						0,01
HCB	5,3	2,6	0,5	2,65	1,8	0,14	0,11	0,5
DDT	1,1	0,64				1,3	0,4	
DDE	2,7	2,8				2,0	1,5	
DDT + DDE	3,8	3,5	1,25	3,5	4,4	3,3	1,9	
PCB	3,5	6,5	1,1	6,53	3,3	0,5	0,9	
HE (Heptachlorepoxid)			0,11	0,11				0.1
Dieldrin			0,07	0,1		0,05	0,03	0,15

Leben Flaschenkinder gesünder?

Leider ist mit der Fertignahrung nicht der Stein der Weisen gefunden worden. Die Muttermilch hat eine einzigartige Zusammensetzung, die sich im Laufe der Stillzeit verändert und die bislang nicht simuliert werden konnte. Muttermilch hat zahlreiche Vorteile:

- Sie ist keimarm.
- Es besteht nur eine geringere Gefahr, daß der Säugling überfüttert wird, da dies fein aufeinander abgestimmte Regelmechanismen zwischen Mutter und Kind verhindern. Gestillte Kinder werden später seltener fettsüchtig.
- Die Chance im späteren Leben, eine Allergie zu bekommen, ist für Flaschenkinder deutlich höher als für die an der Brust genährten.
- Zahlreiche Inhaltsstoffe unterstützen das Immunsystem des Kleinkindes. Dazu gehören Immunoglobuline, die seine Schleimhäute im Magen-Darm-Bereich beispielsweise von den Erregern von Wundstarrkrampf, Keuchhusten und Diphterie schützen. Auch die Tuberkulose hat bei gestillten Kindern weniger Möglichkeiten.
- Seit langem bekannt ist die große Bedeutung des Stillens für die soziale und psychische Entwicklung des Kindes, die von einem intensiven Mutter-Kind-Kontakt positiv unterstützt wird.

Wir sehen also, daß die Muttermilch unschätzbare Vorteile für den Säugling bietet, die die Fertignahrung nicht ersetzen kann. Demgegenüber stehen Nachteile, die von der GSF (Gesellschaft für Strahlen- und Umweltforschung) 1980 in einem Gutachten wie folgt zusammengefaßt wurden: die Wissenschaftler in München befürchten, daß Kinder, die zuerst im Mutterleib und später durch Muttermilch mit halogenierten Kohlenwasserstoffen stark belastet werden, möglicherweise einen Hirnschaden erleiden können. Als Folge davon sind Lernschwierigkeiten und ein geschwächtes Immunsystem zu erwarten. Da dies alles aber sehr unspezifische

Erscheinungen sind, wird niemand genau wissen, worauf sie zurückzuführen sind.

Stillen – ja oder nein?

Dies ist heutzutage beinahe eine Gewissensfrage für eine jede junge Mutter, die nur das Beste für ihr Kind will. Allgemein kann man als Arzt folgenden Rat geben:

– Man geht davon aus, daß die Vorteile für den Säugling bei einer drei- bis viermonatigen Stillzeit die Nachteile durch eine erhöhte Schadstoffbelastung überwiegen. Längere Stillzeiten sind nur selten zu empfehlen.
– Zumindest diejenige Mutter, die ihr Kind länger als drei, vier Monate stillen möchte, sollte eine Muttermilchanalyse durchführen lassen. Es gibt heute bereits verschiedene Institutionen, die dafür eingerichtet sind. Auf Anfrage wird sie von einigen Chemischen Landesuntersuchungsämtern kostenlos angeboten. Ansonsten kostet sie, da sie von der Krankenkasse noch nicht in ihren Leistungskatalog mitaufgenommen worden ist, zwischen 150 und 200 Mark. Das Bremer Umweltinstitut, Colmarer Str. 22a, 2800 Bremen, macht eine fundierte Untersuchung und Bewertung zum Selbstkostenpreis. Es ist darauf zu achten, daß die Muttermilch mindestens auf die allerwichtigsten schädlichen Substanzen wie HCB, HCH, DDT und PCB überprüft wird. Zu der Entscheidung, ob und wie lange ein Säugling gestillt werden kann und soll, sollte auch ein Arzt, zu dem man Vertrauen hat, mit hinzugezogen werden.

Ist uns der Appetit vergangen?

Wenn man sich jetzt rückblickend erinnert an all die Scheußlichkeiten, von deren Existenz in einem Großteil unserer Nahrung wir gehört haben, dann sollte uns logischerweise der Appetit vergehen. Andererseits müssen wir essen, wenn wir leben wollen. Wie kann man das vereinbaren? Was kann man tun?

Leider gibt es nicht die Lösung. Es gibt kein absolutes Gegenmittel gegen die Giftstoffe in unserer Nahrung und es gibt kaum unbedenkliche Nahrungsmittel. Sind wir also chancenlos?

Das Resümee aus unseren Betrachtungen und Informationen ist für viele von uns im ersten Augenblick unbefriedigend. Wir haben eben die absolut sichere Alternative erwartet. Sie gibt es nicht. Aber wir haben einige Möglichkeiten.

In den einzelnen Kapiteln haben wir doch erfahren, wo die Gefahren in unserer Nahrung lauern. Wir kennen auch einige Maßnahmen, wie wir ihre Auswirkungen auf uns verringern können. Wir können das Gemüse putzen, das Obst schälen und waschen. Wir können leichten Herzens auf Kalbfleisch und schädlich Geräuchertes verzichten und vieles andere. Unsere wirkliche Chance liegt in einem wohl ausgewogenen Kompromiß. Das bedeutet? – Ganz einfach.

Jedes der Nahrungsmittel hat seine spezifischen schädlichen Substanzen, die wir aufnehmen können, wenn wir essen. Teilweise können wir diese Gifte umgehen. Zumeist müssen wir darauf achten, daß wir von jedem Schwermetall, von jedem chlororganischen Stoff so wenig als möglich in uns aufnehmen. Die Kompromißlösung heißt also, daß wir uns so vielseitig als auch nur immer möglich ernähren müssen. So bekommen wir auf jeden Fall alle notwendigen Mineralstoffe, die wichtigen Vitamine, die richtigen Eiweißmengen. Bei einer vielseitigen Ernährung laufen wir auch weniger Gefahr, allein einen einzigen Schadstoff in uns aufzunehmen und schnell die kritische Konzentrationen in unserem Körper zu erreichen. Vielmehr nehmen wir zwar Gifte zu uns, aber von jedem Gift nur ein wenig. So bleiben wir bei den Schadstoffaufnahmen zumeist in Konzentrationsbereichen, die für uns als unbedenklich angesehen werden können.

Eine andere Sache sind die Genußmittel. Der Alkohol, auch Tee, Kaffee, Schokolade, Kuchen und vieles andere. Sie sind für die Erhaltung der lebensnotwendigen Funktionen in unserem Organismus absolut entbehrlich. Oft wollen wir allerdings auch nicht auf etwas besonders Gutes verzichten. Genußmittel aber müssen eine Ausnahme auf unserem Speisezettel werden. In kleinen Mengen genossen, können wir sie uns ab und zu leisten.

... und wir essen weiter

Klar. Wir müssen sogar weiter essen. Nur ein wenig gesünder und bewußter als vorher. Dazu sollten wir uns einmal eine Liste unserer bisherigen Ernährungsgewohnheiten zusammenstellen. Was ist richtig, was ist falsch? Mit den Informationen, die wir bekommen haben, können wir das bereits in einem größeren Umfang entscheiden. Wir können uns einen neuen, richtigeren Ernährungsplan zusammenstellen. Das ist nicht nur gesünder, das macht auch Spaß, wenn man endlich einmal etwas anderes zu essen bekommt.

Bei detaillierteren Fragen, wenn zum Beispiel ein Familienmitglied Diabetes hat, wenn wir an Bluthochdruck leiden und ganz gezielt mit einer Diät eine Krankheit zu heilen oder zumindest zu lindern versuchen, dann sollten wir mit unserem Hausarzt sprechen. Er kennt sich nicht allein in Ernährungsproblemen aus, er weiß auch um unsere Schwachpunkte. Er kennt unseren Organismus und kann uns gezielte Ratschläge geben, wie wir uns gesünder ernähren.

Auf keinen Fall dürfen wir vergessen: 80 Prozent der Schadstoffe, die in unseren Organismus gelangen, erreichen uns auf dem Weg der Nahrungsmittelaufnahme. Wir haben es in der Hand, diese Zahl sehr viel kleiner zu machen.

Gesund essen!

Wie man nun also richtig und gesund ißt, das ist die Kardinalfrage. Deshalb wird hier noch einmal in einigen Sätzen kurz dargestellt, wie wir uns richtig ernähren und was wir vermeiden sollten.

- Gemüse und Obst sind nach wie vor gesund. Wir sollten unseren Ernährungsplan darauf umstellen. Denken wir an die Mormonen, die keine Genußgifte, dafür viel Gemüse und Früchte essen. Bei ihnen gibt es nur halb so viele Krebskranke als im nordamerikanischen Durchschnitt. Diese Früchte müssen allerdings von einer ökologischen Landwirtschaft stammen. Dann enthält es viel Vitamine und nur wenig Nitrat. Auch ein Eigenanbau ist nicht zu empfehlen, wenn wir in der Nähe von industriellen Anlagen, Häusern mit Kohleheizung und Kohlekraftwerken leben.

- Der Verbrauch von tierischem Fett sollte drastisch eingeschränkt werden. Zusammen mit einem Verzicht auf zuviel Eier – zwei Eier pro Woche werden als völlig ausreichend angesehen – wird man einen gesunden Cholesterinspiegel halten können.

- Auf Innereien wie Leber und Nieren sollte grundsätzlich verzichtet werden. Sie reinigen den Organismus der Tiere von Schwermetallen und enthalten deshalb besonders konzentriert Schadstoffe wie Cadmium und Blei. Das gleiche gilt ebenfalls für Champignons und Muscheln, in denen deutliche erhöhte Rückstandsgehalte gefunden werden. Wenn man trotzdem einmal große Lust auf Innereien hat, sollten diese nur von jungen Tieren (Brathähnchen und Kälbern) stammen. Die Konzentration von Giften liegt hier noch niedriger.

- Leider ist auch Wild keine echte Alternative zu unseren mit zahlreichen Medikamenten und Schadstoffen gefütterten Haustieren. Wild weist in manchen Fällen sogar höhere Schadstoffgehalte aus als ihre Konkurrenz aus dem Stall des Viehzüchters. Wenn also Wild auf dem Speiseplan steht, sollte die Herkunft der Tiere bekannt sein. Keine Tiere aus Immissionsgebieten mit z.B. metallverarbeitenden Betrieben verzehren.

- Sehr oft sind Fleischwaren aus Osteuropa, einigen Entwicklungsländern und China mit chlororganischen Pestiziden verseucht.

- Die Kochzeit sollte, wann immer möglich, verkürzt werden, zum Beispiel mit einem Schnellkochtopf. Auch das

Steak sollte nicht zu lange auf der Pfanne liegen. Der Benzpyren-Gehalt nimmt mit der Zeit zu.

- Bereits zubereitetes und gekochtes Gemüse sollte nie ungekühlt stehen bleiben. Wenn sie so aufgehoben werden, kann sich ganz schnell das Nitrat in Nitrit umwandeln und daraus können die krebserregenden Nitrosamine entstehen.
- Süßstoffe sind in großen Mengen genossen schädlich (siehe auch zweiter Teil des Buches). Man kann damit den Kalorienanteil reduzieren. Trotzdem, als Faustregel sollte gelten: pro 10 kg Körpergewicht täglich nicht mehr als eine Tablette.
- Nahrungsmittel, die extrem häufig von Aflatoxinen, Schimmelpilzen befallen werden, sollten wir überhaupt vermeiden. Dazu gehören die Erdnußflips. Verschimmeltes Brot und Diabetikermarmelade sind ebenfalls nicht mehr zum Verzehr geeignet.

Teil 4:
LÄRM

Wie die Cholera und die Pest

Der Mediziner, Bakteriologe und Nobelpreisträger Robert Koch wußte es schon vor rund 100 Jahren: „Eines Tages wird der Mensch den Lärm ebenso bekämpfen müssen wie die Cholera und die Pest." Wie mit so vielem hatte der Entdecker des Tuberkel- und Cholerabazillus auch hier recht. Jeder zweite fühlt sich heute vom Lärm belästigt. Einee immer mehr steigende Zahl, waren es 1969 doch „nur" 30 Prozent.

Der Lärm begegnet uns überall. Auf der Straße, an Flugplätzen, im Freizeitpark usw. Aber was ist das eigentlich: Lärm? Was charakterisiert ihn? Welche Krankheit kann er hervorrufen? Wo ist man überall gefährdet? Gehen wir diesen Fragen einmal nach.

Schnelle Schwingungen in der Luft

Die Definition von Lärm fällt schwer, da er sich nicht bei jedem gleich verhält. Jeder Mensch hat seine eigene Grenze, wann es ihm zu laut wird. Die Beschreibung, „Lärm ist störender, unerwünschter und gesundheitsschädlicher Schall", muß also nicht für jeden Menschen gleich gelten. Trotzdem kann man grobe Richtlinien aufzeigen.

Der niedrigste vom Menschen zu hörende Ton liegt bei 16 Hertz, der höchste bei 16000 Hertz. Wobei Hertz die Anzahl der Schwingungen pro Sekunde ist.

Gemessen wird in Dezibel. Die Berechnung ist aber ziemlich kompliziert. Wir wollen auch nicht näher darauf eingehen. Interessanter ist, welche Dezibel-Werte verschiedene alltägliche Geräusche und Tätigkeiten haben:

– 0 bis 25 dB	Leises Flüstern, Atemgeräusche, gehen auf weichem Teppich, Blätterrauschen.

– 20 bis 40 dB	Leises Gespräch, Ticken der Armbanduhr, tropfender Wasserhahn.
– 40 bis 60 dB	Radio auf Zimmerlautstärke, ruhige Straße, normale Unterhaltung, Bürolärm.
– 60 bis 80 dB	Auto aus sieben Meter Entfernung, laute Unterhaltung, geringer Verkehr.
– 80 bis 90 dB	Schreien, Preßlufthammer aus sieben Meter Entfernung, Eisenbahnverkehr, Großstadt-Straßenverkehr.
– 90 bis 100 dB	Harte Metallbearbeitung, ins Ohr brüllen, Lastwagen, Staubsauger.
– 100 bis 110 dB	Kreissäge ein Meter entfernt, Diskomusik, Luftschutzsirene in 30 Meter Entfernung.
– 110 bis 130 dB	Düsenflugzeug, Artilleriegeschoß, Preßlufthammer in unmittelbarer Nähe.
– 130 bis 180 dB	Düsenflugzeug mit Überschallgeschwindigkeit beim Durchbrechen der Schallmauer.
– 180 bis 200 dB	Raketentriebwerke.
– 200 dB und mehr	Geräuschwaffen.

Tod durch Lärm

Der letzte Punkt hat es angedeutet. Lärm kann tödlich wirken. Daher werden auch Geräuschwaffen entwickelt. Traurig und furchtbar. Lärm gefährdet die Gesundheit aber schon weit unter dieser Grenze. Die Schmerzgrenze liegt beispielsweise bei 110 dB (Dezibel). Lärm in der Größenordnung von 150 dB kann sogar die Haut verbrennen.

Entscheidend für die Schädigung ist aber nicht nur die Lautstärke, sondern auch andere physikalische Faktoren wie Frequenz (= Höhe des Tones) und die Häufigkeit der Lärmspitzen. Mit einbezogen werden muß in die Beurteilung auch der momentane Zustand des Menschen.

Jeder von uns kennt das doch. Einmal macht einen die Musik von nebenan verrückt, das andere Mal denkt man sich, naja, das kann ja mal vorkommen. Es hängt ganz einfach von den Launen ab.

Straßenlärm an erster Stelle

Eine Umfrage ergab, daß sich die Bundesbürger am meisten durch den Sträßenlärm gestört fühlen. Danach folgen Flugzeuglärm, Freizeitlärm und andere Geräusche wie Eisenbahn.

Was aber passiert im menschlichen Körper bei Lärm, welche Schädigungen können sich einstellen?

Lärm führt zu nachweisbaren Reizantworten des vegetativen Nervensystems, des Drüsensystems und auch des zentralen Nervensystems.

Und das sind die Auswirkungen:
- Blutdruck kann ansteigen;
- Hauttemperatur senkt sich;
- Pupillen weiten sich;
- Hormonhaushalt wird durcheinander gebracht;
- Pulswerte verändern sich;
- Herzschlagvolumen nimmt ab;
- Verdauung wird gestört;
- Abfall des Hautwiderstands;
- Sprachstörungen;
- Schlafstörungen;
- beeinträchtigte Lernfähigkeit;
- beeinträchtigte Konzentrationsfähigkeit;
- Nervosität;

- Agressivität;
- Strömungswiderstand der Blutgefäße beeinträchtigt.

Inwieweit sich die Symptome einstellen, hängt natürlich auch von den jeweiligen Situationen ab. Maximale Veränderungen entstehen zum Beispiel bei Alarm- oder Schreckreaktionen. Ausgelöst durch ein stark und plötzlich auftretendes Geräusch. Die Reaktion richtet sich aber, wie schon erwähnt, immer nach der Verfassung des Menschen. Beeinflussen können unser Lärmempfinden:

- die Tageszeit;
- der Gesundheitszustand;
- das Geschlecht (Frauen leiden stärker unter Lärm als Männer);
- das Alter (die Empfindlichkeit steigt mit dem Alter);
- die Umgebung;
- die Tätigkeit;
- die Einstellung zur Lärmquelle;
- die Gewöhnung.

Lärm, eine Berufskrankheit?

Am 28. April 1961 wurde die Lärmschwerhörigkeit das erste Mal als Berufskrankheit anerkannt. Und schon 1973 war die Lärmschwerhörigkeit zur dritthäufigsten Berufskrankheit geworden. Kein Wunder.

750000 Arbeiter müssen einen Lärmpegel von über 90 dB ertragen. Und das Schlimme an der Lärmschwerhörigkeit ist, daß sie nicht mehr weg geht. Früher glaubte man zwar noch, daß sich das menschliche Ohr in Ruhepausen wieder regeneriert, seit einer Untersuchung der Technischen Universität Dresden weiß man aber, daß dies nicht so ist.

1974 schaffte die Lärmschwerhörigkeit dann „endlich" den ersten Platz unter den Berufskrankheiten. Die Entwicklung ist erschreckend. Seit 1960 hat sich die Zahl der Lärmgeschädigten alle zweieinhalb Jahre verdoppelt. Betroffen waren und sind besonders:

- Gruben- und Stollenarbeiter;
- Beschäftigte in Flaschenabfüllbetrieben;
- Kesselschmiede;
- Preßluftnieter;
- Beschäftigte an Motorprüfständen;
- Metallarbeiter;
- Weber.

Gott sei Dank müssen die Geschädigten aber nicht herumlaufen wie eine Romanfigur von Viktor Hugo: Der Glöckner von Notre Dame. Er wurde wirklich mit allen nur erdenklichen Leiden eines „Berufskranken" gezeichnet. Es wird etwas gegen die Bedrohung unserer Gesundheit durch den berufsbedingten Krach getan. Denn die Lärmgeschädigten belasten unsere Volkswirtschaft. Eine Erwerbsminderung um 30 Prozent kostet runde 1000000 Mark. Allein aus wirtschaftlichen Gründen wird und wurden bereits Maßnahmen gegen die mitteralterlichen Zustände in unserer Arbeitswelt ergriffen.

- Da vorgeschädigte Ohren eine höhere Anfälligkeit zeigen, müssen vor jedem Eintritt in einen Lärmbetrieb Untersuchungen vorgenommen werden. Dazu gehören Hörschwellenmessungen.
- Arbeiter in Lärmbetrieben müssen sich regelmäßig untersuchen lassen. Bei einer Schädigung ist der Arbeitsplatz im Sinne der Gesundheit zu wechseln.

Ich bin doch nicht taub

Wer von uns einen schwerhörigen Bekannten oder Verwandten hat, kennt die Szene. Der Betroffene bekommt irgendetwas nicht mit und beschwert sich, daß die anderen flüstern. Auf die Frage, ob er denn schlecht höre, folgt aber lautes Gelächter: „Taub? Ich? Ihr spinnt ja!" Nach kurzer Zeit wird dann auch das Fragen eingestellt, weil man sich keine Blöße geben möchte. Wenn man dann ebenfalls den Weg zum Hörgeräteakustiker spart, weil man nicht „so ein Ding" am Ohr tragen möchte, wird man langsam aber sicher sehr sehr einsam.

Depressionen bis hin zu Selbstmordgedanken können die Folge sein. Das andere Extrem ist, daß die Schwerhörigen auffällig ablehnend, unfreundlich und zurückhaltend werden.

Sehen statt hören

Im Zuge der Technik ist es mittlerweile möglich, Fernsehsendungen mit Texttafeln zu unterlegen. Die Dialoge werden durch verschiedene Farben dargestellt und Geräusche angegeben. Für Hörgeschädigte tut sich damit eine ganz neue Welt auf.

Leider werden aber außer der Tagesschau und wenigen, ganz wenigen Spielfilmen kaum Sendungen untertitelt. Die Fernsehverantwortlichen sollten sich hier ein wenig mehr in die Situation der Gehörlosen begeben. Natürlich kostet das alles viel Geld, aber auch für alles Geld der Erde wird man das Gehör nicht zurückkaufen können, wird man nicht das Leiden mindern können.

Diese starke Gehörbeeinträchtigung als Folge einer Berufskrankheit ist eher selten. Häufiger sind die seelischen Leiden durch Lärm. Schauen wir uns doch die hauptsächlichen „Übeltäter" der Reihe nach an.

Kommt der Brummi, geht der Schlaf

Besonders zu leiden haben diejenigen von uns, die regelmäßig im Schlaf gestört werden. Das ärgert einen nicht nur, weil man manchmal nicht wieder einschlafen kann, sondern es gefährdet auch unsere Gesundheit.

Leider können wir die Ohren im Schlaf nicht zumachen. Im Gegenteil, wir können unsere Lauscher nur geringfügig schließen. Das heißt, daß wir auch im Schlaf leiseste Geräusche wahrnehmen können. Davon müssen wir aber nicht immer gleich aufwachen. Oft merken wir es erst, wenn wir beim Aufwachen feststellen müssen: „Habe ich aber schlecht geschlafen heute!" Oft führt Lärm nämlich zu einem oberflächlichem Dämmerschlaf. Und der ist nicht ausreichend, um den Organismus richtig zu erholen und zu regenerieren.

Es genügt also nicht nur, daß man schläft, es kommt auch auf die Qualität des Schlafes an.

Schlechte Leistungen durch schlechten Schlaf

Es ist uns allen bekannt, wenn man schlecht geschlafen hat, steht man schlechter auf und ist in Schule, Beruf und Arbeit schlechter. Und mit recht, denn durch schlechten Schlaf wird der ganze Organismus durcheinander gebracht:

- die Hormonausschüttung im Organismus wird verändert;
- die Verdauungssäfte kommen in Unordnung;
- die Zusammensetzung des Blutes verändert sich;
- das gesamte Nervensystem wird in Mitleidenschaft gezogen.

Die Folgen sind:

- Überreizung;
- Konzentrationsschwäche;
- Leistungsabfall;
- Neurosen;
- Müdigkeit;
- schlechte Laune.

Die sogenannten „Morgenmuffel" können also auch Opfer schlechten Schlafes sein.

Nicht mehr als acht, aber auch nicht weniger

Die Faustregel für die richtige Schlafdauer heißt für Erwachsene acht Stunden. Viel mehr ist aber genauso falsch wie weniger Unschlafen. Zulanger Schlaf kann ebenso Schlafstörungen mit sich bringen.

Kinder sollten viel länger schlafen. Ihnen kann Schlaf nicht schaden. Für ihre Entwicklung brauchen sie viel davon.

Wichtig ist auch, wann man schläft. Besonders gesund sind die Stunden vor Mitternacht. Untersuchungen haben herausgefunden, daß sie die Tiefschlafstunden darstellen. In dieser Zeit kann sich der Körper also am besten erholen.

Die zweite Faustregel für guten Schlaf ist, keine Nahrung mehr kurz vor dem Schlafengehen zu sich nehmen. Höchstens aber kleine Mengen. Auch trinken sollte man wenig. Auf keinen Fall aber stimulierende Mittel wie Kaffee, Tee oder Alkohol.

Die dritte Faustregel ist die richtige Schlaflage. Die normale Schlaflage ist die Bauchlage. Sie begünstigt beim Schlaf das Ausatmen und die Abflachung der Einatmung. Neben den angenehmen Begleiterscheinungen wie das Geraderücken des Rückgrats, hat die Lage noch andere, positive Seiten. Die Bauchlage ermöglicht einen leichteren Abfluß von Sekret aus den Luftwegen, der Nasenhöhlen, Nebenhöhlen und Stirnhöhlen.

Die vierte Faustregel ist das seelische Wohlbefinden. Zuerst also abschalten. Alles vergessen, was einem am Tag Sorgen bereitet hat. Auch keine aufregende Lektüre oder Fernsehprogramme. Vollkommen entspannen.

Fällt es einem aber trotzdem noch schwer einzuschlafen, sollte man die Zimmertemperatur überprüfen. Bei zu warmen Temperaturen schläft es sich nicht gut. 12 bis 15 Grad reichen vollkommen aus.

Die fünfte Faustregel ist nicht ungeduldig werden. Ganz ruhig liegen bleiben. Nicht hin und her wälzen. Und nicht immer auf die Uhr schauen. An etwas Angenehmes denken.

Natürlich können wir diese Tips vergessen, wenn es zu laut ist. Da hilft dann nur noch Watte in den Ohren oder ein Anruf bei der Polizei. Leider werden die Beschränkungen des Lärms in der Nacht nicht immer und überall eingehalten.

Zwischen 22 Uhr und 7 Uhr muß man Rücksicht nehmen

Wie immer im Leben, muß man sich auch mit dem Lärm an ein paar Spielregeln halten.

Rund um den Lärm gibt es eine ganze Menge Bestimmungen und Verordnungen. Verständlicherweise wird dabei auf jene Zeiten ein besonderes Augenmerk gerichtet, in denen Ruhe besonders wichtig ist. Also auf die Erholung- und Nachtstunden. Wie wichtig der ruhige und gesunde Schlaf ist, haben wir ja schon besprochen.

Wir müssen aber genau wissen, welche Rechte wir haben, wenn es um Lärmbelästigungen geht. Oft wissen wir ja nicht was noch erlaubt ist, und was nicht.

Die ständige Stadtverwaltung gibt da bereitwillig Auskunft. In München zum Beispiel

- ist zwischen 22 und 7 Uhr Nachtruhe,
- dürfen Musikinstrumente, Radios, Plattenspieler, Tonbandgeräte und Fernseher nur so benützt werden, daß andere nicht erheblich belästigt werden,
- sind Hämmern, Bohren, Sägen, Teppichklopfen, Rasenmähen (mit Geräten mit Verbrennungsmotoren) und ähnliche geräuschintensive Hausarbeiten nur zu folgenden Zeiten erlaubt:

  montags mit freitags von 8 bis 12 Uhr und von 15 bis 18 Uhr
  samstags 8 bis 12 Uhr und von 15 bis 17 Uhr

Ähnliche Verordnungen gibt es in jeder Stadt. Man muß sie nur kennen, um auch danach zu handeln.

Auch die Benutzung von Tonübertragungsgeräten oder Tonwiedergabegeräten ist auf

- öffentlichen Wegen,
- Straßen und Plätzen,
- in öffentlichen Anlagen,
- in der freien Natur und
- im Freibadgelände

untersagt, wenn andere dadurch gestört werden.

Außer der Miete steht noch mehr im Mietvertrag

Werfen Sie auch einmal einen genauen Blick in einen Mietvertrag, oft sind darin noch strengere Bestimmungen, als es die gesetzlichen sind, festgelegt. Nach diesen Vorschriften muß man sich richten, denn mit unserer Unterschrift haben wir uns dazu verpflichtet.

In allen Streitereien um zu laut oder nicht, hilft oft ein bißchen Verständnis und Rücksichtnahme mehr, als der Anruf bei der Polizei. Hier ein paar Tips:

- Sagen Sie Ihren Nachbarn doch früh genug Bescheid, wenn es bei Ihnen durch eine Feier laut werden könnte.
- Vielleicht laden Sie ihn auch gleich ein.
- Oder bringen Sie ihm eine Flasche Wein vorbei.
- Stellen Sie die Lautsprecherboxen nicht direkt auf den Boden, legen Sie noch etwas zur Dämpfung dazwischen.
- Stellen Sie die normale Lautstärke an Ihrem Musikwiedergabegerät ein und gehen Sie zu Ihren Nachbarn in die Wohnung. Ihre Nachbarn werden dies sicher erlauben und zusammen können Sie dann feststellen, ob es zu laut ist oder nicht.
- Wenn Sie Trompete, Geige oder Tuba spielen, könnten Sie mal mit Ihrem Nachbarn eine bestimmte Zeit ausmachen, in der es den Nachbarn wenig stört und Sie Zeit zum Üben haben.
- Wenn es nebenan wirklich einmal zu laut werden sollte, dann rufen Sie nicht gleich die Polizei, reden Sie doch ersteinmal mit Ihren Nachbarn.
- Wenn Sie wirklich so uneinsichtige Nachbarn haben, die die Musik immer und vielleicht sogar absichtlich laut stellen, dann hilft nur noch der Anruf bei der nächsten Polizeidienststelle.

Lärmstufe 1 ist der erste Schritt

Analysieren wir einmal genau, welche Lärmstärke welche Reaktionen bei uns hervorrufen.

Die Lärmstufe 1 geht von 30 bis 60 dB. Das ist schon eine Lärmstärke, die einen so richtig „nerven“ kann. Geräusche im Büro, Schreibmaschinenschreiben usw.

Wie auch bei allen anderen Lärmstufen wird es natürlich schlimmer, wenn das Geräusch plötzlich auftritt. Ein Geräusch, das ungefähr so laut wie die Lärmstufe 1 ist, ist das

Telefongeräusch. Jedem von uns ist es schon passiert, daß er hochgeschreckt ist, weil plötzlich das Telefon klingelte. Vielleicht war es gerade ganz ruhig im Raum oder man war intensiv mit etwas beschäftigt.

Ein kleiner Tip wäre hier, das Telefon am Tag leiser zu stellen. Auch das Summen macht einen darauf aufmerksam, daß das Telefon klingelt. Wenn man aber nachts das Gefühl hat, etwas zu versäumen, wenn man das Telefon nicht hört, muß das Telefon immer wieder laut gestellt werden. Wenn wir aber noch einmal an das Kapitel über Schlafstörungen denken, sollten wir uns gut überlegen, ob wir im Schlaf überhaupt gestört werden wollen.

Wir sind bestimmt nicht besonders lärmempfindlich, wenn wir schon die Geräusche der ersten Lärmstufe als störend empfinden. Es spielen auch oft, wie schon gesagt, die seelische und die physische Verfassung eine Rolle. Am Silvesterabend ist noch kaum jemand erschrocken, wenn das Telefon klingelte.

Lärmstufe 2 führt schon zu ernsthaften Schäden

Die zweite Lärmstufe geht von 60 bis 90 dB. Diese Lautstärke führt zu wirklichen Erkrankungen. Es kann zu vegetativen Störungen kommen. Besonders betroffen ist der Kreislauf. Es kommt aber auch zu ernsten seelischen Belastungen.

Die Geräusche dieser Stufe kommen in Großstadtstraßen und Produktionshallen mit Maschineneinsatz vor.

Lärmstufe 3 macht taub

Die dritte Lärmstufe reicht von 90 bis 120 dB. Eine gefährliche Lautstärke. Gesundheitliche Schäden werden bei einer Dauerbelastung vorprogrammiert.

Unter Beschäftigten, die bei diesen Lautstärken arbeiten, wird nicht selten Schwerhörigkeit festgestellt. Bei Unterlassung der Vorschriften und weiterdauernder Belastung kann es bis zur Taubheit führen. Es sind auch schon Persönlichkeitsveränderungen festgestellt worden. Diese Stufe ist also eine absolute Grenze, gegen die man sich am Arbeitsplatz und anderswo schützen muß.

Lärmstufe 4 ist lebensgefährlich

Die vierte Lärmstufe geht von 120 dB bis unendlich. Hier ist eine Stufe erreicht, die nicht nur die Gesundheit zerstört, die Psyche vernichtet und organverletztende Wirkungen hat. Nein, diese Stufe führt bei längerer Belastung zum Tod.

Hält man sich aber auch nur kurze Zeit in der Nähe der Lärmquelle auf, kann das Gleichgewichtsorgan des Ohres geschädigt werden. Die Geräusche kommen zwar nur bei Düsenflugzeugen und Raketentriebwerken und ähnlichen, vorhersehbaren Situationen vor, aber wenn wir uns überlegen, daß schon Waffen gebaut werden, die eine Wirkung von ungefähr 200 dB erreichen, muß es uns kalt den Rücken herunterlaufen. In diesen Höhen nennt man den Schall dann Ultraschall. Das heißt, es sind Töne mit mehr als 20000 Schwingungen in der Sekunde. Bei Tönen unter 16 Schwingungen handelt es sich um Infraschall. Er ist nur noch als Vibration von uns wahrnehmbar.

Am besten „hört" man unter Wasser

Wir zwar nicht, aber zum Beispiel die Delphine. Sie nehmen wie die Fledermäuse den Ultraschall noch wahr. So ist es auch möglich, daß sich Delphine über Hunderte von Kilometern „unterhalten".

Der Grund ist schnell gefunden. Das Wasser trägt den Schall viel besser als zum Beispiel die Luft. Die Fortpflanzungsgeschwindigkeit liegt bei 1480 Metern in der Sekunde. In der Luft liegt die Geschwindigkeit bei nur 333 Metern pro Sekunde. Spitzenreiter ist der Stahl: 6100 Meter in der Sekunde.

Und was hören wir?

Am besten hören wir Schwingungen im Bereich von 1000 und 6000 Schwingungen. Die Hörfähigkeit nimmt aber im Laufe des Lebens ab. Kleinkinder können noch Schwingungen bis zu 22000 hören.

Wie schon eingangs berichtet, stören uns besonders Straßenlärm, Luftverkehr und Freizeitlärm. Meist weil wir uns just in diesem Moment erholen wollen. Schauen wir uns also einmal nacheinander die drei wichtigsten Punkte an, und überlegen, was man dagegen machen kann.

Verkehrslärm störte die alten Römer

Schon im Altertum und im Mittelalter fiel der Straßenlärm unangenehm auf. Mit einem Mehr an Technik und Entwicklung haben wir den Straßenlärm um ein Vielfaches steigern können.

Früher waren es die Kutschen, die die Nachtruhe im 18. Jahrhundert störten. So wurde in Bern 1730 eine Verordnung erlassen, die es verbot, nach 22 Uhr mit der Kutsche zu fahren. Heute können wir natürlich angesichts des Ausmaßes der Störung nur müde lächeln. Wer neben einer vielbefahrenen Straße wohnt wird zustimmen können, daß ihm lieber ein paar Kutschen wären, die seinen Schlaf stören.

Heute muß man schon stärkere Maßnahmen ergreifen. Einfache Verbote tun es seit langem nicht mehr. Sie werden nicht befolgt und wie will man einen Motorradfahrer, der schon das zweite Mal um den Block braust, erkennen? Wie soll man „Kavalierstarts" verhindern?

In den Vordergrund der Diskussionen drängen sich
- verkehrsberuhigende Zonen,
- Fußgängerzonen,
- Schallschutzwälle und -Mauern,
- Verbesserungen des Wohnumfelds.

Diese Maßnahmen sind dringend notwendig. Der Verkehrslärm erreicht in Hauptverkehrslagen zu Spitzenzeiten, wie während der berühmt-berüchtigten „Rush Hour", Werte über 90 dB. Daß hier die Gesundheit der Anlieger auf das Äußerste betroffen ist, kann nicht bezweifelt werden.

Der geliebte Personenkraftwagen hängt alle ab

Die Lärmerzeugung verschiedener Automobile bei unterschiedlichen Geschwindigkeiten zeigt klar, daß der Pkw am meisten Krach macht, aber erst ab einer ziemlich hohen Geschwindigkeit. Erst ab 150 km/h. Unsere Beispiele richten sich nach der Richtgeschwindigkeit, also alles Werte, die bei 50 km/h erreicht werden:

– Fahrrad	unter 60 dB
– Pkw	70 dB
– Lkw bis 3,5 t	75 dB
– Kleinkrafträder	78 dB
– Lkw über 3,5 t	85 dB

(*Quelle:* Umweltbundesamt Berlin)

Alle Werte beziehen sich aber natürlich nur auf normale Fahrweise. Auch mit einem Pkw kommt man auf mehr als 70 dB wenn man will.

Das Flüsterauto – ein Wunschtraum?

Ein Wunschtraum wird das wohl bleiben. Aber geräuschärmere Autos und vor allem geräuschärmeres Verhalten der Autofahrer, Motorradfahrer und alle anderen am Verkehr Beteiligten, sollte keine Utopie bleiben. Daß leisere Autos möglich sind, zeigt uns die Entwicklung. Seit 1953 konnten die Autos fünfmal leiser gemacht werden. Warum sollte es also auch nicht noch leiser gehen? Übrigens erreichte man bei Pkws eine Minderung von 90 auf 82 dB und bei Mopeds von 80 auf 75 dB.

Unsere europäischen Nachbarländer sind im punkto Lärm strenger als wir. Bei uns kann man einen Geräuschpegel von 85 dB erzeugen und verstößt noch nicht einmal gegen irgendein Gesetz. Die Schweizer Lärmschutzbestimmungen sind da wesentlich strenger. Bei einer Lärmpegel-Überprüfung verlor in der Schweiz jedes fünfte Auto seine Zulassung. Das zeigte Wirkung. Plötzlich stieg der Bedarf an Schalldämpfern wie nie zuvor.

Warum wird in der Bundesrepublik Deutschland so wenig gegen den Straßenlärm getan?

Die deutsche Polizei macht diese Überprüfungen bislang nicht. Warum? Ganz einfach, es wird behauptet, diese Untersuchungen seien viel zu teuer. Sie würden den Steuerzahler, also uns, vielzuviel Geld kosten. Da kann man sich eigentlich den Gedanken an die vielen, vielen Polizisten und Politessen, die man in der Stadt nach Parksündern suchen sieht, nicht verkneifen. Es würde uns allen sicher auch gut tun, einmal einen Strafzettel weniger zu bekommen und dafür die Polizisten zu sehen, wie sie gegen Lärmsünder ermitteln. Oder?

Der Lärm macht uns aber nicht nur im Wohnzimmer und Schlafzimmer krank

Der gleichfließende Verkehr stört weniger als der immer wieder unterbrochene. Schlaf- und Kreislaufstörungen sind nicht die einzigen Gesundheitsschäden. Auch im Auto sind wir gefährdet. Und wir merken es meist zu spät, weil wir die Folgen irgendwelchen anderen Ursachen zuschreiben, aber nicht dem Verkehrslärm. Die Folgen sind nicht von Pappe:

– Ermüdungserscheinungen;
– Gereiztheit;
– Konzentrationsfähigkeit läßt nach;
– Ohrensausen.

Und dann überschätzen wir uns natürlich. An Pausen wird nicht gedacht. Immer weiter. Auch wenn es schon vor den Augen zu flimmern anfängt. Bloß keine Zeit verlieren.

Dabei sollten als Faustregeln gelten:

– Nie länger als zwei Stunden ununterbrochen fahren;
– Mindestens aber nach 200 bis 300 Kilometern eine 15-Minutenpause;
– Keinen Alkohol als Aufputschmittel;
– Keine Wachhaltemittel, ihre Wirkung läßt schnell nach und die Müdigkeit wird dann stärker;
– Auch Kaffee hilft nur kurzfristig.

Wir werden uns an Lärm nie gewöhnen

Unsere Augen gewöhnen sich nach einiger Zeit an ein dunkles Zimmer, die Pupillen weiten sich und wir können besser sehen als anfangs. Warum? Weil sich unsere Augen gewöhnen können an die verschiedenen Lichtverhältnisse. Unser Gehör kann das nicht. Das sollten wir nie vergessen.

Mit Lärmkarten den Lärm in den Griff bekommen

Verschiedene Städte in Deutschland haben Lärmkarten aufgestellt. Durch Geräuschmessungen wurde in diesen Städten festgestellt, wo die Geräuschbelastung besonders groß und wo sie besonders gering ist. Und natürlich wurde nach den Lärmquellen gesucht.

Wer in einer der angeführten Städte wohnt, sollte sich doch einmal von der Stadtverwaltung diese Lärmkarte aushändigen lassen. Man erkennt so ganz genau, wie hoch die eigene Lärmbelastung in unserer Wohngegend ist. Darauf kann man unter Umständen in der nächsten Bürgerversammlung aufmerksam machen und auf Abhilfe dringen. Dies sind von Norden nach Süden:

Brunsbüttel	Bonn
Hamburg	Stolberg
Wilhelmshaven	Frankfurt
Bremerhaven	Erlangen
Bremen	Mannheim
Oldenburg	Ludwigshafen
Braunschweig	Saarbrücken
Ratingen	Heilbronn
Herne	Karlsruhe
Dortmund	Baden-Baden
Rheinberg	Ulm
Duisburg	Neuburg an der Donau
Hattingen	München
Düsseldorf	Bad Wörishofen
Leverkusen	Konstanz
Köln	Lindau

(*Quelle:* Materialien zum Immissionsschutzbericht 1977, Umweltbundesamt Berlin.)

Nichts Gutes von oben

Nicht nur diejenigen von uns die direkt in der Einflugschneise wohnen wissen um die Ruhestörung durch Flugzeuge. Obwohl beide sehr wohl schädlich sind, müssen wir die Flugzeuge in bezug auf die Lärmbelästigung in zwei Kategorien einteilen:

Die Verkehrsflugzeuge und die militärischen Düsenflugzeuge.

Das Durchbrechen eines Düsenflugzeuges der Schallmauer hat sicher schon jeder von uns erlebt. Das Knallen läßt uns zusammenzucken. Sensible Menschen lassen dann schon einmal einen Teller vor Schreck fallen. Wir werden nicht allein belästigt. Der Lärmschock sitzt tiefer. Wir werden psychisch und physisch krank. In einem solchen Schreckmoment kann man bei den Betroffenen oft

- Herzklopfen,
- Durchblutungsstörungen,
- Blässe,
- Zittern

und andere Symptome beobachten.

Dieser Überschallknall wurde aber auch schon als Verursacher – durch die übermäßige Schreckreaktion – von Todesfällen erkannt.

Ein Teppich, unter den man nicht kehren kann

Bei normalen Schall oder auch Unterschall, verebbt der Schall nach und nach. Sie sterben ab. Bei Überschall ist das anders. Hier summieren sich die Schallwellen. Sie erzeugen eine Schockwelle in der Form eines Kegels. An der Spitze dieses Kegels befindet sich die Spitze des Flugzeuges. Hinter dem Flugzeug folgt ihm auf dem Boden der sogenannte „Schallteppich“.

Dieser Teppich kann sich dann auf mehrere Quadratkilometer ausbreiten. Besonders laut ist es dabei direkt unterhalb des Flugzeuges. Treffen die Schallwellen auf den Boden auf, tritt eine plötzliche Luftdrucksteigerung auf. Und genau das erzeugt dann den schlimmen Knall.

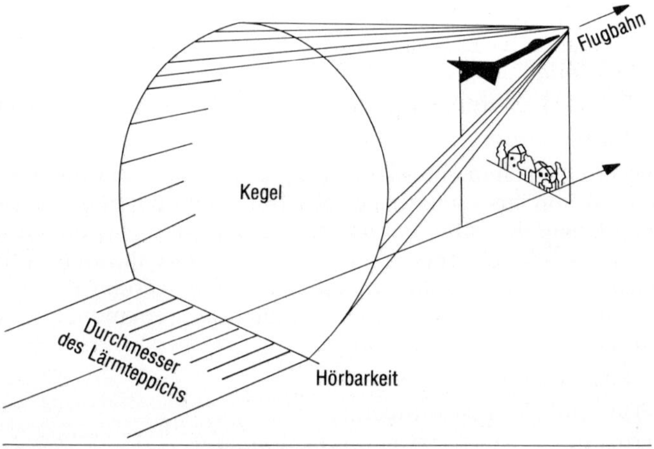

Verhalten der Schallwellen bei Überschallflugzeugen

Was kann man gegen die Lärmbelästigung tun?

Unter Umständen haben Beschwerden Erfolg. Besonders schlimm für uns ist doch, wenn die ganze Zeit ein Flugzeug übers Haus fliegt. Wir sollten die Flugzeuge, die die Schallmauer durchbrechen, ruhig einmal zählen. Diese Flugzeuge dürfen nämlich nicht so oft fliegen, wie sie wollen. Da gibt es ganz genaue Bestimmungen, an die sich die Bundeswehr halten muß.

- Auf einen Militärflugplatz dürfen nicht mehr als 25 Flugzeuge stationiert sein, um die Verkehrsdichte in Grenzen zu halten.
- Flugzeuge dürfen die Schallmauer nicht in jeder Höhe durchbrechen.
- Die Höhe liegt bei mindestens 11000 Metern.

Bombenanschläge auf München

1977 glaubten viele Münchner an einen Bombenanschlag, als einige Militärflugzeuge der NATO die Schallmauer in einer zu geringen Höhe durchbrachen. Klirrende und zerbrochene Fensterscheiben waren das Ergebnis.

Da wir uns schlecht eine Käseglocke überstülpen können und es auch keinen natürlichen Schutz gegen Lärm von oben gibt, hilft eigentlich nur eine Linderung durch zweckmäßige Planung.

Wie vehement Bürger für ihre Rechte und ihre Ruhe kämpfen können, zeigen die Aktionen beim Bau der Startbahn West in Frankfurt oder des Flughafens München 2 im Erdinger Moos.

Piloten werden durch Fliegen taub

Es sind aber auch nicht nur wir da unten, die den Lärm zu spüren bekommen. Auch die „Erzeuger" des Lärms, die Piloten, leiden unter dem Lärm. Nach über 5000 Flugstunden zum Beispiel sind ca. 25 Prozent der Piloten nicht mehr tauglich, weil sich ihr Gehör enorm verschlechtert hat. Bei den Piloten kommt allerdings auch noch der Lärm des Kopfhörers dazu, den sie immer tragen müssen.

Rentner durch Militärflugzeuge

Schon 1957 fällten amerikanische Gerichte ein interessantes Urteil, das Geschichte machte. Infolge der Beschallung, sprich des ungeheueren Lärms der Überschallflugzeuge, waren in einer Region viele Menschen schwerhörig geworden. Die amerikanische Militärversicherung mußte an 95000 Personen Renten zahlen.

Wer fühlt sich wovon belästigt

Im unmittelbaren Wohnfeld fühlen sich

- ca. 49% durch Straßenlärm belästigt,
- ca. 17% durch Fluglärm belästigt,

– ca. 6% durch Industrie und Gewerbelärm belästigt. (Zum Straßenlärm werden dabei auch der Eisenbahn- und Schienenverkehr gerechnet.)

Und weil wir gerade bei Statistiken sind. 1976 fühlten sich in der Stadt

– ca. 81% vom Verkehr,
– ca. 6% von der Industrie,
– ca. 4% von der Nachbarschaft,
– ca. 3% von Baustellen und
– ca. 7% der Einwohner von sonstigem Lärm

gestört.

Interessanterweise beschwerten sich im gleichen Jahr

– ca. 38% über Verkehrslärm,
– ca. 34% über Industrielärm,
– ca. 16% über die Nachbarschaft,
– ca. 8% über Baustellen und
– ca. 6% über Sonstiges.

(*Quelle:* R. Guski, „Kampf dem Lärm")

Lärm bekämpfen

Der Lärmschutz ist eigentlich keine Frage des Rechts mehr. Der Gesetzgeber kann den Lärm aber nicht unterbinden. Er kann ihn nur verbieten. Dabei wäre es viel wichtiger, dem Lärm Einhalt zu gebieten. Vorbeugende Schritte und Maßnahmen wären sicher am wirksamsten. Wenn wir es ganz genau nehmen, und das müssen wir, wenn es um unsere Gesundheit geht, garantiert uns der Artikel 2 Absatz 2 im Grundgesetz das Recht auf Leben und körperliche Unversehrtheit. Dazu gehört auch der Schutz vor Lärm. Aber nicht nur im Grundgesetz stoßen wir auf Verordnungen und Bestimmungen gegen Lärm. Auch andere Gesetze können wir auf Lärmbestimmungen untersuchen. Zum Beispiel:

– das Bürgerliche Gesetzbuch;
– das Handelsgesetzbuch;

- die Gewerbeordnung;
- die Versicherungsordnung;
- die Betriebsverfassungsgesetze und
- andere tarifliche Regelungen und Verträge.

So steht zum Beispiel in der Gewerbeordnung, daß der Arbeiter vor Schädigungen im Betrieb geschützt werden muß. Der Betrieb kann sich dabei nicht einfach auf die immensen Kosten berufen, die eine Verbesserung der Arbeitsplätze mit sich ziehen würde. Er muß den Betrieb „leiser" machen, wenn dies technisch möglich ist und wenn ihn die Umbaukosten nicht ruinieren würden.

Klar, daß fast jeder Unternehmer ruiniert wäre, wenn er auf eine Verbesserung angesprochen wird.

Billig ist das Umbauen von Unternehmen allerdings nicht

Das Umweltbundesamt hat 1977 einige Materialien zum Immissionsschutz herausgegeben. Unter anderem beinhalten sie die Mehrkosten für lärmarme Raffinerieanlagen.

Geräuscherzeuger:	Mehrkosten:
Luft-Rückkühlanlagen	13%
Prozeßöfen mit Zwangsluftfeuerung	16%
Gebläse inkl. Sekundärmaßnahmen	100%
Regelventile	15–200%
Dampfturbinen	5– 20%
Elektromotoren $n = 3000\,min^{-1}$	
Niederspannung	4– 10%
Hochspannung	6– 16%
Raffinerieanlage insgesamt	2– 5% (auf Bauwert)

Der Unternehmer eines solchen Betriebes muß nicht gleich eine umfangreiche Lärmsanierung durchführen. Aber er muß sich in jedem Fall an die eingangs aufgeführten Bestimmungen und Gesetze halten. Die Höchstwerte für die Lärmpegel sind verbindlich. Kann sich ein Betrieb einen notwendigen Umbau nicht leisten und bekommt er keine Zuschüsse, muß er schließen.

Man kann natürlich in einem Betrieb auch einiges über den Buchstaben des Gesetzes hinaus tun, denn die Arbeitsstättenverordnung des Bundesarbeitsministeriums von 1976 legt nur die Minimalforderungen in bezug auf die Lärmbelästigung des Arbeitnehmers fest.

Ärzte haben dem Lärm den Kampf angesagt

Gegen Lärm kann nur derjenige etwas unternehmen, der gut informiert ist. Jeder von uns kann das im täglichen Leben sein. In der Forschung sind dies aber vor allem:

- Mediziner;
- Architekten;
- Naturwissenschaftler;
- Raum- und Städteplaner;
- Wirtschaftswissenschaftler;
- Psychologen.

Diese Berufsgruppen können der Gesellschaft einen großen Dienst erweisen und helfen, den Lärm in den Griff zu bekommen. Hier stehen wir nämlich noch ganz am Anfang.

Unsere Umgebung muß leiser werden

Eines steht fest. Wenn wir unsere Entwicklung auf allen möglichen Gebieten weiter so vorantreiben, werden wir auch unsere Umgebung lauter machen. Darauf weist auch der Hartmannbund, einer der größten Ärztevereinigungen in der Bundesrepublik, hin. Er empfiehlt Umweltschutzgenossenschaften zu bilden, die Umweltverordnungen bewachen und für deren Einhaltung Sorge tragen.

Eine ärztliche Sachverständigengruppe der „Internationalen Vereinigung gegen Lärm“ hat aus dieser Angst vor dem Lärm der Zukunft sechs Leitsätze herausgegeben. Wir wollen uns einmal die wichtigsten Details dieser Leitsätze anschauen, denn diese Appelle von Ärzten, wie sehr der Lärm unsere Gesundheit bedroht, zeigen uns zusammenfassend auf, welche Gefahr der Lärm für uns darstellt.

Leitsatz Nummer 1

Der erste Leitsatz definiert allgemein, wann jemand gesund ist. Er lautet: Unter Gesundheit versteht die Weltgesundheitsorganisation den Zustand optimalen psychischen und physischen Wohlbefindens und nicht nur das Freisein von Krankheiten.

Aha. Nach dieser Definition müßten sicherlich 99 Prozent von uns krank sein. Und das sind wir auch. Wie schon angesprochen, kann schon der geringste Lärm unseren Körper organische oder seelische Schäden zufügen. Man kann also schon dann von krankmachendem Lärm sprechen, wenn nicht Menschen halbtot umkippen.

Leitsatz Nummer 2

Der Lärm muß in drei verschiedene Stufen eingeteilt werden.

- Die erste Stufe ist erreicht, wenn der Mensch durch Lärm belästigt wird.
- Die zweite Stufe ist erreicht, wenn eine Gefährdung des Menschen durch Lärm nicht auszuschließen ist.
- Die dritte Stufe kennzeichnet einen gesundheitschädlichen Lärm.

Wie leicht die eine Stufe auf die andere kommt ist uns nun sicherlich klar. Die Ärzte haben die einzelnen Stufen aber trotzdem genauer definiert.

Von einer Belästigung durch Lärm kann gesprochen werden, wenn die Ruhe oder das Wohlbefinden des Menschen zeitweise oder länger andauernd gestört wird. Das kann schon bei kleinen Dezibelstärken, wie im Büro, erreicht werden.

Ausschlaggebend für die Belästigung ist die Art und die Dauer der Lärmentwicklung.

Von einer Gefährdung durch Lärm kann gesprochen werden, wenn die tägliche Lärmbelästigung mehrere Stunden andauert. Die Stärke muß dabei nicht unbedingt ausschlaggebend sein, da auch schon kleine akustische Reize bei einem frisch operierten oder kranken Menschen die Gesundheit im höchsten Maße gefährden können.

Von einer Schädigung durch Lärm kann gesprochen werden, wenn Geräusche durch ihre Stärke und Häufigkeit das Wohlbefinden eines Menschen durch eine Summation von Stör- und Schreckreizen nachteilig beeinflussen. Auf gut deutsch heißt das, daß plötzlich auftretender starker Lärm, oder auch langanhaltender starker Lärm, wie in manchen Betrieben, die Gesundheit nachhaltig schädigen können. Dabei müssen die Schädigung nicht nur die Ohren betreffen, sondern können, wie gesagt, seelische oder organische Schäden hervorrufen. Da eine Gewöhnung an Lärm nicht möglich ist, sinkt die Gefährdung nicht bei einem Arbeiter, der schon seit soundso vielen Jahren in einem lauten Betrieb arbeitet. Im Gegenteil, der Lärm summiert sich und gerade dieser Arbeiter ist stark gefährdet.

Leitsatz Nummer 3

In diesem Leitsatz geht es um den wichtigen Schlaf. Um einen ungestörten Schlaf. Wie wichtig er ist, haben wir ja schon in einem vorangehenden Kapitel erfahren. Eine der ersten Forderungen des Lärmschutzes muß also die nach einem gesunden Schlaf sein.

Ein Erwachsener braucht im Durchschnitt acht Stunden Schlaf. Bei Kindern, Kranken und Erholungssuchenden muß diese Zeit natürlich wesentlich länger sein. Im jeden Fall muß es sich aber um ungestörten Schlaf handeln.

Damit der Schlaf nicht gestört wird, sollte jeder von uns sich an die Nachtruhezeiten zwischen 22.00 Uhr und 7.00 Uhr halten.

Diejenigen von uns, die schon in der Arbeit einer starken Lärmbelastung ausgesetzt sind, sollten noch längere Schlafenszeiten einhalten.

Besondere Bedeutung ist dem Lärmschutz in
- Wohngebieten,
- Krankenanstalten,
- Sanatorien,
- Kurbereichen,
- Erholungsgebieten,
- Schulen,
- und anderen Lehreinrichtungen

zuzusprechen.

Schlafentzug als Folter

Diese Folterung ist so alt wie die Geschichte. Um Geständnisse zu erreichen, werden die Gefangenen am Einschlafen gehindert. Die Widerstandskraft läßt nach. Man wird „weich".
- Wenn wir uns also nicht genügend Schlaf gönnen, foltern wir uns selber. Unsere Leistungsfähigkeit läßt nach.
- Wenn wir durch Geräusche nur „oberflächlich" schlafen, schaden wir unserer Gesundheit. Gerade Nachtarbeiter müssen hier aufpassen, da es am Tag natürlich immer ein bißchen lauter ist als in der Nacht.

Leitsatz Nummer 4

Medizinische Forschungsergebnisse haben einen Schallpegel festgelegt, der nicht überschritten werden sollte, wenn die Gesundheit nicht gefährdet werden soll, und der von Ärzte lieber noch ein wenig niedriger gesehen werden würde.

Die Schallpegel-Richtlinien lauten im einzelnen:

In Schlafräumen, bei geöffneten Fenstern	25–30 dB
In Krankenzimmern, bei geöffneten Fenstern	30–40 dB
In Kurräumen von Kurhotels bei geöffneten Fenstern	30–40 dB

In Pensionen, bei geöffneten Fenstern	30–40 dB
In ärztlichen Untersuchungszimmern	20–30 dB
In Wohnräumen tagsüber	45 dB
In Erholungsgebieten, Anlagen, Gärten	30–50 dB
In Lärmbetrieben möglichst nicht mehr als	80 dB
Bei Arbeiten mit dauernder hohen geistigen Belastung	25–45 dB
Bei Arbeiten mittlerer Konzentration	50–60 dB
Bei sonstigen Arbeiten	50–70 dB

Alle Werte beziehen sich auf die Geräusche, die direkt am Ohr des betreffenden Menschen gemessen werden und über längere Zeit andauern. Schulaufgaben bei lauter Musik sind also nicht möglich. Sie beeinträchtigen die Lernfähigkeit.

Auch mit dem Wecken sollte man etwas vorsichtig sein. Wacht man schreckhaft auf, kann das nicht nur den ganzen guten Schlaf kaputtmachen, sondern auch zu Verkrampfungen führen, die den ganzen Tagesablauf negativ beeinflussen.

Leitsatz Nummer 5

Der fünfte Leitsatz befaßt sich mit ärztlicher Beurteilung der Lärmwirkung auf verschiedene Menschen. Besonders zu beachten ist dabei, daß der Lärm nicht auf alle gleich wirkt. Darüber hinaus kann sich bei ein und demselben Menschen durch die momentane Lebens- und Umweltsituation die Lärmempfindlichkeit entscheidend ändern.

Neben den greifbaren Kriterien wie die Dauer der Geräuscheinwirkung, die Tageszeit sowie die Lautstärke und Frequenzangaben, müssen also noch weitere Anhaltspunkte für eine richtige Diagnose herangezogen werden. Folgendes sollte also berücksichtigt werden:

- Liegt bereits eine andere Krankheit vor, die nichts mit einer Lärmeinwirkung zu tun hat und auf eine langjährige nervöse Belastung zurückzuführen ist?
- Auf welche Lärmarten reagiert der Patient besonders stark und auf welche weniger?

- Besteht eine Konfliktsituation mit dem Lärmverursacher aus anderer Ursache?
- Schläft der Patient schlecht oder gut, und wie lange schläft er schon gut oder schlecht.
- Wie lange schläft der Patient im Durchschnitt?
- Klagt der Patient über Schlafunterbrechungen; kann er dann auch wieder gut einschlafen oder nicht?
- Welchen Beruf übt der Patient aus, welcher Lärmeinwirkung ist er dabei ausgesetzt?
- Wie gestaltet der Patient seine Freizeit?
- Wie gestaltet der Patient seinen Urlaub, und kann er sich dabei erholen?
- Leidet der Patient an Krankheiten, die eine höhere Lärmempfindlichkeit bedingen können?
- Kann sich der Patient in seinen eigenen vier Wänden dem Lärm entziehen?

Diese Hinweise sollten aber nicht nur dem Arzt helfen, sondern auch uns. Wir alle sollten die einzelnen Fragen durchgehen und uns fragen, ob das eine oder andere nicht auch auf uns zutrifft. Wir könnten dann unsere Lebensweise verändern und zum Beispiel einmal einen ruhigeren Urlaub verbringen oder selber auf Lärmverursacher verzichten.

Leitsatz Nummer 6

Der sechste und letzte Leitsatz befaßt sich mit den Behandlungsmöglichkeiten bei Lärmklagen. Der ärztlichen Beratung sind dabei die Hände zum größten Teil gebunden. Die Beseitigung der Lärmquelle steht meist nicht in der Macht des Arztes.

Die Behandlung kann sich also nur auf die innere Einstellung des Patienten zum Lärmverursacher oder den Lärmquellen konzentrieren. Erreicht werden kann das auf verschiedene Arten:

- durch Psychotherapie;

- durch Erklärung der Unvermeidbarkeit verschiedener Geräusche;
- durch die Anregung, die Lebensweise zu ändern und auf den Lärm abzustimmen;
- durch eine zeitweise beruhigende, schlafbegünstigende Schlaftherapie;
- durch einen Ortswechsel in eine ruhigere Umgebung.

Oft besteht die einzige Möglichkeit also darin zu lernen, mit dem Lärm zu leben.

Das Leben mit dem Lärm

Lärm umgibt uns überall. Auf der Straße, in der Wohnung und am Arbeitsplatz. Wir werden ihn nicht überall unterbinden können. An vielen Stellen ist er unvermeidbar.

An vielen Stellen ist er aber auch vermeidbar. Wir können es mit etwas mehr Rücksichtnahme ändern. Und unsere Politiker und Wissenschaftler können dies durch Erkennung der Dringlichkeit dieses Problems. Wir sollten also alle unseren Teil dazu beitragen, unsere Welt leiser und lebenswerter zu gestalten.

Teil 5:
GLOSSAR

Acrylnitril

Diese Verbindung ist ein wichtiger Ausgangsstoff für die Herstellung von Kunstfasern und Kunststoffen. In der Bundesrepublik ist es nicht mehr – wie in anderen Ländern – als Schädlingsbekämpfungsmittel im Handel. Im Tierversuch hat sich herausgestellt, daß Acrylnitril krebserregend ist.

Aflatoxine

Aflotoxine werden die Stoffwechselprodukte von Schimmelpilzen genannt. Sie schädigen unser Nervensystem und zählen zu den Giftstoffen, die Leberkarzinome verursachen. Schimmelpilze können sich überall dort verbreiten, wo warme Temperaturen und ausreichend Luftfeuchtigkeit herrschen. Bei uns sind am meisten Brot und Erdnußflips schimmelgefährdet. Ganz besonders große Ausmaße hat Aflatoxinleberkrebs in Zentralafrika angenommen, wo die meisten Getreideprodukte von diesem Giftstoff verseucht sind.

Was kann man also tun, um sich vor diesem giftigen Stoffwechselprodukt zu schützen: am meisten gefährdet sind wegen der großen Oberfläche bereits aufgeschnittenes Brot, auch wenn es mit Konservierungsstoffen behandelt worden ist. Bereits befallenes Brot muß sofort weggeworfen werden, und zwar ganz, denn der Schimmel kann sich im Brot sehr viel weiter ausbreiten, ohne daß wir ihn sehen können. Das gilt aber nicht für stark zuckerhaltige Lebensmittel. Der Zukker in Marmelade ist beispielsweise ein so starkes Konservierungsmittel, daß es ausreichend ist, die verschimmelten Stellen zu entfernen.

Vorsicht ist vor allem bei den Erdnußflips geboten. Sie sind die Aflatoxin-Quelle Nummer eins. Eine Stichprobe hat ergeben, daß 20 Prozent der Proben mehr Aflatoxin enthielten, als der Gesetzgeber erlaubt.

Agent Orange

Agent Orange ist die militärische Bezeichnung aus 2, 4, 5 -T und 2,4 Dioxin. Es kann erhebliche Verunreinigungen von 2, 3, 7, 8 TCDD enthalten, das als Seveso-Gift seine traurige Berühmtheit erlangt hat.

Diese gefährliche chemische Substanz wurde von den amerikanischen Streitkräften im Vietnam-Krieg zur Entlaubung der Wälder eingesetzt und hat dabei sehr schwere Umwelt- und Gesundheitsschäden verursacht. Es wurden von dem Gift nämlich nicht nur Wälder, sondern auch Menschen betroffen. In den nachfolgenden Jahren hat sich die Anzahl der Fehl- und Mißgeburten in diesem Gebiet vervielfacht. Aber auch die Soldaten, die oft sorglos, da unwissend, mit dem Agent Orange hantierten, haben Schäden davon getragen und unter ihren Kindern zeigen sich ähnliche Schädigungen wie bei vietnamesischen Kindern aus der Kriegsregion.

Aldrin

Aldrin gehört zur großen Familie der chlorierten Kohlenwasserstoffe. Es wird als Schädlingsbekämpfungsmittel vor allem gegen Insekten am oder im Boden angewendet. Außerdem dient es als Saatgutpuder und als kombiniertes Beizmittel.

Aldrin kann sich im Fettgewebe und damit in der Muttermilch anreichern. Außerdem wirkt es auf Bienen und Fische giftig. Für die Vogelwelt ist es gefährlich. Nutzinsekten werden ebenfalls getötet.

Bei uns Menschen kann eine Aufnahme geringer Mengen von Aldrin über eine längere Zeit hinweg Schädigungen der Leber und Nieren verursachen. Deshalb ist es in Deutschland vom Markt verschwunden.

Allergene

Allergene sind Substanzen, die nach wiederholter Berührung mit der Körperoberfläche oder nach der Aufnahme in unseren Organismus allergische Reaktionen hervorrufen können. Dazu gehören Hautausschläge, Heuschnupfen, Atembeschwerden bis hin zu Asthmaanfällen.

Als Allergen können viele Mittel wirken. Oft sind es Pollen und Sporen oder bestimmte Arzneimittel, Haushaltschemikalien (z. B. Wasch- und Reinigungsmittel) oder Nahrungsmittel wie Erdbeeren, Nüsse und Konservierungsstoffe.

Ameisensäure

Ameisensäure ist eine allgegenwärtige Substanz in unserem täglichen Leben. Die stechend riechende, stark ätzende und leicht flüchtige Flüssigkeit findet Verwendung als Textilhilfsmittel, in der Lederindustrie, und als Desinfektionsmittel für Bier- und Weinfässer. Sie hat außerdem antiseptische Eigenschaften und wird deshalb als Konservierungsmittel gebraucht.

Auch in unserem Haushalt findet man oft eine Flasche mit Ameisensäure. Aber man sollte mit diesem Entkalkungsmittel vorsichtig sein. Es darf nicht in Kinderhände gelangen. Ameisensäure verursacht

- starke Verätzungen der Haut und Schleimhäute,
- Reizungen der Atemwege,
- lebensgefährliche Verätzungen, wenn es verschluckt wird.

(Verhaltensmaßnahmen „wenn das Kind in den Brunnen gefallen ist“ siehe auch: Vergiftungen im Haushalt: Erste Hilfe)

Anilin

Anilin ist ein farbloses, sehr charakteristisch riechendes Öl. Es wird vor allem in der chemischen Industrie verwendet für die Herstellung von Farbstoffen, Sulfonamiden, Kunststoffen und Photochemikalien.

Anilin ist ein starkes Blut- und Nervengift. Wir nehmen es meist durch Hautkontakt, weniger durch Einatmen in uns auf. Die Folgen sind, daß es den Sauerstofftransport des roten Blutfarbstoffes verhindert. Eine Vergiftung äußert sich in

- Blässe,
- Schwindel,
- Mattigkeit,
- euphorische Zustände („Anilin-Pips").

Anilin ist auch für Tiere und Wasserpflanzen giftig.

„Anonyme Alkoholiker"

Die Anonymen Alkoholiker und andere Hilfsorganisationen für Alkoholkranke haben es sich zur Aufgabe gemacht, den Süchtigen zu helfen. Einer der ersten Schritte ist es meist, ihnen aus ihrer Isolation herauszuhelfen und die Gründe für ihre hochprozentige Flucht aus dem Alltag zu suchen. Vor allem bei den Anonymen Alkoholikern arbeiten auch „Ehemalige" an der Betreuung der Kranken mit. Mehr als jeder andere können sie verstehen, was ein Suchtkranker durchmachen muß. Wer selbst Schwierigkeiten oder einen Familienangehörigen hat, der zu tief ins Glas schaut, kann sich an folgende Kontaktadressen wenden:

- Zentrale der Anonymen Alkoholiker
  Postfach 17032
  4000 Düsseldorf 17
- Die Heilsarmee
  Divisionshauptquartier
  Talstraße 15, 2000 Hamburg 4
- Deutsche Zentrale gegen die Suchtgefahren
  Postfach 109
  Bahnhofstraße 2, 4700 Hamm, Tel.: (02381) 25855
- Verband deutscher Heilstätten für Suchtkranke
  Gebrüder-Grimm-Platz 4, 3500 Kassel
- Blaues Kreuz in Deutschland
  Oberwall 62, 5600 Wuppertal-Barmen
- Deutscher Caritasverband
  Referat Suchtkrankenhilfe
  Karlstraße 40, 7800 Freiburg

- Guttempler Orden
  Adenauerallee 48, 2000 Hamburg 1
- Kreuzbund
  Verband abstinenter deutscher Katholiken
  Jägerallee 25, 4700 Hamm
- Blaues Kreuz in der evangelischen Kirche
  Mathiasstraße 1, 4630 Bochum-Linden

Antibiotika

Antibiotika sind in Nährflüssigkeit abgeschiedene Stoffe von Bakterien und Pilzen. Ihre Eigenschaft besteht darin, bakterielle Krankheitserreger zu hemmen oder zu töten.

Eines der bekanntesten Antibiotika ist das Penicillin. Es wurde von dem Engländer Flemming 1925 entdeckt. Erst 1940 konnte das Penicillin aber in die Heilmittelproduktion aufgenommen werden. Bekämpft werden können mit den verschiedenen Antibiotika sehr viele Krankheiten. Von Tuberkulose und Pest reichen die Anwendungsgebiete bis zu der echten Grippe oder Typhus, Syphilis oder zum Beispiel Hirnhautentzündung. Die Palette ist weit gespannt.

Der Nachteil von Antibiotika besteht zum einen in der Giftigkeit. Über längere Zeit genommen, kann es sogar zur Schädigung der Gleichgewichtsnerven oder Hörnerven kommen.

Ein weiterer Nachteil ist, daß der menschliche Körper gegen Antibiotika resistent werden kann. Das Penicillin zum Beispiel ist heute nur noch gegen ganz wenige Krankheitserreger wirksam.

Trotzdem dürfen die Antibiotika als revolutionär in der Geschichte der Medizin angesehen werden.

Antimon

Antimon ist ein chemisches Element mit halbmetallischem Charakter. Es findet als Legierungsbestandteil von Blei und anderen Metallen zur Steigerung der Härte Verwendung. Man braucht das Antimon als Pigment für Farben und als Flammschutzmittel, für Textilien und Kunststoffe.

Langanhaltende Belastungen mit Antimon können die Herzfunktion negativ beeinflussen.

Antioxidantien

Antioxidantien sind organische Verbindungen, die meist als Konservierungsmittel eingesetzt werden. Sie unterbinden oder verlangsamen, daß Produkte wie Öle, Fette, Aromastoffe und Farben ranzig werden, verharzen, sich deren Geruch verschlechtert.

Es gibt bei den Antioxidantien natürliche Verbindungen wie das Lecithin, die Ascorbinsäure und das Carotin. Künstliche Antioxidantien sind beispielsweise das Butylhydroxytoloul-BHT, für Kaugummis, oder das Butylhydroxyansiol-BHA, für Marzipan und Kartoffelchips.

Appetitzügler

Viele von uns glauben, es mit dem reinen Willen alleine nicht schaffen zu können: das Abnehmen. Deshalb versuchen wir dann mit Pillen unseren Organismus auszutricksen. Die als Appetitzügler bezeichneten chemischen Abmagerungsmittel wirken auf das Hypothalamus. Das ist ein Region im Zwischenhirn, in der auch das Appetitzentrum liegt. Diese Wirkstoffe in Appetitzüglern aber wirken ebenfalls auf das zentrale Nervensystem. Deshalb sind bei einer langzeitigen Anwendung fast immer unerwünschte Nebenwirkungen zu erwarten bis hin zu schweren Gesundheitsstörungen. Besonders ein Präparat führt zu einer Erhöhung des Blutdrucks im sogenannten Lungenkreislauf und wurde für mehrere Todesfälle verantwortlich gemacht.

Arsen

Arsen gehört zu den „klassischen" Giften. Abgesehen von den Schwefelverbindungen sind alle giftig. Früher dachte man, daß ganz geringe Dosen dem Essen beigegeben, die Leistung steigern könnten. Vor allem aber wurden im Mittelalter die meisten Giftmorde mit Arsen ausgeführt. Die akute Vergiftung verläuft wie folgt:

- Kopfschmerzen;
- Übelkeit mit Erbrechen;
- Durchfall;
- Krämpfe ähnlich wie bei der Cholera;
- kann rasch zum Tod führen.

Die chronische Vergiftung äußert sich in:

- Nervenentzündungen;
- Lähmungen;
- Schleimhautreizung besonders der Augen und Luftwege.

Arsen wird zur Herstellung von Farben und Schädlingsbekämpfungsmitteln verwendet. In häufigen, kleinen Dosen kann es zu Krebs führen. Das zeigte sich bei Winzern an der Mosel, oft die an der sogenannten Winzerkrankheit litten, weil sie viel mit arsenhaltigen Schädlingsbekämpfungsmitteln arbeiteten. In den Orten mit Weinbau nämlich lag die Haut- und Lungenkrebsrate extrem hoch, in den benachbarten Gemeinden ohne Weinbau dagegen war sie normal.

Früher spielten Arzneimittel mit organischen Arsenverbindungen eine Rolle. Besonders das Salvarsan zur Bekämpfung der Syphilis muß erwähnt werden. Arsenik, das bereits beim Einatmen und bei Hautkontakt giftig wirkt, wurde als „Fowlersche Lösung“ in geringer Dosierung bei Blutarmut und Ekzemen gegeben.

Asbest

Asbest zählt der Handvoll industriell stark eingesetzter Stoffe mit dem höchsten Krebspotential. Dieses natürlich vorkommende fasrige Mineral besteht vorwiegend aus Magnesiumsilikat und enthält Eisen-, Magnesium-, Aluminium-, Calciumoxide, Siliciumdioxide und anderes mehr. Von technischer Bedeutung ist vor allem Weißasbest (Chrysotil) und in geringerem Umfang auch Blauasbest (Krokydolith) und Amosit, von denen in der Bundesrepublik Deutschland jährlich etwa 200000 t eingesetzt werden. Hauptsächlich dient es für die Herstellung von Asbest-Zement (Dachplatten, Feuerschutzwände, Bodenbelege, Fassadenelemente, Flurunterdecken, Blumenkästen . . .). Außerdem findet man Asbest in Brems- und Kupplungsbelägen, Autoreifen, Spachtelmassen, Fensterkitten, Dichtungsmaterialien, Feuerschutztextilien, Talkum. Insgesamt sind rund 3000 Anwendungsbereiche für Asbest bekannt. In unsere Nahrungskette gelangt es weltweit durch Getränke, darunter in größten Konzentrationen beispielsweise im italienischen Vermouth, da eine Vielzahl dieser Getränke mit Hilfe von Asbestfiltern gereinigt wird.

Obwohl die Gefährlichkeit von Asbest bereits seit langem bekannt ist, wurden Krebsfälle von Asbest erst spät als Berufskrankheiten anerkannt. Arbeiter, die mit Asbest täglich in Berührung kommen, haben ein mindestens zwei- bis dreimal höheres Risiko an Darmkrebs zu sterben, wie ihre Kollegen anderer, asbestfreier Industriezweige. Etwa ein Fünftel aller Krebserkrankungen dieser Arbeiter gehen auf das Konto von bösartigen Magen- und Darmtumoren. Man nimmt an, daß die Arbeiter die eingeatmeten Astbestfasern mit dem Speichel herunterschlucken. Weitere tödliche Erkrankungen sind Asbestose, Lungen-, Rippenfell- oder Bauchfellkrebs. Nach niedrig angesetzten Schätzungen der EG-Kommission sterben in der Europäischen Gemeinschaft derzeit jährlich etwa 500 Personen an Krebs infolge von Asbesteinwirkungen, wobei Raucher stärker gefährdet sind als andere Personengruppen.

Die Zahl der Erkrankungen, die asbestbedingt sind, nimmt jedoch zu. Nicht nur bei der Verarbeitung von Asbest ist eine Staubentwicklung möglich, auch Verwitterung, Erosion, Korrosion, Zerstörung und Ablagerung von asbesthaltigen Produkten tragen zu einer Belastung unserer Umwelt mit dem fasrigen Mineral bei. Teilweise kann das Fünfundzwanzigfache des zulässigen Wertes dabei erreicht werden. Dies war zum Beispiel für Schweden Grund genug, Fußbodenbeläge mit Asbest zu verbieten.

Asbest kann jedoch nicht nur über die Atemorgane in unseren Organismus gelangen, was das folgende Beispiel deutlich beweist. In dem amerikanischen Lake Superior wurden in den siebziger Jahren große Mengen des Problemmülls Asbest versenkt. Untersuchungen bei Anwohnern des Sees, die von ihm ihr Trinkwasser bezogen, ergaben deutlich, daß die gefährliche Faser auch in den Urin gelangt. Daraus läßt sich schließlen, daß sie nicht mit dem Stuhl ausgeschieden werden, sondern in die Magen- und Darmschleimhäute eindringen, in andere Organe wandern können und dort ebenfalls Krebs verursachen.

Lange Zeit hat die Asbest-Industrie die gefährlichen Nachteile ihrer Produkte natürlich geleugnet. Zuletzt hat sich aufgrund einiger Studien das Umweltbundesamt trotzdem zu Maßnahmen entschlossen, die nicht nur die etwa 50000 Asbest-Werker, sondern uns alle vor den Asbestfasern schützen werden:

- Asbest in Spritzmaßnahmen ist bereits verboten;
- seit 1984 darf Asbest auch nicht mehr verwendet werden in Isolier- oder Dämmstoffen für den Brandschutz, Wärmeschutz, Schallschutz, Kälteschutz, Feuchtigkeitsschutz, Elektroschutz; in Asbestzementleichtbauplatten, Hitzeschutztextilien (mit Ausnahmen), Pappen und Papieren (mit Ausnahmen), Dachdichtungsbahnen, Filtern für Gase, Anstrichstoffen, Bindemitteln (auch Unterbodenschutz), Füllmitteln, Mörtel- und Spachtelmassen, Kitten, Klebstoffen, Straßendecken, Wand- und Bodenbelägen und in Spielzeug;
- zwischen 1985 und 1990 werden Asbestzement-Einzelprodukte (Blumenkasten, Behälter, Gartentische etc.), Scheibenbremsbeläge, Kupplungsbeläge, Flüssigkeitsfilter für Getränke vom Markt verschwinden;
- 1990 ist das Stichjahr für Asbestzement-Hochbauprodukte (Dach- und Fassadenplatten, Asbestzementrohre für den Hausbereich, Hitzeschutzkleidung);
- für Asbestzementrohre im Tiefbau, Dichtungen und Kompensatoren ist den Herstellern kein Termin genannt worden.

Bakterien

Bakterien sind nur unter dem Mikroskop sichtbare kleine Lebewesen. Vergrößert haben diese Bakterien verschiedene Formen:

- Kugelform.
  Das sind die Erreger für Lungenentzündung, Gehirnhautentzündung, Tripper, Wundrose oder Scharlach. (Man unterscheidet hier wieder nach Strepto-, Diplo-, Meningo- oder Pneumokokken.)
- Stäbchenform.
  Das sind die Erreger für Typhus und Parathypus, Enteritis und Ruhr, Rotz, Bang, Tularämie, Pest, Diphtherie oder Tuberkulose.
- Schraubenform.
  Das sind die Erreger Cholera, Syphilis, die ostasiatische Rattenbißkrankheit Sodoku und das Rückfallfieber. Man unterscheidet hier die Vibrionen, Spirillen und Spirochaeten.

Interessant ist, daß nicht alle Bakterien schädlich sind, es gibt sogar welche, die sind für den menschlichen Körper unentbehrlich. Es sind die Saprophyten, die Faulbakterien oder Gärbakterien.

Bandwurm

Der Bandwurm ist ein platter Wurm aus Kopf und Gliedern. Es gibt vier verschiedene Arten:

- Rinderbandwurm;
- Schweinebandwurm;
- Fischbandwurm;
- Hundebandwurm.

Beim Rinder-, Schweine- und Fischbandwurm wird die Larve mit rohem Fleisch aufgenommen. Erst im Darm bildet sich dann der eigentliche Wurm. Er kann über zehn Meter lang werden.

Die Symptome bei diesen drei Arten sind Leibschmerzen. Außerdem magert der Kranke stark ab, obwohl er mehr als normal ißt. Beim Fischbandwurm kann eine gefährliche Blutarmut dazukommen.

Beim Hundebandwurm ist der Mensch der „Zwischenwirt". Das heißt, daß der Mensch die Larve beherbergt und sich der Wurm im Darm des infizierten Tieres entwickelt. Infiziert werden können aber nicht nur Hunde. Es sind:

- Hunde;
- Fuchs;
- Katze;
- Wolf;
- Schakal.

Die Tiere stecken sich durch rohe Innereien von Rind oder Schaf an. Der Wurm, der eine Länge bis zu sechs Metern erreichen kann, kann sich aber auch im Gehirn, in der Leber, in der Lunge oder einem anderen Organ entwickeln. Er wächst dort zu Echinokokken. Das sind kindskopfgroße gefüllte Blasen. Die Symptome sind Erbrechen, Koliken und Überempfindlichkeitsquaddeln.

Benzoesäure

Benzoesäure finden wir oft auf Lebensmittelnverpackungen als Konservierungsstoff angegeben. Diese geruch- und farblose organische Säure hat nämlich fungizide (pilztötende) und bakterizide Eigenschaften.

Allerdings können die Benzoesäure und ihre Salze in den damit konservierten Lebensmitteln deren Geschmack leicht verändern. Deshalb wird ihre Verwendung eingeschränkt und dafür andere Konservierungsstoffe wie die Ascorbinsäure verwendet.

Benzolhexachlorid

Das Benzolhexachlorid ist auch unter der Bezeichnung Hexachlorcyclohexan (HCH) oder unter dem Handelsnamen

Landan und Gammexan bekannt. Es handelt sich dabei um ein schnell wirkendes Berührungsgift zur Abtötung von Insekten. Da es auf Warmblütler nur eine geringe Wirkung zeigte, wird es vielfach als Ersatz für das mittlerweile verbotene DDT als Pflanzenschutzmittel verwendet.

Heute ist aber bekannt, daß sich dieses Gift beim Menschen im Fettgewebe anreichert und ebenfalls im Nervensystem, in verschiedenen Drüsen und in den Geschlechtsorganen gespeichert wird. Zusammen mit anderen Umweltgiften kann dies zu schleichenden Körperschäden (Krebs . . .) führen. Über die Muttermilch wird es an den Säugling weitergegeben.

Bewegung

Körperliche Bewegung ist eine ganz wichtige Voraussetzung für unsere Gesundheit. Unser Kreislauf wird viel zu wenig gefordert. Einmal am Tag mindestens sollte unser Puls auf 130 Schläge pro Minute beschleunigt werden, sonst machen wir auch bei einer geringen Belastung schlapp. Dazu muß man kein Hochleistungssportler sein. Regelmäßige Gymnastik oder ein Sport, der einem Spaß macht, bringen uns in Schwung. Außerdem gibt es während unseres Tagesablaufes viele Möglichkeiten, ein wenig fitter zu werden. Lassen wir einfach einmal den bequemen Aufzug links liegen und gehen zu Fuß, genauso wie wir für kleine Erledigungen kein Auto brauchen sondern auf Schusters Rappen zur Post gehen können oder einfach einmal einen Sonntagsausflug mit dem Fahrrad abseits der abgasverseuchten Hauptstraßen machen.

Bilharzia

Als Erreger endemischer Seuchen hat der Bilharzia-Egel nach Schätzungen der Weltgesundheitsorganisation bislang 200 Millionen Menschen befallen und bedroht weitere 600 Millionen. Der Egel gehört in die Gattung der Saugwürmer. Seine Larven leben in Binnengewässern, vor allem in Afrika, Südamerika und Ostasien. Kommen Menschen mit einem solchen Wasser in Berührung, können die Larven durch die Haut eindringen. Der Wurm wächst im Urogenitaltrakt heran und legt Eier ab, was zu Geschwüren und Entzündungen führt. Das „ägyptische Blutharnen“ ist eine Folge der Erkrankung.

Der deutsche Arzt Bilharz erforschte sie um die Mitte des vergangenen Jahrhunderts während seines Aufenthaltes in Ägypten. Von der Bilharzia japonica, die sich hauptsächlich in der Leber ansiedelt, werden auch Tiere befallen. Zwischenwirte spielen eine unentbehrliche Rolle. Für die Bilharzia sind es Wasserschnecken. Die Weltgesundheitsorganisation hat zu einem weltweiten Feldzug gegen die Bilharzia aufgerufen. Durch die Ausrottung der Schnecken soll der Fortpflanzungskreislauf unterbrochen werden.

Einen hundertprozentigen Schutz vor Bilharzia gibt es bislang noch nicht. In gefährdeten Gebieten aber sollte man nicht

- in Seen, Bächen, Flüssen und Schwimmbecken, die Frischwasserzufuhr haben, baden,
- sich mit ungekochtem Wasser waschen oder Zähneputzen und
- ungekochtes Wasser trinken.

Biologische Arbeitsstofftoleranzwerte (BAT-Werte)

Sie geben die höchstzulässigen Mengen eines Arbeitsstoffes oder eines seiner Stoffwechselprodukte z.B. in unserem Blut, Harn, der Luft aus den Lungenbläschen (Alveolarluft) an. Der BAT-Wert darf nicht überschritten werden. Nach dem heutigen Stand der wissenschaftlichen Erkenntnisse ist dann die Gesundheit der Beschäftigten nicht gefährdet.

Die BAT-Werte werden von der Senatskommission zur Prüfung gesundheitschädlicher Arbeitsstoffe der Deutschen Forschungsgemeinschaft festgelegt.

Blauer Engel

Die Plakette mit einem „Blauen Engel“ auf einem Konsumprodukt deutet nicht etwa auf ein verruchtes Nachtlokal hin. Es ist die Initiative des Bundesinnenministeriums zur Förderung besonders umweltfreundlicher Produkte. Verbraucher sollen über umweltfreundliche Einkaufsmöglichkeiten informiert sein, Hersteller sollen das Umweltzeichen, wie diese Plakette auch genannt wird, in der Werbung einsetzen. Die Kriterien dafür, wann ein Artikel mit diesem Zeichen versehen wird, werden in Expertenanhörungen erarbeitet und von einer unabhängigen Jury Umweltzeichen beschlossen. Interessierte Hersteller müssen mit dem RAL Deutsches Institut für Gütesicherung und Kennzeichnung e.V. einen Zeichennutzungsvertrag abschließen. Neuvorschläge nimmt das Umweltbundesamt entgegen. Die Produkte, die teilweise bislang mit dem „Blauen Engel" ausgezeichnet worden sind, sind: runderneuerte Reifen, Mehrwegflaschen, Altglascontainer, fluorkohlenwasserstoffreie Spraydosen mit Körperpflegemitteln, Hygiene-Krepp aus Altpapier, lärmarme Motorrasenmäher, lärmarme Staubsauger, lärm- und rußemissionsarme Omnibusse und Lkw, emissionsarme Ölzerstäubungsbrenner, asbestfreie Bodenbeläge, asbestfreie Bremsbeläge, schadstoffarme Lacke, salzfreies, abstumpfendes Streugut, Zinn-Luft-Batterien, Recyclingpapier, recyclinggerechte Druckerzeugnisse, blei- und chromatarme Anstrichstoffe für den Korrosionsschutz, Pflanzentöpfe aus Altstoffen, lärmarme und langlebige Schalldämpfer, asbestfreie Kupplungsbeläge und Autogasanlagen.

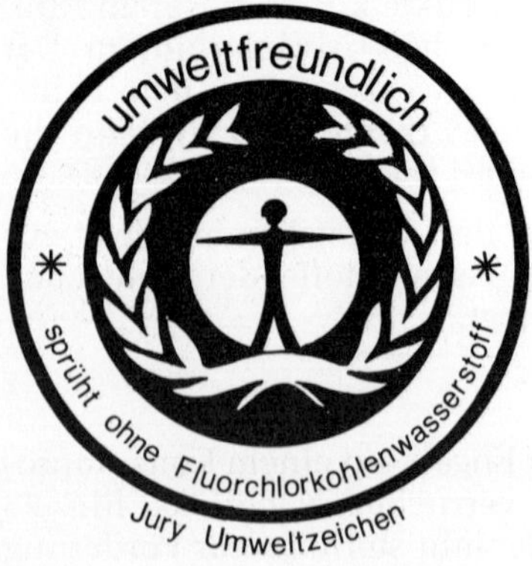

Der blaue Umweltengel steht für umweltfreundliche Produkte.

Blausäure

Blausäure ist der volkstümliche Ausdruck für Cyanwasserstoffe. Es ist ein farbloses Gas, das sich durch seinen typischen Bittermandelgeruch verrät. Allerdings gibt es Menschen, die ihn nicht wahrnehmen können.

Vor allem die Kunststoffherstellung braucht Blausäure (Plexiglas). In großen Mengen werden die Salze der Blausäure, die Cyanide, in der Metallverarbeitung eingesetzt. Blausäure und Cyanide sind starke und schnell wirkende Gifte, die wir über die Atmungsorgane, den Magen-Darm-Trakt oder durch Hautkontakt aufnehmen können. Sie

- blockieren die Zellatmung,
- können zum Tod durch Atemlähmung führen.

Bereits sehr geringe Konzentrationen von Cyanwasserstoffen und Cyaniden, die löslich sind, können Wasserorganismen schädigen.

Blei

Blei ist ein graues weiches Metall. Der Schmelzpunkt liegt bei 327,4° Celsius und der Siedepunkt bei 175° Celsius. Das Blei war den Ägyptern schon vor 5000 Jahren bekannt. Heute wird es besonders wegen seiner hohen Korrosionsbeständigkeit geschätzt. Verwendung findet es unter anderem als Überzug von unterirdischen Kabeln, als Schutz gegen radioaktive Strahlen und Röntgenstrahlen. Als Antiklopfmittel wird es auch dem Benzin zugesetzt. Durch die Autoabgase gelangt es dann in die Umwelt.

Da Blei sehr giftig ist, ist die Forderung nach bleifreiem Benzin mehr als berechtigt. In den Vereinigten Staaten von Amerika zum Beispiel ist das bleifreie Benzin schon längst eingeführt.

Bei den Menschen wird durch das Blei das Nervensystem angegriffen und die Blutbildung in Mitleidenschaft gezogen. Besonders gefährlich ist es für Schwangere und Neugeborene.

Die wichtigsten Förderländer für Blei sind die USA, UdSSR, Australien, Mexiko, Kanada, Peru, Spanien und Jugoslawien. In der Bundesrepublik Deutschland wird Blei im Harz und Westfalen abgebaut.

Cadmium

Das Cadmium ist ähnlich dem Zink. Es ist ein silberweißes, glänzendes, weiches Metall. Der Schmelzpunkt liegt bei 321° Celsius und der Siedepunkt bei 766° Celsius. In allen chemischen Verbindungen ist es giftig und gefährdet die Umwelt. Verwendet wird es zum Beispiel zur Absorption von Neutronen in Kernreaktoren, als Korrosionsmittel und zum Einfärben von gelben bis roten Kunststoffen wie PVC.

Enthalten ist Cadmium in Erdöl und Kohle, wird aber meist elektrolytisch aus Zinkblende oder Zinkcarbonat gewonnen. In die Umwelt gelangt das Cadmium durch Müllverbrennungen oder Bergwerke. Ist es vom menschlichen Körper aufgenommen, reichert es sich dort an. Die Folgen sind schwerste Nieren- und Lungenschäden. Cadmium kann vom menschlichen Körper zwar leicht aufgenommen, aber sehr schwer abgebaut werden.

In der japanischen Provinz Fuchu wurden bei einer epidemieartigen Cadmiumverseuchung meist ältere Frauen von der sogenannten Itai-Itai-Krankheit betroffen. Von 223 bekanntgewordenen Erkrankten starben 56 unter qualvollen Schmerzen. Die feste Knochensubstanz wurde abgebaut. Das Wasser war von einer Zinklagerstätte mit Cadmium verseucht worden.

In den meisten westlichen Ländern gibt es strenge Bestimmungen über die Verwendung und Benutzung von Cadmium.

Chloramphenicol

Das Chloramphenicol, ein Antibiotikum, wurde 1947 entdeckt. Zwei Jahre später gelang die billige chemische Synthese dieses Stoffes. Nachdem Tierversuche (Fütterungsversuche) die Unbedenklichkeit des neuen Medikaments bestätigte, wurde es beim Menschen als sogenanntes Breitbandantibiotikum angewendet.

Bereits 1950 wurde der erste Todesfall nach einer Chloramphenicol-Therapie festgestellt. Das Medikament geriet zurecht in Verruf, denn in der folgenden Zeit häuften sich die Fälle, darunter Kinder, die nur wenig von diesem Medikament eingenommen hatten und an einer unheilbaren Blutkrankheit starben. Es handelt sich dabei um die sogenannte aplastische Anämie. Das Knochenmark wird zerstört durch das Chloramphenicol und kann keine Blutzellen mehr bilden. Zugleich tritt Blut aus Haut und Organen aus.

Heute, oder besser gesagt seit 1954, wird Chloramphenicol nur noch bei lebensbedrohlichen, schwersten Erkrankungen angewendet. Dazu gehören akuter Typhus und bestimmte Formen eitriger Meningitis, bei denen risikoärmere Antibiotika nicht gegeben werden können.

Nachdem Chloramphenicol zwar nicht mehr in der Humanmedizin gang und gäbe ist, sind wir die Sorgen damit noch lange nicht los. Vor allem wegen seines günstigen Preises wird es gerne – natürlich illegal – bei der Fleischmast verwendet. Etwaige Rückstände des Medikamentes im Fleisch können beim Verbraucher grundsätzlich dieselben Schädigungen auslösen wie eine direkte Behandlung mit der Arznei.

Chlorgas

Unter Normalbedingungen ist elementares Chlor ein aus zweiatomigen Molekülen bestehendes Gas. Es ist äußerst reaktionsfähig mit einem stechenden Geruch und ist grüngelb.

Die Palette seiner Anwendung ist groß. Es dient unter anderem zur Desinfektion von Trinkwasser, zum Bleichen (zum Beispiel von Papier) sowie zur Herstellung organischer und anorganischer Chlorverbindungen wie Chlorophorm oder Salzsäure.

Chlorgas ist bereits in sehr kleinen Mengen zu erkennen. Bereits ein zehntausendstel Prozent Chlorgas in der Atmosphäre reizt, wenn man es einatmet, die Atmungsorgane und ist am Geruch zu erkennen. Eine Konzentration von einem tausendstel Prozent verätzt die Luftwege und die Lungenbläschen schwer. Ein Chlorgasgehalt von einem hundertstel Prozent kann nach längerem Einatmen tödlich wirken.

Chlorgas wurde im Ersten Weltkrieg als „Kampfgas“ eingesetzt. Am Arbeitsplatz sind heute maximal 0,5 tausendstel Promille Chlorgas in der Luft erlaubt. Trotzdem kommt es immer wieder zu Unfällen. Im November 1979 strömte aus einem Kesselwagen Chlorgas aus und gefährdete die Bevölkerung der kanadischen Stadt Toronto.

Chloride

Als Chloride bezeichnet man die Salze der Salzsäure. Eines von ihnen ist das Natriumchlorid. Es ist auch unter dem Namen Kochsalz bekannt. Es wird durch Verdampfen von natürlicher Sole oder Steinsalzlösung gewonnen. Tafelsalz besteht zu gut 97 Prozent aus Natriumchlorid. Eine extreme Senkung des Kochsalzspiegels im Blut, kann zu schweren Krankheiten führen. Zum Beispiel zu Bluthochdruck.

Gefährlich können diese Salze dem Menschen aber auch werden, wenn sie die Leitungen, wie zum Beispiel Wasserleitung, angreifen und Schermetalle wie Blei oder Cadmium lösen. In früheren Jahren führte diese Tatsache zur „Dienerkrankheit“. Sie wurde so benannt, weil die Bediensteten als erste das über Nacht in der Leitung gestandene Wasser tranken. Der Gehalt an Schwermetalle war zu diesem Zeitpunkt natürlich am größten.

Cholera

Die Cholera ist eine Infektionskrankheit, bei der der tiefste Teil des Dünndarms entzündet ist. Die Krankheit beginnt dann mit Durchfall, Erbrechen und Bauchschmerzen. Die Folge der dabei entweichenden Flüssigkeit sind in erster Linie Krämpfe, Ausdörren der Haut und eine heisere Stimme.

Die Infektion erfolgt durch die Nahrungsaufnahme. In erster Linie durch Trinkwasser oder durch Kontakt zu Fäkalien. Die Inkubationszeit beträgt zwei bis fünf Tage. Es gibt aber auch infizierte Personen, die nicht erkranken. Bewiesen hatten dies Pettenkofer und sein Assistent Emmerich in einem waghalsigen Selbstversuch.

Zur Behandlung. Sie richtet sich vor allem auf die Kreislaufstabilisierung. Stimulierende Mittel wie Kaffee oder Glühwein, heiße Bäder, leichte Kost und Herz- und Kreislaufmittel sollten eingesetzt werden. Außerdem ist Bettruhe einzuhalten. Der Kranke muß isoliert werden. Auch alle Ausscheidungen müssen streng desinfiziert werden.

Eine Schutzimpfung ist möglich. Sie hält zwar nur sechs Monate vor, verringert die Ansteckungsgefahr aber auf ein dreißigstel. Sollte man dann allerdings trotz dieser Impfung erkranken, beschützt einen die Impfung allerdings nur zu 40 bis 60 Prozent vor dem Tod.

Die Cholera stammt aus Indien und hatte ihre erste große Epidemie in Europa 1817. Bei der zweiten 1831 in Paris starben knappe 20000 Einwohner. Das entspricht zwei Prozent der gesamten Einwohnerzahl. Die dritte Epidemie fand 17 Jahre später statt. 1892 starben bei einer Massenerkrankung in Hamburg von den 16000 Erkrankten mehr als die Hälfte. Die Ursache war eine einzige verseuchte Wasserleitung.

Geschichtlich interessant dürfte noch die Tatsache sein, daß die preußische Armee bei ihrem Feldzug 1866 mehr Soldaten durch die Cholera verlor, als durch den Feind.

Creme

Für Cremes gilt das gleiche, wie für jede andere Kosmetik, je einfacher und natürlicher, desto besser. Man sollte keine Creme mit Konservierungsstoffen verwenden. Alle diese Konservierungsstoffe sind eiweißfeindlich, denn die sollen lästigen Bakterien – die aus Eiweiß zusammengesetzt sind – abtöten. Diese Stoffe aber bringen das biologische Gleichgewicht auf unserer Haut durcheinander. Die Haut verfügt dann über weniger oder gar keine Abwehrstoffe, um sich gegen Krankheitserreger zu schützen. Das ist mit der Grund für die immer zahlreicher auftretenden Allergiekrankheiten.

Eine gute Creme benötigt im Grunde genommen nur zwei Bestandteile: Wasser und natürliches Fett. Dazu gehört Lanolin, das man auch in der Schafwolle findet. Nur pflanzliche und tierische Fette haben die Fähigkeit in unsere Hornschicht einzudringen, sie zu befeuchten und zu glätten. Findet sich jedoch mineralisches Öl in der Creme, bleibt dieses nur an der Hautoberfläche und pflegt unsere Haut nicht ganz. Außerdem können solche Fette, die aus Erdöl hergestellt werden, ebenfalls Allergien hervorrufen.

Hinweise, daß ein Zusatz von Vitaminen in einer Creme die Haut besonders gut pflegt, elastisch macht und Falten und Fältchen verschwinden läßt, sind bislang nicht gefunden worden. Vielmehr werden diese Vitamine von der Haut aufgenommen, durchdringen sie aber ganz und werden wieder ausgeschieden, ohne ihr „wundervolles" Werk vollbracht zu haben.

Dezibel

Dezibel ist die Maßeinheit für Lärm. Es mißt die Akustik und elektrische Leitungs- und Verstärkertechnik. Außerdem gibt das Dezibel den Grad der Dämpfung oder Verstärkung einer Schwingung wieder.

Der Lärmwert steigert sich dabei nicht linear, sondern proportional dem dekandischen Logarithmus. 20 dB entsprechen also nicht dem doppelten von 10 dB. Vielmehr entsprechen 10 dB = 10 : 1 und 20 dB 100 : 1. Also bedeutet 10 dB ein Verzehnfachung der Lautstärke und 20 dB eine Verhundertfachung der Lautstärke.

Dioxin

Die für Mensch und Tier gefährliche Wirkung des Seveso-Gifts ist bereits seit über 80 Jahren bekannt. Theoretisch sind etwa 80 Dioxine möglich. Bei dem Seveso-Gift handelt es sich um das 2, 3, 7, 8-Tetrachlor dibezo-para-dioxin. In der chemischen Kurzformel wird es TCDD genannt. TCDD gilt als eine der giftigsten, wenn nicht die giftigste synthetisch hergestellte Substanz. Schon ein tausendstel Gramm pro Kilo Körpergewicht können für den Menschen tödlich sein, behaupten Experten. Chronische Vergiftungen werden schon von sehr viel geringeren Mengen (ein millionstel bis ein milliardstel Gramm) hervorgerufen.

In den Tierversuchen zeigt sich als Folge von Dioxin-Vergiftungen allgemein

- Leberkrebs,
- Schädigungen der Geschlechtsorgane,
- Lungenödeme,
- Mißbildungen und Tod von Föten.

Eine der ersten bekannten Krankheiten, die auf Dioxin zurückzuführen ist, ist die Chlorakne. So bezeichneten Ärzte um die Jahrhundertwende jenen bösartigen pockenähnlichen Ausschlag. Er wird von Übelkeit, Schwindelgefühl und langfristig auch von Leberschädigungen begleitet. Es wurden vor allem Arbeiter befallen, die in Chlorfabriken tätig waren. Die Ursache für diese immer wieder in chemischen Werken auftretenden Erkrankung wurde allerdings erst 1956 geklärt. Es sind eben diese Dioxine, die bei der Produktion von Unkrautvernichtungsmitteln, aber auch von Ausgangsstoffen für Kosmetika, entstehen.

Das akut giftige, krebserzeugende und erbgutschädigende TCDD ist darüber hinaus ein hochgradig persistenter Stoff, der sich in biologischen Geweben anreichert (Akkumulation).

Durchfall/Diarrhoe

Der medizinische Ausdruck für Durchfall ist Diarrhoe. Es ist eine vorübergehende Störung des Magen-Darm-Trakts. Ständiger Durchfall tritt bei chronischer Gastritis, einer Entzündung der Magenschleimhaut, nach Typhus, Cholera, Tuberkulose und Ruhr auf. Aber auch besonders labile Menschen können bei Angstzuständen Durchfall bekommen.

Besonders gefährlich kann Durchfall bei Kleinkindern und speziell Säuglingen werden. Säuglinge werden dann besonders unruhig, schreien viel, werden blaß und sehen richtig eingefallen aus. Es kann zu 15 bis 20 schleimartigen Stuhlgängen am Tag kommen. Es muß dann sofort etwas unternommen werden, weil der zunehmende Rückgang des Gewichts für den Säugling lebensgefährlich werden kann.

Als gutes Mittel zur Adsorption der Schadstoffe haben sich geriebene rohe Äpfel, rohe Karotten oder auch getrocknete Heidelbeeren erwiesen. Um die Bakteriengifte zu binden, ist auch die Aufnahme von Kohle angebracht.

E 605

Das E 605 ist eine farblose bis gelbliche Flüssigkeit mit einem lauchartigen Geruch. Der wissenschaftliche Name für das Gift ist Parathion, außerdem wird es noch Folidol und Bladan genannt. Es ist ein wichtiges Mittel zur Schädlingsbekämpfung bei Kulturpflanzen, das entwickelt wurde, nachdem die chlorhaltigen Biozide nicht mehr so wirkten – die Schädlinge wurden langsam resistent. Das E 605 wirkt, indem es in die Pflanzen eindringt und sie so für Insekten ungenießbar macht.

In Gewässern und Böden wird das Parathion ziemlich schnell abgebaut. Es ist allerdings nicht nur für die Schädlinge giftig, sondern hat sich als starkes Gift für Bienen, Nutzinsekten, Fische, Vögel und Menschen entwickelt. Man hat beobachtet, daß teilweise die nützlichen, da die Schädlinge fressenden Tiere, von E 605 in größerer Anzahl „ausgerottet" als die Schadinsekten, für die es bestimmt war. Diese Schädlinge konnten sich in der Folge verstärkt vermehren.

Die chemische Phosphorverbindung wurde seit ihrer Entdekkung auch immer wieder für Selbstmord und Mord mißbraucht. Unfreiwillige Vergiftungen gibt es, wenn es unsachgemäß angewendet wird. Meistens wird es oral, das heißt mit dem Mund aufgenommen. Aber man kann es auch über die Haut oder durch Einatmen von Dämpfen und Staub einnehmen. Die Symptome sind:

- Übelkeit mit Erbrechen;
- Durchfall;
- Schwindelgefühl.

Bei schweren Fällen kommt es zu
- Atemnot,
- Krämpfen,
- Gleichgewichts- und Bewußtseinsstörungen,
- Atemlähmung, das heißt ein Lungenödem ist für den Tod verantwortlich.

Elephantiasis

Die Elephantiasis ist eine Lymphstauung durch eine Entzündung der Lymphgefäße. Hervorgerufen wird diese Krankheit in ihrer tropischen Form durch eine Wurmart. Die Fadenwürmer sitzen in den Lymphspalten.

Weitere Erkrankungsmöglichekeiten sind
- eine Entzündung der Lymphwege,
- nach operativer Entfernung der Leisten- und Achseldrüsen,
- bei Tuberkulose der Haut,
- bei einer Form der Krampfadergeschwüre,
- eine Erweiterung eines Venenstranges,
- die sogenannte „Vierte Geschlechtskrankheit".

Zur Behandlung werden in erster Linie kreislauffördernde Mittel genommen.

Der Name Elephantiasis kommt von der Auswirkung der Krankheit. Der betroffene Körperteil, meist sind es die Beine, schwillt stark an. Die Beine sehen dann aus wie „Elefantenbeine".

Emission

Die Emission bezeichnet die von einer Anlage (Auto, Fabriken usw.) oder von Produktion an die Umwelt abgegebenen Luftverunreinigungen wie Gase und Stäube. Dazu gehören auch Geräusche, Strahlen, Wärme (z.B. Abwärme von Kühltürmen), Erschütterungen und ähnliche Erscheinungen.

Enteritis

Die Enteritis ist eine akute Entzündung der Magen-Darm-Schleimhaut. Hervorgerufen durch Kolibakterien, Enterokokken, Viren, Parathyphusbakterien, Abführmittel, Quecksilber, aber auch Nahrungsmittelgifte. Der Krankheitsverlauf ist durch sehr starke Schmerzen gekennzeichnet. Die Zunge ist belegt, der Leib fühlt sich schwer an, der Kreislauf wird schwach und der Stuhl ist mit Schleim überzogen und riecht sehr stark.

Bei schwerem Krankheitsverlauf kann es zu Nierenentzündungen oder Spesis kommen.

Die Behandlung: Der Magen muß entleert werden. Einerseits durch Mittel wie Rhizinius oder, in schweren Fällen durch Spülung des Magens. Danach strenge Diät. Zuerst aber Apfel- und Hungerkur. Weitere Maßnahmen können Mittel gegen etwaige Krämpfe sein und eine Infusionstherapie gegen Verlust an Wasser.

Besondere Vorsicht ist bei Enteneiern geboten. Sie müssen mindestens acht Minuten kochen. Andernfalls besteht erhöhte Gefahr einer infektiösen Enteritis.

Epidemie

Unter Epidemie bezeichnet man eine vorübergehend, massenhaft auftretende Infektionskrankheit.

Im Mittelalter war das vor allem die Pest. Weitere Beispiele sind die Cholera, Typhus, Ruhr, Hepatitis, Fleckfieber, Kinderlähmung aber auch die Grippe. Gegen die Grippe kann man sich mit einem Mischserum impfen lassen, das gegen die verschiedenen Stämme des Grippevirus wirksam ist.

Eutrophierung

Eutrophierung heißt so viel wie Überdüngung. Durch ein Überangebot von Nährstoffen, werden Wasserpflanzen überernährt. Diese Nährstoffe im Wasser kommen von Abwässern wie Fäkalien und Rückständen von Wasch- und Reinigungsmitteln und beschleunigen das Wachstum der Wasserpflanzen ungemein. Die Folge ist, daß das vermehrte Absterben und Verfaulen sehr viel Sauerstoff verbraucht.

Wenn nun eine unterste Grenze des Sauerstoffgehalts erreicht ist, hört der Abbau organischer Verunreinigungen durch aerobe Bakterien auf. Die nun auftretenden Bakterien verursachen Fäulnis und das Gewässer kann umkippen. Außerdem kommt es zum Fischsterben.

Im Faulschlamm gehen die Zersetzungsprozesse weiter. Nun können so giftige Stoffe wie Ammoniak, Schwefelwasserstoff oder Methan entstehen. Prozentual werden die Gewässer ungefähr zu 50 Prozent aus Wasch- und Reinigungsmitteln, zu 33 Prozent aus anderen Quellen im Haushalt und zu 17 Prozent durch die Landwirtschaft mit belastenden Nährstoffen verschmutzt.

Filarien

Filarien sind acht Zentimeter lange und 0,25 Millimeter breite Würmer. Sie kommen hauptsächlich in Asien und der Südsee vor. Die Larven gelangen über den Stich einer Mücke in den menschlichen Körper. Dort werden sie in kurzer Zeit, ca. zwei Wochen, zu Würmern.

Die Larve befindet sich während dieser Zeit in einem Lymphgefäß. Folge: Die Lymphgänge entzünden sich. Filarien rufen daher auch die gefürchtete „Elephantiasis" hervor. Eine starke Schwellung, besonders der Beine.

Formaldehyd

Formaldehyd ist ein farbloses, stechend riechendes Gas. Es ist in Wasser und Alkohl löslich. Auf Organismen wirkt es als Zellgift. Symptome von Formaldehydvergiftungen sind beim Menschen:

- Entzündungen von Bindehaut und Atemwegen;
- Gewebsnekrosen in Mund, Speiseröhre, Darm, Magen. Bei starker Einwirkung kann es zu einem Magendurchbruch kommen. Spätere Nierenschäden sind möglich.

Von der Senatskommission zur Prüfung gesundheitsschädlicher Arbeitsstoffe der Deutschen Forschungsgemeinschaft ist das Formaldehyd in die Liste aufgenommen worden, in der die Stoffe stehen, bei denen ein begründeter Hinweis auf krebserzeugendes Potential besteht.

Formaldehyd entsteht in der Umwelt durch die Reaktion von Ozon mit dem von Pflanzen gebildeten Äthylen und trägt so – als Zellgift – zum Baumsterben bei.

Wir kommen mit Formaldehyd (chemische Formel: HCHO) sehr oft in Berührung. Es ist eine von der Industrie häufig eingesetzte Chemikalie, vor allem für die Herstellung von Kunstharzen, Spanplatten und Farbstoffen. Außerdem dient es als Desinfektions- und Konservierungsmittel, z.B. in kosmetischen und pharmazeutischen Präparaten.

Es ist bereits zu einigen Zwischenfällen mit Formaldehyd gekommen: 1984 mußten in Wiesbaden drei Kindergärten geschlossen werden. Das Formaldehyd, das aus den Preßplatten frei wurde, hatte zu starken Reizungen der Augen und Atemwege geführt. Vor allem die Mitarbeiter waren betroffen.

Gelbfieber

Diese gefährliche Seuche ist zwar in Deutschland noch nie eingeschleppt worden, aber die Gefahr besteht. Wenn auch nur im Labor. Eigentlich kommt das Gelbfieber nur in tropischen Gegenden vor. Wie in Westafrika, aber auch in „zivilisierten“ Gebieten wie Amerika.

Übertragen wird die Gelbsucht durch eine Stechmücke, die sich an einem kranken Menschen schon infizieren kann, bevor dieser etwas von der Krankheit gemerkt hat. Die Inkubationszeit beträgt im allgemeinen drei bis sechs Tage. Die tödlichen Fälle liegen mit 30 bis 80% sehr hoch.

Der Krankheitsverlauf. Zuerst bekommt man starkes Fieber. Die Haut färbt sich, wie bei der Gelbsucht, bronzefarbig. Danach blutiges Erbrechen.

Interessant ist, daß der Panamakanal erst fertiggestellt werden konnte, als es gelang, das Gelbfieber wirksam zu bekämpfen.

Geruchsschwellen

Nicht selten sagt uns auch unsere Nase, daß in der Luft mehr drin ist als darin sein sollte. Die Geruchsschwellen sind zwar bei jedem von uns unterschiedlich, aber man kann sich in etwa trotzdem an die folgenden Werte halten (nach A. C. Ster, Air Pollution II):

Verbindung	ppm	Verbindung	ppm
Acetaldehyd	0,21	Isopropylalkohol	200
Essigsäure	1,00	Formaldehyd	1,00
Aceton	100,00	Salzsäuregas	10,00
Acrylnitril	21,4	Methanol	100,00
Allylchlorid	0,47	Monochlorbenzol	0,21
Dimethylamin	0,021	Nitrobenzol	0,0047
Monometylamin	0,047	Perchloräthylen	10,00
Trimethylamin	0,0002	Phenol	0,047
Ammoniak	46,8	Phosgen	1,00
Anilin	1,00	Phosphorwasserstoff	0,021
Benzol	4,68	Pyridin	0,021
Benzylchlorid	0,047	Styrol	0,05
Benzylsulfid	0,0021	Schwefeldioxid	0,47
Brom	0,047	Trichloräthylen	21,4
Buttersäure	0,001	Schwefelwasserstoff	0,1
Schwefelkohlenstoff	0,21	Stickstoffdioxid	0,5
Tetrachlorkohlenstoff	100,00	Chloroform	200,00
Chlor	0,314		
Ozon	0,015		
Blausäure	2–5		
Äthylenoxid	700,00		

Gewässergütestandard

Die Stufen der Wasserqualität werden hier in vier Kategorien eingeteilt:

- nicht oder kaum verunreinigt;
- mäßig verunreinigt;
- stark verunreinigt;
- sehr stark verunreinigt.

Die Kriterien zur Ermittlung der Gewässergüteklassen sind der Sauerstoffgehalt des Wassers und der Anteil bestimmter

Mikroorganismen. Ein wichtiges Kriterium wird dabei nicht berücksichtigt: Die Belastung der Gewässer durch schwer abbaubare Stoffe.

Grippe

Die Grippe ist eine Infektionskrankheit, die durch ultravisible, also extrem kleine, Viren ausgelöst wird. Sie tritt besonders im Winter epidemisch auf. Die Inkubationszeit liegt bei drei bis vier Tagen.

Übertragen wird die Grippe durch einen Kranken oder einen gesunden Virusträger. Der Infektionsweg ist das mit dem Atem aufgesprühte Tröpfchen.

Der Krankheitsverlauf. Man fühlt sich schlapp und matt, die Glieder werden schwer und schmerzen unter Umständen auch. Normalerweise wird der Puls ein wenig langsamer, nur bei einer akuten Schwäche des Kreislaufs, wird er schneller. Nach anfänglichen Schüttelfrösten kommt es mitunter zu hohem Fieber.
Man unterscheidet verschiedene Arten von Grippe:

- Angina, Halsentzündung;
- Bronchitische, rheumatische, gastrointestinale Grippe, im Magen und Darm sitzende;
- Zerebrale, im Gehirn sitzende;
- Septische, den ganzen Kreislauf betreffende.

Als Weiterführung der Grippe kann es bei der bronchitischen zu einer Lungenentzündung kommen. Auch eine verschleppte Tuberkulose kann reaktiviert werden. Während der Schwangerschaft ist die Grippe sehr gefährlich. Es kann zu Fehlgeburten kommen.

Die Behandlung. Auf jeden Fall muß Bettruhe eingehalten werden. Zusätzlich können heiße Bäder verordnet werden. Zu beachten ist hier, daß bei Kreislaufschwäche vor dieser Maßnahme der Arzt gefragt werden sollte.

Bei Lungenentzündung oder anderen bakteriellen Komplikationen, werden auch Antibiotika und Sulfonamide vom Arzt verschrieben. Zum Vorbeugen kann man sich einer Schutzimpfung unterziehen.

Grüne Mülltonne

Unser Müllberg wird immer riesiger. Bald ist der Tag abzusehen, daß wir unseres Abfalles nicht mehr Herr werden. Neben dem Versuch, das Müllaufkommen zu verringern (Recycling, keine Einwegpackungen, Pfandflaschen etc.) hat man als neues Modell, die „Grüne Mülltonne", kreiert.

Die Grüne Mülltonne beruht auf den Erfahrungen, die man bei dem Versuch gemacht hat, mit dem Müll umweltschonender umzugehen. Es gilt als besonders wichtig, neben der bereits erwähnten Verringerung des Mülles, das Müll-Vorsortieren bereits im Haushalt durchzusetzen. Dabei kommen trockene Wertstoffe wie Papier, Glas, Plastik, Metall, Holz und Stoffe in die „Grüne Mülltonne". Der Rest gelangt als Naßmüll wie bisher in den normalen Abfalleimer. Die wertvollen Stoffe in der Grünen Mülltonne werden gesondert abgeholt und auf Förderbänder manuell und mit technischen Mitteln sortiert. Erste Erfolge zeichnen sich bereits ab. Es gibt Gemeinden, in denen bereits 38 Prozent des Inhaltes einer Grünen Tonne als verkäufliche Stoffe zurückgewonnen werden.

Eine wirkliche Wiederverwendung für den Naßmüll wird bislang nicht durchgeführt. Aber man hofft in den nächsten Jahren, diesen Abfall zum Kompostieren und zur Biogas-Gewinnung zu verwenden.

Haarpflege

Waschen ist für die Haare nicht schädlich, auch tägliches Waschen kann bei bestimmten Hauttypen (schnell fettende Haare, Schuppenbildung) angebracht sein. Wichtig aber ist das richtige Shampoo. Grundsätzlich sollte man nur Haarshampoos kaufen, die auf rein pflanzlicher Basis ohne synthetische Zusätze hergestellt werden. Produkte mit dem Hinweis, daß sie für die Kinderpflege nicht geeignet sind, sollten überhaupt nicht im Badezimmerschrank stehen.

Auf die Gefahren, die das Färben der Haare mit sich bringt, ist bereits unter dem Stichwort „Kosmetik“ hingewiesen worden. Warnungen davor können nicht ernst genug genommen werden, denn es besteht in zahlreichen Fällen auch Vergiftungsgefahr. Durch die Kopfhaut können die Schadstoffe wie auch Resorcin aufgenommen und an unseren Organismus weitergegeben werden.

Herzinfarkt – was tun?

Es ist schlimm, wenn plötzlich ein Familienmitglied, Arbeitskollege oder sonst jemand einen Herzinfarkt bekommt. Eines dürfen wir aber nicht tun, in Panik geraten. In einem solchen Fall müssen wir genau wissen, was zu tun ist.

1. Das erste ist, daß der Hausarzt oder der Notarzt sofort verständigt wird und kommt.
2. In der Zwischenzeit sollten wir mit unserer Ruhe auch den Patienten beruhigen. Aufgeregtes Herumlaufen, Jammern und Klagen beunruhigt den Erkrankten zusätzlich und schadet ihm.
3. Die Lage des Patienten sollte möglichst unverändert bleiben.
4. Unbequeme und beengende Kleidungsstücke wie enge Gürtel oder Krawatte müssen gelockert werden.
5. Das psychische Moment spielt beim Patienten eine große Rolle. Je ruhiger und entspannter er sich verhält, um so besser sind seine Chancen. Wir sollten ganz ruhig mit ihm reden.
6. Auch mit Kompressen kann geholfen werden. Feuchtheiße und kalte Kompressen sollten in schnellem Wechsel um den linken Arm gelegt werden, das Gesicht sollte man öfters abreiben; das ist gut für die Durchblutung und stabilisert den Blutdruck.

Hexachlorophen (HCP)

Hexachlorophen ist ein hochgiftiges Bakterizid und Nervengift. HCP findet Verwendung als Desinfektionsmittel in medizinischen Seifen, Deodorants, Pudern und anderen Kosmetikartikeln. Bereits seit 1971 ist bekannt, daß HCP Schäden am Rattenhirn bewirkt. In höheren Konzentrationen nimmt man an, verursacht es auch bei uns Menschen Nerven- und Erbschäden.

Obwohl seit Anfang der 70iger Jahre der HCP-Anteil in Desinfektionsmitteln und Kosmetika verringert wurde, ereignete sich in Frankreich ein schreckliches Unglück. Durch einen Fabrikationsfehler enthielt ein Kinderpuder bis zu 6% HCP. Vierzig der Kleinkinder, die damit behandelt worden waren, starben. Auch aus den USA sind Fälle bekannt geworden, daß Säuglinge aus ungeklärten Ursachen starben. Man stellte später fest, daß sie zweimal oder öfter mit einem drei Prozent HCP enthaltenden Reinigungsmittel gewaschen worden waren.

Darüber hinaus ergab eine Studie, die bei schwedischen Krankenschwestern durchgeführt wurde, daß ein Zusammenhang zwischen Hexachlorophen und der Verursachung von Mißbildungen ihrer Kinder zu vermuten ist. Die Schwestern kommen von Berufs wegen sehr viel häufiger mit dieser gefährlichen Verbindung in Berührung.

Immission

Unter Immission versteht man die Einwirkung von Luftverunreinigungen, Geräuschen, Erschütterungen, Strahlen, Wärme auf Menschen, Tiere, Pflanzen und Sachgüter. Als Meßgröße gilt vor allem die Konzentration eines Schadstoffes in der Luft, bei Staub auch die Menge, die sich auf einer definierten Fläche pro Tag niederschlägt.

Kinderlähmung

Die Kinderlähmung ist eine epidemisch auftretende Infektionskrankheit. Sie wird durch drei verschiedene Stämme eines Virus übertragen. Der medizinische Fachausdruck ist: Poliomyelitis anterior. Mittlerweile hat sich aber auch die Abkürzung dieses Namens, Polio, eingebürgert. Vor allem durch die Schutzimpfung, sie heißt Polio-Schutzimpfung. Sie bedeutet einen sehr hohen Schutz. Das Überstehen der Krankheit bewirkt Immunität. Die Sterblichkeitsrate liegt bei ca. 20%.

Die Kinderlähmung kündigt sich harmlos wie ein Katarrh an. Über die oberen Luftwege gelangt der Virus in Magen und Darm und von dort über die Blutbahn zum Rückenmark.

Die Krankheit verläuft in vier Stadien.

Im ersten Stadium, dem infektiösen, stellen sich Kopfschmerzen und eine Steifheit des Nackens ein. Das deutet auf eine Reizung der Hirnhaut hin und schließt eine einfache Infektion aus.

Im zweiten Stadium, dem Stadium der Lähmungen, stellen sich schon nach wenigen Tagen Lähmungen an den Beinen, Armen aber auch an der Muskulatur des Rumpfes ein. Die Brust und Atemmuskulatur ist selten mit einbezogen.

Im dritten Stadium, dem Stadium des Rückgangs, weichen die Lähmungen wieder. Aber nur ganz selten vollständig. Meist bleiben Lähmungen für das ganze Leben zurück.

Im vierten Stadium, dem Stadium des Auslaufs, stellen sich Störungen des Wachstums und Muskelschwund ein.

Die Behandlung ist schwierig. Im zweiten Stadium wird mit Bädern und galvanischem Strom versucht, die Lähmungen rückgängig zu machen. Im vierten Stadium können nur noch operative Eingriffe Linderung bringen und orthopädische Einrichtungen das Leben leichter machen.

Kosmetik

Wer möchte nicht jung, schön und begehrenswert sein. Dies alles können wir uns kaufen, wenn wir den Versprechungen der Kosmetikindustrie Glauben schenken. Was wir uns mit diesen Produkten in Wirklichkeit oft einhandeln, haben unparteiische Untersuchungen in den letzten Jahren ans Tageslicht gebracht: Wimperntusche, Lidschatten und der verführerische Lippenstift enthalten giftige Stoffe wie Cadmium, Arsen und Blei. Darüber hinaus sind darin noch Konservierungsstoffe oder organische Lösungsmittel zu finden, darunter auch das Formaldehyd, das unter dem dringenden Verdacht steht, krebsauslösend zu sein. Die Wirkung dieser Stoffe bleibt nämlich nicht allein auf die Hautoberfläche beschränkt. Sie dringen durch die Haut durch und geraten beispielsweise über die Blutbahnen in unseren ganzen Körper und können überall Schaden anrichten.

Neben dem Formaldehyd in Nagelhärtern oder Mundpflegemitteln wird für Seifen, medizinische Lotionen und Salben als Konservierungsmittel auch das Hexachlorophen (HCP) benutzt. Es verhindert, daß Bakterien den Schweiß zersetzen und beugt dem „lästigen" Körpergeruch vor. Diese Substanz aber ist teratogen, das heißt sie ruft bereits beim Kind im Mutterleib schwere Mißbildungen hervor. In Frankreich starben vor ein paar Jahren dreißig Säuglinge, nachdem sie mit einem HCP-Puder bestäubt worden waren. Die Kosmetik-Kommission hat deshalb festgelegt daß 0,1% HCP als Konservierungsstoff, 0,1% in Deosprays, bis zu 1% in desodorierenden Seifen, bis zu 0,5% in sonstigen desodorierenden kosmetischen Erzeugnissen zulässig sind. Für Kinderpflege und Intimpflege ist das Hexachlorophen jedoch verboten.

Die Kosmetikindustrie, zumindest in den EG-Ländern, hat sich seit 1978 bemüht, die Schadstoffe in ihren Produkten einzuschränken, das gilt aber nicht für Billig-Kosmetik, die aus fernöstlichen Ländern zu uns kommen.

Nicht unbedenklich sind auch die chemischen Substanzen, die für das Haarefärben verwandt werden. Fast alle dieser Substanzen lösen zumindest Allergien aus. Verboten worden ist deshalb das früher gegehrte tiefschwarze Phenylendiamin. Wenn es geht, sollte man aber auf alle dieser Farben verzichten, da man ziemlich sicher ist, daß sie Krebs hervorrufen können, besonders wenn es Oxidationsfärbemittel sind.

Sich konsequent zu schützen geht nur durch totalen Verzicht auf Kosmetikprodukte. Eine annehmbare Alternative aber bietet die Naturkosmetik an. Diese Produkte sind ohne synthetische Konservierungsstoffe hergestellt. Sie enthalten natürli-

che Fette, Heilkräuteröle und verzichten auf synthetische Duftstoffe und haben eine Haltbarkeit von etwa sechs Monaten. Achten sollte man vor allem auch auf den Formaldehydgehalt der Kosmetika. Wenn man ein Verfallsdatum angibt, enthalten sie nämlich wenig bis gar keine Konservierungsstoffe. Weiter sollte man milde Seifen bevorzugen, die auf pflanzlicher Basis hergestellt werden und einen der menschlichen Haut angeglichenen Säurewert (= pH-Wert) besitzen. Wenn man auf ein Deodorant Wert legt, sollte man keine Sprays, sondern Roller oder Stifte benutzen und Antitranspirantien links liegen lassen und sich lieber einmal öfters waschen.
Wer seine Haarfarbe unbedingt verändern möchte, für den gibt es einige Farbstoffe, vor allem aus dem asiatischen Raum, die auf natürlicher Basis hergestellt werden. Dazu gehört beispielweise das Henna, das verschiedene Farbtöne wie rot, schwarz, kastanienbraun bewirken kann. Das Henna hat darüber hinaus eine pflegende Wirkung und die Haare werden nicht trocken, spröde und brüchig wie beim Färben.

Krebs

Unter Krebs, Cancer, Tumor, Karzinom versteht man eine ungesteuerte Zellvermehrung, als deren Ursache eine Änderung in der genetischen Information der Zelle angesehen wird. Die Entartung einer Zelle kann durch äußere Einflüsse ausgelöst werden. Ein großer Teil der Karzinome wird auf die Einwirkung von energiereichen Strahlen (z.B. Röntgenstrahlung) angesehen. Die restliche Exposition des Menschen erfolgt durch die Stoffe in seiner Umwelt.

Es gibt bereits in der Natur stark krebserregende Substanzen (Karzinogene) wie die von Schimmelpilzen gebildeten Aflatoxine. Bei zahlreichen, krebsauslösend wirkenden Chemikalien handelt es sich um besonders reaktionsfähige, instabile Substanzen, die im Stoffwechsel des Körpers zu reaktiven Verbindungen umgesetzt werden. Während derartige Verbindungen chemisch auf unsere Zellen einwirken, ist die verhängnisvolle Wirkung von chemisch sehr stabilen Stoffen, wie kleinste Asbestfasern, vermutlich durch eine Fremdkörperreizung zu erklären.

Das erste Mal wurde 1775 ein ursächlicher Zusammenhang zwischen Krebs und einer verschmutzten Umwelt gefunden. Der „Schornsteinfegerkrebs“ (Hodenkrebs), der vom Ruß bewirkt wird. Aber erst 1932 gelang es auch aus Teer die in diesem Falle krebserzeugende Substanz zu isolieren, das 3,4-Benzypren. Es gehört zu den polyzyklischen Kohlenwasserstoffen (z.B. 1,2-Benzanthrazen, 1,2-Benzypren), die vor allem bei der unvollständigen Verbrennung von Erdölprodukten in Öfen und Automotoren und Müll entstehen, aber auch im Tabakrauch und im Straßenstaub enthalten sind. Verhängnisvoll wirken sich besonders Kombinationen von Schadstoffen auf uns aus. Benzypren wäre an sich nur in geringem Ausmaß krebserregend, was sich stark potenziert, wenn es mit Eisenoxid, Schwefeloxid, Ozon und anderen Substanzen auftritt.

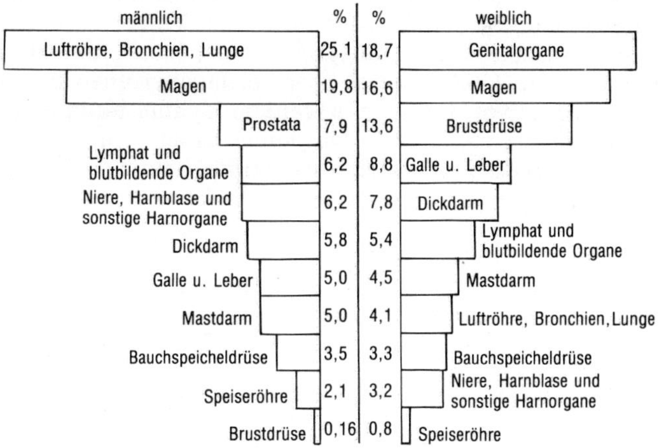

Anteil der verschiedenen Organe an sämtlichen Krebssterbefällen in der Bundesrepublik Deutschland
(Statistisches Bundesamt 1967)

Wie die vorstehende Abbildung auf Seite 317 zeigt, ist die Erkrankungshäufigkeit bestimmter Organe bei Männern und Frauen unterschiedlich.

Bei den Männern erkranken die Atmungsorgane sehr viel häufiger, während bei Frauen Krebs an den Geschlechtsorganen überwiegt. Der Krebs der Verdauungsorgane trifft beide Geschlechter gleich stark.

Obwohl die Latenzzeit (Zeit, die zwischen der Einwirkung eines krebserzeugenden Schadstoffs und dem Auftreten der bösartigen Wucherung liegt) zwischen zehn und vierzig Jahren liegt, sind auch Kinder von Krebsarten bedroht, die es bei Erwachsenen kaum gibt. 1500 Kinder sterben jährlich an Blutkrebs (Leukämie) und Tumoren an Nieren und Nervensystem. Würde man ihre Erkrankung bereits im Frühstadium erkennen, könnten viele von ihnen behandelt und geheilt werden.

Wie sehr unsere Umgebung und unsere Lebensgewohnheiten in die Krebserkrankung mit eingeht, zeigen die erheblichen Unterschiede, die man bei den einzelnen Völkern und Bevölkerungsgruppen findet: Brustkrebs ist der häufigste Krebs der Frauen in den USA, kommt aber bei Japanerinnen nur ganz untergeordnet vor. Dagegen erkranken Japaner fünfmal häufiger an Magenkrebs als die Nordamerikaner. Von Bronchuskrebs werden die Engländer etwa viermal häufiger befallen als die Japaner und in 72% aller Krebsfälle ist es in Bulgarien der Hautkrebs. Fünfmal soviel deutsche Männer sterben an Prostatakrebs als in den USA. Gebärmutterkrebs muß mit dem Geschlechtsverkehr und den verschiedenen Verhütungsmethoden zusammenhängen: Nonnen erkranken fast nie daran, dafür aber sehr häufig an Brustkrebs. Eine ledige Frau ohne Kinder hat ein viermal höheres Risiko an Brustkrebs zu erkranken als eine Frau, die Kinder auf die Welt gebracht hat.

Obwohl die Zahlen erschreckend sind: 12 Millionen Bundesbürger werden an Krebs sterben, das ist jeder fünfte von uns, gehen nur ein Bruchteil der Männer und zu wenig Frauen zu den kostenlosen Vorsorgeuntersuchungen. Das ist dumm und gefährlich. Die Heilungschancen von augenblicklich 30 Prozent könnten bei rechtzeitigem Erkennen der Krankheit mit anschließender Behandlung verdoppelt werden.

Viele Methoden sind bereits ausprobiert worden, um Krebs wirklich heilen zu können. Bislang hat keiner der Außenseiter es geschafft, dieser Zivilisationskrankheit erfolgreich die Stirn zu bieten. Auch die „konventionellen" Methoden, die Chirurgie und die Strahlenbehandlung, können nur Teilerfolge verzeichnen. Einen Weg, um das Krebsrisiko zu verringern, haben beispielsweise die Mormonen gefunden. Diese religiöse Sekte lebt nach sehr strengen Vorschriften: der Genuß von Tabak, Alkohol, Rauschgift, Tee und Kaffee ist verboten, Fleisch wird nur wenig, dafür Früchte in größerem Umfang gegessen. Die Zahl der Krebsfälle unter Mormonen liegt nur halb so hoch als der Landesdurchschnitt in den USA. Dieses Beispiel soll bedeuten, daß wir nicht ganz wider Willen dem Krebs ausgeliefert sind. An vielen Faktoren können wir persönlich vielleicht etwas ändern. Was unsere eigene Lebensweise, unser Umgang mit Genußgiften etwa, anbelangt, sind wir durchaus in der Lage, gesünder und länger zu leben.

Warnzeichen, die auf eine mögliche Krebserkrankung hinweisen können

- Wunden und Geschwüre, die nicht heilen,
- Knoten oder Verdickungen in oder unter der Haut, besonders im Bereich der Brustdrüsen und auffällige Lymphknoten-Schwellungen,
- Veränderungen an Muttermalen und Warzen,
- andauernde Magen-, Darm- oder Schluckbeschwerden,
- chronischer Husten und Heiserkeit
- außergewöhnliche Absonderungen aus einer der Körperöffnungen.
- Bei Frauen:

  unregelmäßige Monatsblutungen oder Scheidenausfluß mit Blutbeimischungen sowie Blutungen in den Wechseljahren.

Wenn eines dieser Warnzeichen beobachtet wird, muß man unbedingt zum Arzt gehen: eine rechtzeitige Diagnose kann über Leben und Tod entscheiden.

MAK-Werte-Liste

Es handelt sich dabei um eine Liste mit Angaben der maximalen Konzentrationen, die ein Schadstoff am Arbeitsplatz erreichen darf. Diese Werte werden von der „Kommission zur Prüfung gesundheitsschädlicher Arbeitsstoffe“ der Deutschen Forschungsgemeinschaft erarbeitet.

Solange die Konzentration eines Stoffes am Arbeitsplatz den MAK-Wert nicht überschreitet, ist nach dem gegenwärtigen Stand der Kenntnis eine Gesundheitsgefährdung oder eine unangemessene Belästigung des Beschäftigten nicht zu erwarten.

Malaria

Die Malaria, auch Wechselfieber bzw. Sumpffieber genannt, wird durch eine Mücke übertragen. Die Mücke nimmt dabei zuerst den Infektionsstoff von einem Kranken auf und gibt ihn beim nächsten Stich weiter. Man unterscheidet drei Arten der Malaria.

Bei der Tertiana wird der Erkrankte alle drei Tage von Fieberanfällen geschüttelt.

Bei der Quartana, wie der Name schon sagt, wird der Erkrankte bei dieser Form alle vier Tage von Fieberanfällen geplagt.

Die schlimmste Form der Malaria ist die Tropica oder auch quotidiana genannt. Hier wird der Kranke jeden Tag von Fieberanfällen geplagt. Der Kreislauf wird dabei so stark belastet, daß diese Malaria oft tödlich endet.

Neben Impfungen ist die einzige wirksame Hilfe gegen Malaria die Trockenlegung der Sümpfe, in denen die übertragende Mücke lebt. Das stellt aber oft ein wirtschaftliches Problem dar. Zur Vorsorge wird in Malariagebieten auch regelmäßig Chinin genommen.

Manganismus

Manganismus ist eine meldepflichtige Berufskrankheit, die bei chronischer Einwirkung von Mangan entsteht.

Mangan ist ein stahlweißes bis silberweißes, häufig vorkommendes Schwermetall. Es wird meistens als Legierungsbestandteil zur Erhöhung der Korrosionsbeständigkeit verwendet. Für Mensch, Tier und Pflanzen ist es ein notwendiges Spurenelement.

Beim Einatmen kommt es zu

- Reizungen der Atemwege,
- Atembeschwerden.

Bei chronischer Einwirkung entstehen

- Lungenveränderungen,
- Schädigungen des Nervensystems mit Sprach- und Bewegungsstörungen (Manganismus).

Mesotheliom

Das Mesotheliom ist eine Krebserkrankung an der Lunge, Rippen- oder Bauchfell. Es wird durch die Einwirkung z.B. faseriger Stäube wie Asbest verursacht. Die Zeit zwischen der Aufnahme des Schadstoffes und dem Ausbruch der Krankheit beträgt bei hoher Konzentration und Einwirkungsdauer etwa 15 bis 20 Jahre. Bei geringerer Konzentration, beispielsweise infolge einer Umweltbelastung, kann die Latenzzeit bis zu 40 Jahre betragen.

Methanol

Methanol ist die gebräuchliche Kurzform für Methylakohol. Es ist eine farblose Flüssigkeit mit alkoholischem Geruch und brennendem Geschmack.

Für die chemische Industrie stellt es einen wichtigen Grundstoff dar. Es wird als Lösemittel, Frostschutzmittel und Treibstoff verwendet. Für uns Menschen ist das Methanol stark giftig. In unserem Organismus wird es nur teilweise oxidiert, wobei Formaldehyd und Ameisensäure entstehen. Den Rest scheiden wir unverändert aus. Methanol-Vergiftungen äußern sich in

– Schwindel,
– Kopfschmerzen,
– Rausch,
– verschwommenes Sehen,
– Augenschmerzen,
– Sehstörungen bis zur Erblindung.

Methanol-Vergiftungen waren früher nicht selten. Der Methylakohol entstand auch beim Schnapsbrennen, wenn man nicht sorgfältig arbeitete. Vor allem nach dem Genuß von „schwarz" gebranntem und billigem Fusel wurden Menschen krank.

MIK-Werte

Die MIK-Werte geben die Maximalen-Immissions-Konzentrationen an, unterhalb derer Menschen, Tiere, Pflanzen und schutzwürdige Sachgüter vor Schädigung und erheblicher Belästigung geschützt sein sollen. Die Werte werden von der „Kommission zur Reinhaltung der Luft" vom Verein der Deutschen Ingenieure (VDI) erarbeitet.

Mutagenität

Die Mutagenität von Stoffen gibt an, in welchem Umfang sie fähig sind, Schädigungen bereits am Erbgut hervorzurufen.

Dabei unterscheidet man Mutationen (Veränderungen) an Körperzellen, die die Ursache für Krebs sein können, und Mutationen an Keimzellen, die sich auf die Nachkommen vererben. Man nimmt heute an, daß ein Zusammenhang zwischen mutagener und krebserzeugenden Wirkung von Chemikalien besteht. Er ist in einigen Fällen sogar schon nachgewiesen.

Nitrosamine

Nitrosamine sind Stickstoff-Nitroverbindungen von Aminen. Unter den Nitrosaminen gibt es zahlreiche krebserregende

Verbindungen, die sehr weit verbreitet sind oder sich sehr leicht bilden können. Auch im Magen-Darm-Trakt des Menschen können sie gebildet werden. Meistens trifft man Nitrosamine heute in ganz bestimmten Nahrungsmitteln an: geräucherte und gepökelte (Nitritpökelsalz) Fleisch-, Wurst- und Fischwaren (z.B. Schinken, Salami, Fleischkäse), bestimmte Biersorten (dunkle und Starkbiere). Außerdem werden sie in Arzneimitteln, Kosmetika und Tabakrauch gefunden. Nitrosamin verursacht in der Hauptsache Leberkrebs.

Ozon

Das Ozon ist ein Bestandteil der oberen Luftschichten. Das Gas entsteht in einer Höhe von etwa 30 Kilometern durch photochemische Prozesse. Dabei wird molekularer Sauerstoff (O_2) durch Einwirkung der kurzwelligen UV-Strahlung der Sonne wieder in zwei Sauerstoffatome aufgespalten. Das so entstandene Sauerstoffatom (O) kann sich mit einem Sauerstoffmolekül (O_2) zu einem dreiatomigen Sauerstoffmolekül, dem Ozon (O_3), verbinden. Dieses O_3-Molekül absorbiert nun seinerseits stark ultraviolettes Licht und wird wieder in O_2-Moleküle und Sauerstoffatome (O) gespalten (dissoziiert). Ein Teil der Sauerstoffatome verbindet sich wiederum mit Sauerstoffmolekülen und das Spiel beginnt von vorne. Auf diese Weise hat sich ein photochemisches Gleichgewicht eingestellt, zu dem auch andere Gase über photochemische Reaktionen und chemische Umsetzung beitragen.

Dies ist eine der wichtigsten Eigenschaften, die das Ozon für uns und im Grunde genommen fast das gesamte organische Leben auf der Erde hat. Die Ausbildung der Ozonschicht in der Stratosphäre und die starke Absorption von für beinahe alle Lebewesen schädlicher UV-Strahlung ermöglicht es uns überhaupt erst, auf unserer Welt zu leben. Jede langfristige Verminderung des Ozongehaltes in den oberen Luftschichten zum Beispiel durch hochfliegende Flugzeuge oder durch Treibgase wie die Fluorkohlenwasserstoffe, würde eine Zunahme der UV-Strahlung an der Erdoberfläche bewirken.

Unter vielen anderen Auswirkungen wäre damit eine Zunahme des Hautkrebses beim Menschen verbunden.

Das Ozon gelangt eigentlich nur durch ziemlich turbulente Luftbewegungen in die untere Atmosphäre. Eine Anreicherung von Ozon ist kaum möglich, da es sich beim Kontakt mit

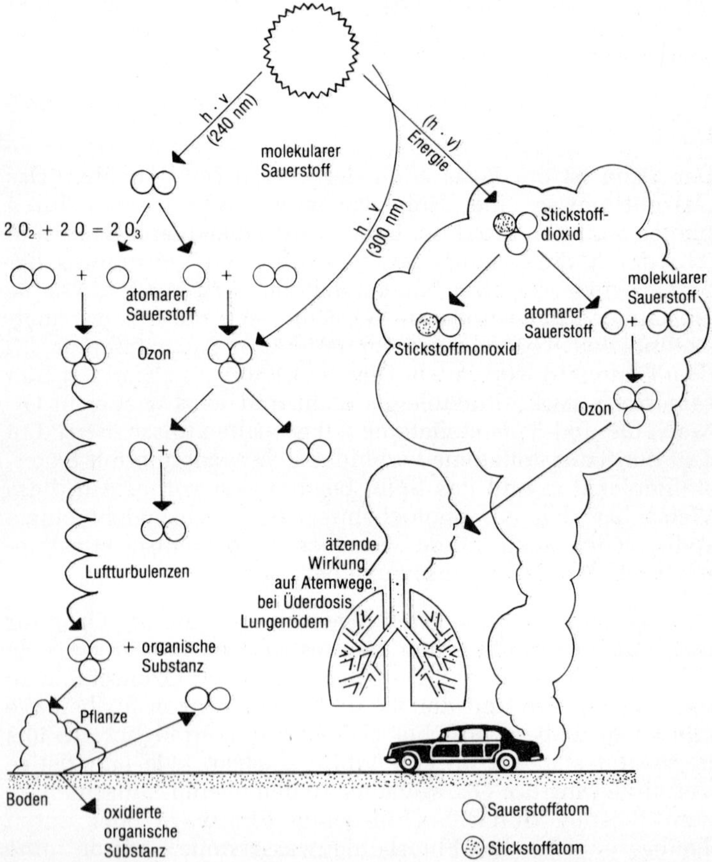

Entstehung und Abbau von Ozon und seine schädigende Wirkung auf den Organismus

Pflanzen gleich wieder zersetzt. Und das ist auch gut so. Bei Smog-Situationen, bei denen der Ozon-Gehalt auf das Fünffache des normalen Wertes in den Städten angestiegen ist, zeigte sich, daß Ozon die Atemwege reizt. Es dringt sehr viel tiefer als Schwefeloxide in die Lunge ein. Bei sehr hohen Konzentrationen werden die Oberflächen des gesamten Atemtraktes so in Mitleidenschaft gezogen, daß es tödlich sein kann.

Der Geruch von Ozon ist stechend und kann bereits in geringen Spuren andere Gerüche überdecken und durch Oxidation zerstören. So wird zum Beispiel unser Trinkwasser mit künstlichem Ozon desodoriert und desinfiziert; für die Desinfektion von Luft ist das Gas allerdings nicht geeignet, da es die Atemwege zu stark reizt.

Paratyphus

Die Paratyphuserreger sitzen vor allem in eiweißhaltiger Nahrung. Also zum Beispiel Milch, Eier, Austern, Fleisch und Eis. Aber nicht nur in reiner Milch, sondern auch in allen Produkten, deren Bestandteil von der Milch geprägt wird.

Die Inkubationszeit beträgt zwei bis vier Tage. Das Tückische an der Krankheit ist, daß die in den ersten Tagen auftretenden Krankheitsanzeichen wie Fieber und Magen-Darm-Erscheinungen bald wieder verschwinden. Kurze Zeit später setzt aber ein gleichbleibendes Fieber ein. Sehr hohes Fieber.

Die Gefahren sind ähnlich wie beim Typhus:
- Blutung aus der Darmwand;
- Zusammenbruch des Kreislaufs;
- Durchbruch eines Geschwürs in die Bauchhöhle.

Einen wesentlichen Unterschied haben sie aber doch. Der bei Fieber typische Bläschenausschlag, auch Herpes labialis genannt, fehlt beim Paratyphus nicht. Bei Typhus fehlt er. Außerdem treten beim Typhus die roten Flecke (Roseolen) nur am Bauch auf und beim Paratyphus am ganzen Körper.

Die Diagnose ist trotzdem gerade bei Kleinkindern sehr schwer. Der Krankheitsverlauf ist sehr unterschiedlich.

PCB

PCB ist die Abkürzung für polychlorierte Biphenyle, was wiederum eine Verbindung ist, die durch Einwirken von Chlor auf Biphenyl entsteht. Die Eigenschaften von PCB: es ist thermisch stabil, unbrennbar, zähflüssig und hat einen hohen Siedepunkt. Die Verwendung liegt daher zum Beispiel als Kühlmittel sehr nahe. Aber auch als Hydraulikflüssigkeit, Transformatoröl, Imprägniermittel für Holz und Papier, als Weichmacher für Kunststoffe und als Isoliermaterial wird es gerne verwendet. In der Umwelt und im menschlichen Körper wird PCB nur sehr schlecht abgebaut. Ähnlich wie DDT kann sich auch PCB in Organismen anreichern. Die Gifte nennt man auch Summationsgifte, weil sie sich sozusagen summieren.

Wie das Beispiel aus Japan mit den „schwarzen Babys" zeigt, muß mit diesen Stoffen sehr vorsichtig umgegangen werden. Der menschliche Körper kann, wenn er PCB aufnimmt und anreichert, vor allem an der Leber, Milz und an den Nieren erkranken. Ein schwedisches Institut untersucht seit einiger Zeit aber auch PCB in Muttermilch und ist fündig geworden.

Wegen dieser Risiken ist PCB in den meisten Ländern zwar noch nicht verboten, unterliegt aber strengsten Bestimmungen über Herstellung und Verbrauch. In der Bundesrepublik Deutschland zum Beispiel darf PCB nur noch in geschlossenen Systemen wie Kühlhäusern verwendet werden. Da aber auch hier viele Gefahren drohen, soll auch dies in Zukunft untersagt werden.

Pest

Die Pest ist fast ganz, aber doch noch nicht vollständig ausgerottet, wie man gerne glaubt. 1975 starb in Kalifornien ein 15jähriges Mädchen an der Pest. Vor allem aus Äthiopien, Korea, Vietnam, Madagaskar und Südindien werden immer wieder neue Fälle von Pest gemeldet.

Früher raffte der „Schwarze Tod" in Europa ganze Generationen von Menschen dahin. Pestsäulen, Spiele wie die Oberammergauer Passionsdarstellung oder der Münchner Schäfflertanz erinnern an die Errettung vor der Krankheit. Die Hauptüberträger der Pest waren die Ratten. Am Ende des Zweiten Weltkrieges gab es noch einmal die Pest in Europa (Italien, Frankreich):

- Verschiedene Nagetiere verbreiteten die Pest. Übertrager auf den Menschen war der sogenannte Rattenfloh.
- Der Erreger der Krankheit ist das Bakterium Pasteurella pestis.
- Unter Menschen verbreitet sich die Pest durch Tröpfcheninfektion.

Es gibt drei verschiedene Formen der Pest:

- Nach einer Inkubationszeit von zwei bis fünf Tagen schwellen beim Erkrankten die Lymphdrüsen an – Beulenpest.
- Bilden sich zusätzlich Karbunkel, spricht man von der Hautpest, die eine unmittelbare Folge der Flohbisse darstellt.
- Gelangen die Erreger in die Blutbahn, so kommt es zur gefürchteten Lungenpest. Unbehandelt verläuft sie fast immer tödlich.

Wenn man in Länder reist, in denen die Pest immer wieder auftritt, kann man sich impfen lassen. Eine Impfung mit abgetöteten Bakterien bietet für zwei Jahre Schutz.

Im Gegensatz zu früher bedeutet die Diagnose „Pest“ nicht mehr das gleiche wie ein Todesurteil. Mit einer Antibiotika-Behandlung sinkt die Todesrate unter Pestkranken auf knapp über ein Prozent.

Phosgen

Phosgen ist ein farbloses, heuartig riechendes Gas. Man verwendet es vor allem bei der Herstellung von Farb- und Kunststoffen, Herbiziden, Schädlingsbekämpfungsmitteln und in Arzneimitteln.

Das Gas ist ein starkes Lungengift, das bereits in sehr geringen Konzentrationen tödlich wirken kann.

Phosphate

Phosphate sind Salze der Phosphorsäure und kommen als Naturprodukte vor allem in den USA, der UdSSR, Marokko, Senegal und Togo vor. Phosphor ist für Pflanzen, Tiere und Menschen lebenswichtig. Wir brauchen es zum Beispiel als Calciumphosphat für unsere Knochen. Unsere tägliche „Mindestration" liegt bei etwas mehr als 600 Milligramm.

Der Verbrauch von Phosphat ist steigend. Es wird vor allem für Düngemittel und für Wasch- und Reinigungsmittel verwendet. Es dient allerdings auch für die Herstellung von Zahncreme, Backpulver, Brühwurst, Speiseeis und anderes.

Die reichliche Verwendung von Phosphaten ist nicht unproblematisch. Aus Haushalt und Landwirtschaft gelangt ein beträchtlicher Teil in die Gewässer, die damit eutrophiert werden. Unkontrolliertes Wachstum der Algen ist eine Folge. Damit sterben die Gewässer. Da ein Großteil der Phosphate von den Wasch- und Reinigungsmitteln stammen, haben wir durchaus Möglichkeiten, unsere Gewässer zu entlasten. Phosphatersatzstoffe, die die Aufgaben des Phosphats in Wasch- und Reinigungsmitteln teilweise oder gänzlich übernehmen, ohne die gewässerschädigende Wirkung zu haben, sind bereits gefunden worden.

pH-Wert

Der pH-Wert ist eine Meßgröße für den Säuregehalt in unserem Wasser und Boden. Die stärkste Säurekonzentration haben wir bei pH = 0. Von neutral sprechen wir bei einem pH-Wert von 7. pH = 14 bedeutet, daß wir die stärkste basische oder alkalische Konzentration vor uns haben.

Jede pH-Stufe zeigt eine zehnmal stärkere Säurestärke an.

ppm

ppm ist eine Größe wie etwa Prozent. Allerdings sind die Mengen, die man in ppm angibt, wesentlich kleiner als Mengen in Prozentangaben. Diese Abkürzung bedeutet „parts per million“ also Teile auf eine Million. 10000 ppm sind deshalb erst ein Prozent oder 1000 ppm entsprechen ein Promille.

Raucherbein

Die Ursache für das „Raucherbein“ ist vor allem das Nikotin. Es fördert beim Menschen die Verengung und Verkalkung der Blutgefäße und führt so zu Durchblutungsstörungen. Davon können die Gliedmaßen, eben die Beine, und die Herzkranzgefäße betroffen werden. Es gilt also auch als eine Ursache für den Herzinfarkt.

Nikotin wird in der Hauptsache in den Wurzeln der Tabakpflanze gebildet. Es ist eine farblose, ölige Flüssigkeit mit brennend scharfem Geschmack. An der Luft wird sie schnell braun und verdickt. Es wirkt als ein sehr starkes Nervengift und wird in der Landwirtschaft und im Gartenbau in begrenztem Umfang als Schädlingsbekämpfungsmittel eingesetzt.

Ruhr

Die Ruhr, auch Dysenterie genannt, ist eine Infektion des Dickdarms, die in geschwüriger Entzündung kulminiert. Die Ruhr kann man in zwei verschiedene Krankheiten einteilen. Die Bakterienruhr und die tropische Amöbenruhr.

Von der Bakterienruhr sind vor allem die Kleinkinder und Säuglinge bedroht. Den Krankheitsverlauf charakterisiert Fieber, ein dicker Belag auf der Zunge, bei entzündeter Muskulatur der Blase und des Mastdarms schmerzhafter Stuhl- und Harndrang und Durchfälle, die Blut enthalten.

Bei schwerem Verlauf der Bakterienruhr, tritt eine Benommenheit ein, die Bewegungen werden langsamer, die Muskeln erschlaffen, die Atmung wird tief und ziehend und der Kranke wird von wahnhaften Aufschreien geplagt.

Die Ruhr wird „gegessen und getrunken“. Überträger sind schlechtes Obst sowie infiziertes Wasser und infizierte Milch. Die Inkubationszeit der Bakterienruhr liegt bei fünf bis sieben Tagen.

Die Amöbenruhr wurde im Zweiten Weltkrieg aus Rußland und Afrika eingeschleppt. Der Krankheitsverlauf ist ähnlich der der Bakterienruhr. Gefährlicher ist die Amöbenruhr, weil sich die Nachkrankheiten über Jahre ziehen können und besonders die Leber durch Abszesse und die Gelenke durch Entzündungen betroffen werden können. Charakteristisch für diesen chronischen Spätzustand sind Verstopfung, Blähungen, Verdauungskrisen und eine Druckempfindlichkeit des absteigenden Dickdarmabschnittes. Die Inkubationszeit der Amöbenruhr liegt bei ca. drei Wochen.

Schwellenwert

Der Schwellenwert gibt den Umschlagpunkt auf der Dosis-Wirkungskurve an, an dem die im Organismus vorkommenden Abwehrkräfte nicht mehr ausreichen, um eine Schadwirkung abzuwehren. Ab diesem Wert wird der Organismus geschädigt. Der Schwellenwert ist natürlich abhängig von der Empfindlichkeit des betroffenen Organismus. Bereits vorhandene Vorschädigungen, das Alter, das Körpergewicht können den Schwellenwert zum Teil ganz erheblich beeinflussen.

Schwermetalle

Manche Schwermetalle sind in geringen Mengen lebenswichtig. Zu diesen Stoffen gehören zum Beispiel Kupfer, Zink und Mangan.

Allgemein werden als Schwermetalle alle Stoffe bezeichnet, die ein spezifisch größeres Gewicht als Eisen haben. Also unter anderem Blei, Cadmium, Chrom, Thallium, Nickel, Quecksilber usw.

Viele dieser Schwermetalle können äußerst gefährlich für den menschlichen Körper werden. Und nicht nur dem Menschen, auch den Tieren und Pflanzen können Schwermetalle wie Blei, Cadmium oder Quecksilber schaden.

Dem Mißbrauch mit Schwermetallen Einhalt zu gebieten ist nicht leicht, weil sie in vielen Industriezweigen genutzt werden. Aber auch bei Verbrennungsprozessen und Abfällen werden Schwermetalle freigesetzt.

Unglücke, wie die große Cadmiumseuche in der Minamata Bucht an der Küste Japans, warnen uns, vorsichtig mit diesem gefährlichen Stoff umzugehen.

Seveso-Katastrophe

10. Juli 1976. In einem Chemiewerk in der norditalienischen Kleinstadt kommt es zu einem Störfall. Hier produziert man Trichlorphenol, ein Ausgangsstoff für die Herstellung von Herbiziden (z.B. 2, 4, 5-T) und Desinfektionsmittel wie Hexachlorophen. Zwei Kilogramm des hochgiftigen Stoffes TCDD entweichen. Sie verbreiten sich über das umliegende Gebiet und verseuchen es. Besonders schlimm wirkt sich die Trägheit der Betriebsführung und der Behörden aus. Die Anlieger werden erst spät, viele viel zu spät evakuiert. Die Folgen:

- viele Personen erlitten schwere Hautschäden (Chlorakne). Besonders betroffen waren die Kinder, die während des Störfalles und auch später im Freien gespielt hatten;
- da TCDD embryo-toxisch wirkt, stieg in der Folgezeit die Zahl der Tot- und Fehlgeburten;
- 50000 Tiere mußten getötet werden;
- über die Spätschäden, z.B. die Entstehung von Krebs können im Augenblick noch keine Aussagen gemacht werden.

Solanin

Solanin kann sich in Kartoffeln unter Einwirkung von Licht bilden. An den betroffenen Stellen werden die Kartoffeln grün. Solanin ist für uns ein Gift, das in höheren Konzentrationen

- Erbrechen,
- Leber- und Gallenerkrankungen und
- Sehstörungen

zur Folge hat.

Wenn man also grüne Kartoffeln zuhause hat, sollte man sie weggwerfen. Auch Ausschneiden und Kochen können unzulängliche Maßnahmen gegen die Giftwirkung des Solanins sein. Um Solanin zu vermeiden, sollte man Kartoffel kühl, trocken und dunkel lagern.

Solarium

Seit Anfang der sechziger Jahre haben sich die Hautkrebserkrankungen verdoppelt. Als Wissenschaftler dem Grund dafür nachgingen, stießen sie sehr bald auf die Tatsache, daß seit gut zwanzig Jahren bei vielen Menschen Sonnenbräune mit Wohlstand und Gesundheit gleichgesetzt werden. Besonders gefährdet sind Hellhäutige, Blonde und Rothaarige. Die Zahlen haben einen Aufwärtstrend, seitdem nicht nur während des Sommerurlaubs an südlichen Stränden das begehrte Braun erworben werden kann, sondern Solarien den gleichen Zweck erfüllen. Die Industrie hat natürlich eine gute Erklärung, die ihre Solarien zu einem Quell für Gesundheit werden läßt: da durch die zunehmende Luftverschmutzung immer weniger Sonnenlicht zu uns gelangt, so wird argumentiert, muß dieses Defizit ausgeglichen werden, wenn wir uns weiterhin gesund fühlen wollen. Außerdem habe man die Heimsonnen umgerüstet und wir würden nicht mehr mit den schädigenden UV-B-Strahlen mit mittlerer Wellenlänge bombardiert werden, sondern mit der UV-A-Strahlung, die langwelliger und dafür tiefwirkender ist. Diese langwellige Strahlung allerdings hat medizinisch keinerlei positive Wirkung, ihr Erfolg ist allein das „Braunwerden".

Wenn einige von uns trotzdem nicht auf das Wohlstandsbraun verzichten wollen, dann sollte man die Kunstsonne nicht mehr als zweimal in der Woche benutzen. Außerdem ist es wichtig, die Bestrahlungsdauer vom eigenen Hauttyp abhängig zu machen. Dunkelhaarige können sich länger bestrahlen lassen als empfindliche nordische Typen (blond, rot, blasse Hautfarbe ...). Auch die Augen müssen nicht nur geschlossen werden unter dem Solarium, sondern sollten zusätzlich durch eine Sonnenbrille geschützt werden.

Wer bereits Hautkrebs oder einen Sonnenbrand hat, unter Lungentuberkulose oder der Basedowschen Krankheit leidet, muß allerdings ganz auf eine künstliche Sonne verzichten. Darüber hinaus können bestimmte Medikamente und Kosmetika die Lichtempfindlichkeit erhöhen: Sulfonamide und Tetracyline (Antibiotika), Nalidixinsäure, Phenotiazine, Sulfonylharnstoffe, Griseojulvin, halogenierte Salicylanilide, Bergmaotte-Öl, Goldsalze und die Antibabypille.

Sprays

Ein Beispiel für schwere, nicht wieder gutzumachende Umweltschäden durch ein industrielles Produkt, ist in zunehmenden Maß die „Spraydose". Bis vor kurzem galt es noch als umweltneutral. Die Treibgase (Fluorkohlenwasserstoffe, Chlorfluormethane) werden beim Gebrauch der Spraydosen freigesetzt. Bislang wußte man nur, daß diese Verbindungen stabil sind, daß sie weder von Pflanzen noch vom Boden oder vom Wasser aufgenommen werden oder abgebaut werden und hielt sie für harmlos. Vor zehn Jahren jedoch entdeckten Wissenschaftler, daß die Treibgase aufsteigen in die schützende Ozonschicht in 20 bis 40 Kilometer Höhe zerstören: Durch die starke UV-Strahlung können Chloratome abgespalten werden, die dann ihrerseits die Ozonmoleküle zerstören können. Damit kann die Ozonschicht, die etwa 95% der ultravioletten Strahlung (UV-B) schluckt, ihre Aufgabe in immer geringerem Maße erfüllen. Die UV-B-Strahlung kann auf der Erde im Moment etwa um 0,5% zunehmen. Die Folgen sind klar: vor allem die Hautkrebsrate hängt von der Intensität der UV-B-Strahlung ab, der wir ausgesetzt werden. Gesicht, Arme und Schulter sind besonders gefährdet. Wenn sich nichts ändert, erwartet man eine jährliche Zunahme von Hautkrebserkrankungen von 2%. Darüber hinaus schädigt die Zunahme der UV-Intensität die Ökosphäre, führt klimatische Veränderungen herbei. Das Wachstum der Pflanzen würde gehemmt und die Ernte geringer ausfallen.

Ein generelles Verbot von Treibgasen ist bislang nicht erwirkt worden. Aber der einzelne kann bereits jetzt etwas tun:

– Es gibt umweltfreundliche Spraydosen im Handel, die mit dem Umweltschutzzeichen „Blauer Engel" gekennzeichnet sind. Vorsicht ist trotzdem geboten, da diese Produkte mit Treibmittel wie Propan, Kohlendioxid oder Stickstoffe gefüllt sind; diese sind brennbar oder giftig.

– Bei kosmetischen Produkten kann man auf Pumpzerstäuber, Deo-Stifte oder Roller umsteigen.
– Auf einige Sprays sollte man aufgrund ihrer giftigen Wirkstoffe von vornherein verzichten, z.B. Insektensprays, Backofensprays, Wäschesprays, Schuh- und Ledersprays, die bereits zu einer ganzen Reihe von Vergiftungen geführt haben.
– Zahlreiche Produkte, wie Möbelpflege, werden außerdem auch in Dosen oder Tuben angeboten.

Abgesehen von der Diskussion um die Zerstörung des Ozongürtels sollten wir nicht übersehen, daß die Fluorkohlenwasserstoffe (FKW), die ebenfalls als Treibgase verwendet werden, bereits auf der Erde Schaden angerichtet haben. Die Hersteller betonen, daß diese Aerosol-Treibstoffe richtig angewandt ungefährlich sind. Alle Lebens- und Arzneimittel müßten die Aufschrift tragen: Warnung! Sie sollen nicht direkt eingeatmet werden; absichtliche Einatmung des Inhalts kann tödlich wirken. Deshalb dürfen Spraydosen nicht in Kinderhände geraten. Laut Angabe der Hersteller können FKW keine chemischen Reaktionen bewirken. Aber Freon-21 schädigt die Leber von Kaninchen und die Mitochondrien von Bienen; sie können ebenfalls Herzrhythmusstörungen und eine verringerte Belastbarkeit des Herzens hervorrufen.

Ernsthafte Schäden an Menschen werden offenbar durch ein anderes Gas aus der Familie, durch Halothan, verursacht, das häufig als Narkosegas benutzt wird. Die im Operationsraum tätigen Ärztinnen und Krankenschwestern haben doppelt so häufig spontane Frühaborte und Fehlgeburten.

Strontium

Strontium ist ein silbrig-weißes oder graues Leichtmetall. Seinen Namen hat es von dem schottischen Ort Strontian. Dort wurde es im Jahre 1808 entdeckt.

Für Pflanzen und Tiere spielt es als Spurenelement, das in der Natur nur gebunden auftritt, eine Rolle. Es ist in vielen Organen nachweisbar. In den Knochen kann es teilweise das Calcium ersetzen.

Strontium hat die Fähigkeit Isotope auszubilden. Einige können radioaktiv sein, daß heißt unter Angabe von Strahlung zerfallen sie wieder in stabile Isotope. Berühmt-berüchtigt ist vor allem das Strontium 90. Es entsteht bei Kernreaktionen. Geringe Mengen davon wurde in einem Frankfurter Teich gefunden. Das ist gefährlich. Wird Strontium 90 nämlich vom Organismus aufgenommen und in den Knochen abgelagert und angereichert, so zerstört es ab einer gewissen Dosierung das Knochenmark. Somit verhindert es ebenfalls Bildung von roten Blutkörperchen. Die Folge kann Leukämie (= Blutkrebs) sein.

Wie nahe Gesundheit und Krankheit zusammenliegen, sieht man an folgendem: zum einen kann Strontium Krebs erzeugen, zum anderen wird es in der Medizin zur Bestrahlung bösartiger Tumore verwendet.

Styrol

Styrol gehört zu Ausgangsstoffen für die Kunststoffherstellung, in diesem Fall die Polystyrol-Kunststoffe.

Wenn Styrol eingeatmet wird, wirkt es stark reizend auf die Schleimhäute und verursacht Entzündungen an den Augen und oberen Atemwegen. In einigen Fällen treten Kopfschmerzen, Übelkeit, Schwindel, Krämpfe und Bewußtlosigkeit auf.

Flüssiges Styrol führt auf der Haut zu Rötungen, zum Rissigwerden und zu Entzündungen.

Süßstoffe

Der schlanken Linie zuliebe verzichten viele von uns auf Zucker, aber nicht auf ungesüßten Kaffee oder Tee. Die machte eine gut einhundert Jahre alte Entdeckung des deutschen Chemikers Dr. Constantin Fahlberg möglich. Zufällig fand er 1879 eine Verbindung, Saccharin, deren Süßkraft 300- bis

500mal größer ist als Zucker – und das fast gänzlich ohne Kalorien. Wegen des etwas bitteren Nachgeschmacks und der schlechten Kochbeständigkeit traten bald Konkurrenzprodukte auf. Gegen Dulzin wurden bereits 1893 medizinische Bedenken angemeldet. Bei höheren Dosierungen kommt es zu Methämoglobinämie (Vermehrung von Hämoglobin im Blut), Schwindelgefühl und anderen Erscheinungen. Das große Geschäft war aber erst Cyclamat, das unter dem Namen Assugrin und anderen verkauft wird.

Lange Zeit glaubte man, Saccharin und Cyclamat, das etwa 20- bis 30mal so stark süßt als Zucker, wären für den Menschen gefahrlos. In den USA aber wurden sie aufgrund von Tierversuchen, die Blasenkrebs bei hohen Dosen anzeigten, verboten. Jede zehnte Versuchsratte war an Krebs erkrankt. In Deutschland hat sich ein Verbot allerdings nicht durchgesetzt, da man die Dosierung für unrealistisch hält. Wenn man von den Tierexperimenten ausgeht, wäre die schädliche Menge täglich 4500 Süßstofftabletten. Trotzdem ist Vorsicht beim Saccharin- und Cyclamat-Genuß geboten. Die Untersuchungen in den USA haben nämlich ergeben, daß Benutzer dieser Produkte ein 60% höheres Risiko haben, an Blasenkrebs zu erkranken als andere. Da ein Blasenkarzinom aber eine Latenzzeit von etwa 50 Jahren hat und der Süßstoffgenuß erst seit etwa 20 Jahren „in" ist, fällt es jetzt noch schwer, genaue Aussagen über Todesfälle zu machen.

Versuche in Deutschland haben derartig hohe Krebsrisiken nicht bestätigt. Allerdings beobachtete man bei hohen Dosierungen zusätzlich Darmstörungen und eine Beeinträchtigung der Gewichtszunahme und eine deutliche Erhöhung der Chromosomenbruchrate in vitro.

Abschließend läßt sich sagen, daß im Hinblick auf die relativ niedrigen Dosierungen beispielsweise Diabetiker, die auf Süßstoff angewiesen sind, nicht in Panik geraten sollten und ihnen nicht von künstlich gesüßten Getränken und Diätprodukten abzuraten ist. Wer allerdings nicht in dieser Weise von Saccharin und Cyclamat abhängig ist, sollte sich überlegen, ob er das Zuviel an Kalorien durch zu fettreiche Ernährung mit

Hilfe künstlicher Süßstoffe im Nachtisch, im Kaffee, im Kuchen und Schokolade und damit auch mit einem erhöhten Krebsrisiko ausgleichen will.

Summationswirkung

Benzpyren und viele andere Canicerogene sind Summationsgifte. Dieser Effekt wird leider oft mit der Akkumulation, mit einer Anreicherung, verwechselt. Man kann die Summationswirkung anhand eines Beispieles erklären, dem Buttergelb, das Leberkrebs erzeugen kann:

Das Buttergelb wird nach einer kurzen Zeit vom Körper vollständig ausgeschieden. Es findet also nicht, wie etwa bei Pestiziden eine Anreicherung im Körper statt. Bei den Versuchsratten im Labor erzeugte man bei einer Untersuchung in den fünfziger Jahren mit der einmaligen Gabe von einem Gramm dieses Stoffes Leberkrebs. Jetzt teilte man die Gesamtdosis in viele kleine Portionen, die täglich an die Tiere verfüttert wurden. So wie wir täglich kleine Dosen von Umweltgiften in uns aufnehmen. Auch in diesem Experiment bekamen die Tiere Leberkrebs und zwar genau in dem Moment, als sie das volle Gramm in ihrer Nahrung erhalten hatten. Sie wurden krank, obwohl sie die kleinen Mengen doch täglich wieder ausgeschieden hatten. Der wichtige Schluß aus diesem Versuch wurde damals so formuliert:

> „Aus diesen Ergebnissen folgt der wichtige Schluß, daß die Wirkung aller, auch der kleinsten Einzeldosen, vollkommen irreversibel über die ganze Lebenszeit fortbesteht, und daß alle Einzelwirkungen sich verlustlos summieren, bis nach dem Überschreiten einer kritischen ‚Schwelle' Krebs auftritt . . . Eine unterschwellige Einzeldosis gibt es hier also nicht. Selbst kleinste Dosen können verheerende Wirkungen haben, wenn sie über genügend lange Zeit immer wieder auf den Organismus einwirken. Diese Gefahren können nicht ernst genug genommen werden."

Diesen Wirkungstyp nannte sein „Entdecker" Professor Druckrey Summationswirkung.

Außerdem wurde dabei die Verstärkerwirkung der Zeit festgestellt. Die Ratten erkrankten auch bei nur der Hälfte der Gesamtdosis, also bei einem halben Gramm Buttergelb an Krebs. Allerdings nach einem längerem Zeitraum, etwa einem Jahr, nach Einnahme der letzten Dosis.

Thallium

Thallium ist ein sehr selten auftretendes, hochgiftiges Schwermetall. Man findet es meist zusammen mit Blei, Eisen, Kupfer oder Zink. Es wurde 1861 von dem englischen Wissenschaftler William Crookes entdeckt. Weil es eine nichtleuchtende Gasflamme grün färbte, nannte er es nach dem griechischen Wort für grün – thallein.

Die tödliche Dosis von Thalliumverbindungen liegt für Menschen bei einem Gramm. Aber bereits wesentlich geringere Mengen können zu schweren Vergiftungen führen mit

- Reizerscheinungen von Haut und Schleimhäuten,
- Schädigungen von Nerven, Leber und Nieren,
- Lähmungen,
- Haarausfall („Thalliumhaar").

Es sind verschiedene Thalliumverbindungen im Handel erhältlich. Sie werden gerne als Rodentizide, als Mittel gegen Nagetiere wie Ratten und Mäuse, verwendet.

Ein spektakulärer Vergiftungsfall mit Thallium ereignete sich 1983 in Würzburg. Ein anonymer Täter versetzte mehrere Flaschen Orangensaft mit dem Schwermetall und stellte sie in einem Studentenwohnheim ab. Mehrere Studenten erlitten schwere Vergiftungen; ein Medizinstudent starb.

Typhus

Die Infektion bei Typhus erfolgt durch das Wasser, wenn es mit Stuhl oder Urin von Typhuskranken verunreinigt ist. Die Symptome für Typhus sind ähnlich wie bei Grippe. Zuerst bekommt man Kopfschmerzen, Gliederschmerzen und Verstopfung. Die Temperatur steigt in den ersten Tagen langsam auf bis zu 40° Celsius an. Man fühlt sich ein wenig benommen, als hätte man ein „Brett vor dem Kopf“.

Am neunten bis zehnten Tag tritt ein rotfleckiger Ausschlag am Bauch auf. In der dritten Woche kommt es zu heftigen Durchfällen.

Typhus wird mit Antibiotika behandelt. Wenn frühzeitig behandelt wird, muß die Krankheit keine Lebensgefahr sein. Die Todesrate liegt bei weniger als 1%.

Trotzdem ist bedenklich, daß in der Bundesrepublik Deutschland ca. 10000 Dauerausscheider von Typhus und Paratyphuskeimen leben. Diese Menschen fühlen sich zwar gesund, stellen aber eine ständige Gefahr für andere Menschen dar. Die Infektionsgefahr ist besonders dort stark, wo mehrere Menschen auf engem Raum zusammenleben. Diese Ausscheider dürfen nicht in der Lebensmittelindustrie beschäftigt werden.

Die Inkubationszeit von Typhus liegt bei einer bis sechs Wochen.

Interessanterweise sind Kinder unter einem Jahr und Erwachsene über 30 Jahren weniger gefährdet.

Als Komplikationen gelten bei Typhus:
- Blutungen im Darm;
- Durchbruch eines Geschwürs aus der Darmwand zur Bauchhöhle;
- Zusammenbruch des Kreislaufs;
- und die auf Gefäßnerven wirkenden Gifte.

Bei der Impfung gegen Typhus ist besonders zu beachten, daß die Impfung bei bestimmten Krankheiten zu unterlassen oder zu verschieben ist:
- Zuckerkrankheit;
- Nierenentzündung;
- Blutkrankheiten;
- aktiver Lungentuberkulose;
- andere fieberhaften Erkrankungen.

VC-Krankheit

Anfang der siebziger Jahre fiel auf, daß bei Arbeitern, die zum Beispiel mit der Reinigung von Polyvinylchlorid-Produktionsgeräten beschäftigt waren, eine sonst als sehr selten geltende Leberkrebsart auftrat: Das Hämangiosarkom.

Der Schuldige war bald gefunden. Das Vinylchlorid. Es ist ein farbloses Gas, das vor allem zur Herstellung von PVC (Polyvinylchlorid) eingesetzt wird. Mehrere Jahrzehnte galt es als ungiftig. In den USA und anderen Ländern wurde es daher als Treibmittel in Spraydosen und als Narkosemittel verwendet (heute ist es verboten in diesen Bereichen).

Als man gemerkt hatte, wie gefährlich das Vinylchlorid ist, forschte man nach weiteren schädlichen Auswirkungen. Leider nicht vergeblich. Es zeigte sich, daß es ein ganz typisches Krankheitsbild für Erkrankungen von Arbeitern, die mit Vinylchlorid in Kontakt gekommen sind, gibt:

- Verformung der Fingerkuppen;
- Absterben der Finger;
- Aufweichen der Knochen;
- Herz- und Kreislaufbeschwerden.

Gegen die VC-Krankheit ist in den Betrieben seit ihrem Bekanntwerden einiges getan worden. Vor allem die Enklaven werden jetzt maschinell gereinigt.

Auch der VC-Gehalt in Lebensmittelverpackungen wurde zumindest bei inländischen Produkten stark reduziert.

Verdauung

Medizinisch ausgedrückt heißt Verdauung nichts anderes, als daß die dem Körper zugeführte Nahrung bedarfsmäßig abgebaut wird. Was der Körper nicht braucht und das was wir ausscheiden nennt man Schlacken. Die im Körper bleibenden Grundstoffe sind zum Beispiel Eiweiß, Fett und Kohlenhydrate.

Was bleibt bei diesem Vorgang aber wie lange im Magen?

Ein bis zwei Stunden bleiben im Magen
– Wasser,
– Milch,
– Wein,
– Bier,
– Schwarzer Kaffee,
– Fleischbrühe,
– Reis und
– weiche Eier.

Zwei bis drei Stunden bleiben
– Kaffee mit Sahne,
– Rührei,
– Kalbshirn,
– Gekochtes Fleisch,
– Blumenkohl,
– Kartoffeln,
– Weißbrot und
– Austern.

Drei bis vier Stunden bleiben
– Rebhuhn,
– Huhn,
– Kalbsbraten,
– Schinken,
– Schwarzbrot,
– Spinat,
– Äpfel und
– Gurkensalat.

Und vier bis fünf Stunden bleiben
– gebratenes Rindfleisch,
– Gänsebraten,
– Entenbraten,

- Salzhering,
- Linsen,
- Erbsenbrei,
- Schnittbohnen und
- Pökelfleisch.

Interessant ist, daß die Verdauung bereits im Mund beginnt, wo das Ptyalin schon die Kohlenhydrate angreift.

Vergiftungen im Haushalt: Erste Hilfe

Wie wichtig es ist, Medikamente und Haushaltschemikalien so aufzubewahren, daß Kinder sie nicht erreichen können, ist mittlerweile bekannt. Aber selbst die sogenannten kindersicheren Verpackungen von Putzmitteln und die zahlreichen Warnungen haben es bislang nicht bewirken können, daß die Zahl der Vergiftungsfälle von Kindern erheblich zurückgeht. Neben aller Vorsicht ist es sehr wichtig zu wissen, wie man reagieren muß, wenn Kinder beispielsweise einen Schluck Fleckenwasser zu sich genommen haben.

- Auf jeden Fall muß der Hausarzt verständigt werden.
- Man kann sich auch an das nächstgelegene Krankenhaus oder an eine Giftzentrale wenden. Dabei muß man auch wissen, welches Mittel das Kind geschluckt hat.
- Erbrechen ist nicht immer die beste Methode. Wenn stark ätzende Flüssigkeiten verschluckt worden sind, können diese beim Erbrechen nochmals die Speiseröhre schädigen.

Weil die meisten von uns in einem solchen Fall ziemlich hilflos sind, hat das Schweizerische Toxikologische Zentrum einen Katalog*) von Empfehlungen zusammengestellt. Die Tabelle ist nach den giftigen Chemikalien geordnet, gibt den Grad der Gefährdung und die Sofortmaßnahmen an:

---

*) Quelle der Empfehlungen:
J. Velvart, „Toxikologie der Haushaltsprodukte", Bern 1981

- Abflußreiniger:
  erhebliche Gefährdung.
  Viel Wasser, Fruchtsaft oder verdünnten Essig trinken. Nur in den ersten Minuten mechanisch Erbrechen auslösen. Sofort den Arzt benachrichtigen. Bei Spritzern ins Auge sofort mit gespreizeten Lidern mit lauwarmem Wasser ausspülen.
- Backofen- und Grillreiniger:
  bei flüssigen Produkten ist die Gefährdung erheblich, bei Sprays mäßig.
  Viel Wasser. Fruchtsaft oder verdünnten Essig trinken, mechanisch Erbrechen auslösen, sofort den Arzt benachrichtigen. Bei Augenspritzern sofort bei gespreizten Lidern mit lauwarmem Wasser ausspülen.
- Badewannenreiniger:
  Gefährdung nur bei Augenspritzern.
  Sofort bei gespreizten Lidern mit lauwarmem Wasser ausspülen.
- Bleichmittel:
  erhebliche Gefährdung.
  Viel Wasser, Milch oder Tee trinken, mechanisch Erbrechen auslösen. Sofort den Arzt benachrichtigen. Patient warm halten. Haut und Augen sofort mit viel Wasser spülen, wenn sie mit Bleichmittel in Berührung gekommen sind.
- Bodenpflegemittel:
  erhebliche Gefährdung bei benzinhaltigen, mäßige Gefährdung bei alkalischen Mitteln.
  Mechanisch Erbrechen auslösen, Patient auf den Bauch legen, Kopf tiefer. Arzt benachrichtigen.
- Bügeleisenreiniger:
  mäßige Gefährdung.
  Sofort den Mund auswaschen, reichlich Flüssigkeit zuführen: Wasser, Milch oder Tee. Bei Augenspritzern sofort bei gespreizten Lidern mit lauwarmem Wasser spülen.

– Fleckentferner:
  erhebliche Gefährdung bei flüssigen Produkten, mäßige Gefährdung bei Sprays.
  Sofort den Arzt benachrichtigen. Paraffinöl trinken und zwar je Kilogramm Körpergewicht einen Milliliter. Bei Augenspritzern sofort bei gespreizten Lidern mit lauwarmem Wasser ausspülen.
– Geschirrspülmittel (für Automaten, für manuelle Reinigung, Glanztrockner):
  mäßige bis erhebliche Gefährdung.
  Viel Wasser, Fruchtsaft, Milch oder Tee trinken, danach Schleimsuppen, Reis- oder Grießbrei essen. Sofort den Arzt benachrichtigen. Bei Augenspritzern sofort bei gespreizten Lidern mit lauwarmem Wasser spülen.
– Glasscheibenreiniger:
  mäßige Gefährdung:
  Mund ausspülen. Sofort Arzt benachrichtigen. Bei Augenspritzern sofort bei gespreizten Lidern mit lauwarmem Wasser ausspülen.
– Metallreinigungsmittel:
  mäßige Gefährdung.
  Viel Wasser, Fruchtsaft oder Milch trinken, schonende Kost wie Schleimsuppen oder Brei essen. Bei Augenspritzern sofort bei gespreizten Lidern mit lauwarmem Wasser ausspülen.
– Möbelpflegemittel:
  erhebliche Gefährdung bei flüssigen Produkten, mäßige Gefährdung bei Sprays.
  Sofort den Arzt benachrichtigen. Mechanisch Erbrechen auslösen, Patient auf den Bauch legen, den Kopf dabei tiefer. Bei Augenspritzern sofort bei gespreizten Lidern mit warmem Wasser spülen.
– Rostentferner:
  erhebliche Gefährdung.
  Patient warm halten und sofort den Arzt benachrichtigen. Viel Wasser oder Milch trinken. Auf keinen Fall erbrechen

lassen. Bei Haut- und Augenspritzern sofort mit viel lauwarmem Wasser spülen, Sekunden können entscheidend sein.

- Teppich- und Polsterreiniger:
  mäßige Gefährdung.
  Mund gründlich ausspülen. Viel Flüssigkeit, Milch oder Tee trinken, danach Reis- oder Grießbrei essen. Bei Augenspritzern sofort bei gespreizten Lidern mit lauwarmem Wasser spülen.
- Universalreiniger:
  mäßige Gefährdung.
  Viel Fruchtsaft oder Milch trinken. Danach Schleimsuppen, Reis- oder Grießbrei essen. Bei Augenspritzern sofort bei gespreizten Lidern mit lauwarmem Wasser spülen.
- Waschmittel:
  mäßige bis erhebliche Gefährdung.
  Sofort den Arzt benachrichtigen. Viel Fruchtsaft und Milch trinken, den Mund gründlich ausspülen. Bei Augenspritzern sofort bei gespreizten Lidern mit lauwarmem Wasser spülen.
- WC-Reiniger:
  erhebliche Gefährdung.
  Mechanisches Erbrechen nur in den ersten Minuten versuchen. Sofort den Arzt benachrichtigen, Patient warm halten. Viel Wasser oder Milch trinken, Eier essen. Bei Augenspritzern sofort bei gespreizten Lidern mit lauwarmem Wasser spülen. Augenärztliche Untersuchung muß gemacht werden.

Wasserhaushalt des Menschen

Der Mensch besteht, wenn auch während des Lebens in verschiedenen Stufen, zum größten Teil aus Wasser. Der relative Wassergehalt in verschiedenen Altersstufen:

- ungeborenes Kind 94%;
- Neugeborenes 69%;

– 20jähriger 62%;
– 70jähriger 58%.

Menschliches Leben wäre also ohne Wasser nicht möglich. Organe der Wasserabgabe sind:

- Nieren;
- Schweißdrüsen;
- Darm;
- Lunge (Wasserdampf).

Je mehr Salz im Gewebe ist, umso mehr wird Wasser angezogen. Weniger Salz führt zu einer Wasserabgabe.

Die Aufgabe des Wassers im menschlichen Organismus ist es, als Lösungsmittel, Transportmittel, Dielektrikum und als Mittel zur Regulierung des Wärmehaushaltes zu fungieren.

Yusho-Krankheit

Durch einen Störfall in der Kühlanlage einer Reisöl-Fabrik gelangten in Japan das flüssige PCB (polychlorierte Biphenyle) in das Nahrungsmittel. Menschen und die Kinder von Frauen, die während ihrer Schwangerschaft das Reisöl verzehrt hatten, zeigten die schrecklichen Auswirkungen:

- Hautveränderungen wie Chlorakne, Ausschläge;
- Dunkelfärbung der Haut („schwarze Babys“);
- Leber-, Milz- und Nierenschäden;
- bösartige Tumore.

Quellennachweis
der Schaubilder und Diagramme